"北大医学"研究生规划教材

心理社会肿瘤学

主　编　唐丽丽

编　者　（均来自北京大学肿瘤医院，按姓名汉语拼音排序）

韩鑫坤　何双智　何　毅　洪　晔

李金江　李梓萌　庞　英　宋丽莉

苏中格　唐丽丽　汪　艳　王冰梅

王　静　张叶宁　周城城

U0257309

北京大学医学出版社

XINLI SHEHUI ZHONGLIUXUE

图书在版编目（CIP）数据

心理社会肿瘤学 / 唐丽丽主编. —北京：北京大学医学
出版社，2022.9
ISBN 978-7-5659-2700-3

Ⅰ.①心… Ⅱ.①唐… Ⅲ.①肿瘤学–社会心理学–
研究 ②肿瘤学–心身医学–研究 Ⅳ.①R73 ②R395.1

中国版本图书馆CIP数据核字（2022）第136044号

心理社会肿瘤学

主　　编：唐丽丽
出版发行：北京大学医学出版社
地　　址：（100191）北京市海淀区学院路 38 号　北京大学医学部院内
电　　话：发行部 010-82802230；图书邮购 010-82802495
网　　址：http://www.pumpress.com.cn
E - m a i l：booksale@bjmu.edu.cn
印　　刷：北京瑞达方舟印务有限公司
经　　销：新华书店
责任编辑：郭　颖　　责任校对：靳新强　　责任印制：李　啸
开　　本：850 mm×1168 mm　1/16　印张：15.25　　字数：438 千字
版　　次：2022 年 9 月第 1 版　2022 年 9 月第 1 次印刷
书　　号：ISBN 978-7-5659-2700-3
定　　价：48.00 元

本书由

北京大学医学出版基金资助出版

前　言

　　恶性肿瘤在给患者及其家庭带来身、心、社、灵的痛苦的同时，也给社会造成了极大的负担。恶性肿瘤患者的健康和生存需要由全社会多个专业领域通力合作来实现，心理社会支持便是其中不可缺少的组成部分。将心理社会支持整合到肿瘤临床常规诊疗当中，既可满足广大肿瘤患者和家属的需求，也更适应医学模式的转变；既符合国际认可的高品质肿瘤照护的要求，也是未来我国肿瘤学努力的目标和发展方向之一。

　　心理社会肿瘤学于 20 世纪 70 年代在西方国家燃起星星之火，历经半个世纪，目前已在全球发展为一门日臻完善的学科，拥有较为完整的学科体系，着重于研究心理社会因素在肿瘤发生、发展和转归中所起的作用。其目的是将肿瘤医疗模式从传统的生物医学模式中脱离出来，进入生物 - 心理 - 社会医学模式，将肿瘤患者看作一个完整的个体来对待。随着心理社会肿瘤学的发展壮大，越来越多确凿的证据显示，心理社会支持不仅可以改善肿瘤患者的心理痛苦，提高其生活质量，甚至可以延长患者的生存期；肿瘤临床医护人员也需要心理社会肿瘤学的帮助来提高临床工作效率，缓解职业耗竭感，促进个人内在成长。此外，政府相关管理部门也同样需要心理社会肿瘤学来提高卫生服务系统整体医疗质量，节约医疗资源。

　　经过近十年的发展，心理社会肿瘤学在国内已经落地，在临床以及科研领域得到了实际的发展并呈现出了积极的意义。为了更好地规范我国心理社会肿瘤学教学工作，我们在参考国内外大量文献与教材的基础上，结合本土社会文化的特点，纳入了近十年来心理社会肿瘤学领域最新的高质量研究证据和最前沿的临床实践，创作并撰写了这本研究生教材，期待为该领域人才培养和继续教育培训提供高质量的教学资料。

　　本教材的编写得到了北京大学医学出版社的大力支持与协作，获得了北京大学医学出版基金资助，对此表示衷心的感谢！同时还要感谢我们的工作团队，他们是一群热爱并献身心理社会肿瘤学的年轻人，与心理社会肿瘤学一样，是一轮朝阳，将与这门学科一起成长并蓬勃发展。心理社会肿瘤学的未来可期，希望各位学者继续深耕不辍，用高质量的循证医学证据不断推动学科的发展，用专业的知识全方位解决癌症患者及家庭的痛苦，用有温度的关怀全面促进癌症患者的心理社会支持，用自己拥有的知识和经验通过教学与培训带动更年轻一代加入到心理社会肿瘤学的教学与临床实践队伍中来。相信通过大家的共同努力，中国的心理社会肿瘤学应用与实践会像蒲公英的种子一样撒遍祖国的大地，并生根、开花。

编　者

目 录

1

第一章

绪　论

第一节　心理社会肿瘤学的基本概念和内容

心理社会肿瘤学是一门新兴的交叉学科，既涉及肿瘤学的内容，又涉及心理学、社会学以及伦理学的内容。本节将介绍心理社会肿瘤学的定义和主要内容。

一、心理社会肿瘤学的定义

心理社会肿瘤学（psychosocial oncology）始于20世纪70年代中期，是一门新兴的交叉学科，主要研究恶性肿瘤患者及其家属在疾病发展的各阶段所承受的压力和他们所出现的心理反应，以及心理、行为因素在恶性肿瘤的发生、发展及转归中的作用。

心理社会肿瘤学的产生为恶性肿瘤的临床治疗和护理开拓了新视野，越来越多的研究表明，心理社会因素在恶性肿瘤的发生发展及诊疗、护理过程中起到了非常重要的作用。随着医学模式的转变，传统的生物医学模式逐渐被新的生物-心理-社会医学模式所取代，临床工作者要为患者提供高质量的医疗服务，就必须将患者作为一个完整的人来看待，而不仅仅只是关注疾病。因此，将心理社会肿瘤学整合到恶性肿瘤的临床治疗照护当中也就成为医学发展的必然。

二、心理社会肿瘤学的主要内容

心理社会肿瘤学已经成为肿瘤学的一个亚学科，并拥有自身的理论体系。心理社会肿瘤学主要研究以下两个方面的问题：①恶性肿瘤患者及其家属在疾病发展各阶段所承受的压力和他们所出现的心理反应；②导致恶性肿瘤发生和促进恶性肿瘤康复方向转归的心理、社会、行为因素。20世纪90年代，心理社会肿瘤学发展出了一种整合的研究模型（图1-1），并应用这一模型指导该领域开展进一步的研究。这一模型将恶性肿瘤（包括恶性肿瘤的治疗）作为

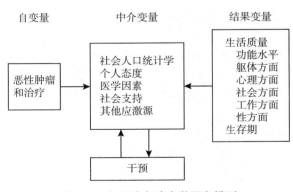

图 1-1　心理社会肿瘤学研究模型

自变量；将生活质量（包括生活的各个方面，以及心理的状况）和生存期作为结果变量。心理社会肿瘤学的研究重点就是他们之间的中介变量，包括：①社会人口统计学方面的个人信息变量，人格特征和应对方式；②与疾病分期相关的变量，康复的选择，疾病相关的行为以及与治疗团队的关系；③所获得的社会支持（家庭、朋友、社区和社会文化的影响）；④与疾病相关的，可能会增加心理负担的压力源，如丧偶（图 1-2）。

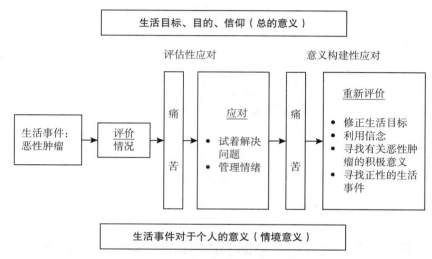

图 1-2 原始 Lazarus 和 Folkman 压力应对示例的修正模型

第二节 心理社会肿瘤学的发展历史

作为一门新兴学科，心理社会肿瘤学最早是从美国兴起的，从产生到现在不过几十年的时间，尽管其每一步的发展都是突破了重重阻碍，但是，在这几十年的发展过程中已经充分显示出了其生命力和价值，目前在发达国家的发展已初具规模，越来越多的国家和专业人员开始加入到心理社会肿瘤学的队伍中。

一、心理社会肿瘤学的产生与发展

心理社会肿瘤学始于 20 世纪 70 年代中期。那时，在西方国家开始有人提出：肿瘤患者应当在第一时间知道自己的诊断，并宣泄自己的情绪。而在此之前，"恶性肿瘤"还是一个不能说出口的词。

心理社会肿瘤学在其发展过程中遇到了很多阻碍。首先是病耻感的问题，病耻感来自两个方面：一方面是对恶性肿瘤本身的病耻感；另一方面是对心理或精神疾病的病耻感，即使这些心理或精神问题是由躯体疾病所引起的，患者仍会产生病耻感。其次，早期落后的医疗水平也是心理社会肿瘤学发展的一个阻碍，在 19 世纪，人们对于恶性肿瘤的病因和治疗都知之甚少，那时告知患者恶性肿瘤的诊断就等于给患者判了死刑，让他们失去了生的希望，这是十分残酷的，因此向患者隐瞒诊断是一种善意的谎言，是可以理解的。那个时候，临终关怀的工作主要是由宗教组织来进行的。心理社会肿瘤学发展的历史重大事件见表 1-1。

到了 20 世纪初，随着外科学和麻醉学的发展，人们发现对于早期肿瘤，如果能在其扩散前彻底切除，是能够被治愈的，而后来出现的化疗、放疗等治疗方法，让更多的恶性肿瘤患者看到了生存的希望。人们开始意识到向大众普及恶性肿瘤知识的必要性，并鼓励人们及时对出现的可疑症状进行咨询。自此，公众对恶性肿瘤的看法变得比以前乐观了，恶性肿瘤生存者也日益增多，他们不再像以前那样因为病耻感和害怕复发而对"恶性肿瘤"闭口不提，而是开始在公众面前坦言自己的患病及治疗经历。其中最著名的例子是在 1975 年，一位名叫 Betty Roolin 的乳腺癌患者，她写了一本记录自己罹患恶性肿瘤历程的书——《第一步，你要哭出来》（*First，You Cry*）。越南战争过后美国社会重建，捍卫人权的运动轰轰烈烈地兴起，使民众的注意力都集中到曾经被忽视的弱势群体身上，包括妇女的权利、消费者的权利和患者的权利，十年间有很多项新的法规出台。正是因为以上各种原因的综合，使得"恶性肿瘤跳出密室"，法律规定恶性肿瘤患者要有知情权，医生要告诉患者诊断和可能的治疗方法。在美国的一些州，法律还规定医生必须告诉患者一些具体的治疗过程，例如，一些州的法律要求医生告诉患早期乳腺癌的妇女所有可能的治疗方案，然后患者自己有权选择是否进行肿块切除术加放疗来代替乳腺癌根治术。

1975 年，在 Bernard Fox 的组织下，为数不多的临床研究人员相聚在得克萨斯州的圣安东尼奥，召开了第一次美国心理社会肿瘤学研究会议。有 25 位同行谈到了目前阻碍心理社会肿瘤学发展的一个重要原因是缺乏高质量的研究工具，无法准确测量一些主观症状如痛苦、焦虑、抑郁、谵妄和生活质量。用于测量躯体健康人群精神症状的工具并不适用于有躯体疾病的人群。为此，美国癌症学会资助了许多学术活动，极大地推进了这一领域高质量的新研究工具的研发。

也正在此时，一个先锋人物出现了，她就是如今世界著名的纪念斯隆凯瑟琳癌症中心的心理社会肿瘤学家 Jimmie C. Holland 博士。1976 年，由美国国立癌症研究所（National Cancer Institute，NCI）支持的国家临床实验组被批准建立一个多学科的科研团队。由 Jimmie C. Holland 医生建立了一个精神科学委员会，专门负责研究正在接受协议治疗的患者的生活质量问题。第一个协议治疗的早期生存者的研究就出自这一研究小组。这些研究者还将集中访谈的方式引入到电话搜集心理社会数据的工作中，不但提高了数据的质量和搜集效率，还丰富了资料内容。1977 年，在纪念斯隆凯瑟琳癌症中心（MSKCC）领导的支持下，Jimmie C. Holland 在这家医院正式建立了一个规模很小的精神与行为医学科，开始对恶性肿瘤患者的心理、行为问题和精神并发症进行观察、调查和干预。虽然他们刚开始在肿瘤医院开展这方面工作和研究时曾遇到很多困难和挑战，甚至不被一些临床肿瘤学家所理解，但正是这支队伍坚强的毅力和对恶性肿瘤患者负责任的态度，以及对科学不懈的努力和追求才使该学科得以发展、壮大到今天，并在全世界范围内创建了一门新的交叉学科——心理社会肿瘤学。

目前心理社会肿瘤学在纪念斯隆凯瑟琳癌症中心的研究范围已经非常宽广和深入，所研究的课题长期得到美国国立癌症研究基金和美国抗癌协会等重大机构基金的大力支持，也取得了丰硕的研究成果。现在他们的精神与行为医学科有超过 100 人的临床和科研队伍，包括医生、护士、研究人员、教师及管理人员。其中有一部分医生拥有处方权，称为精神病学家（psychiatrist）；另一部分医生不具有处方权，对患者和家属进行治疗，称为心理学家（psychologist）；还有一些人专门从事研究，很多人还要承担教学和培训任务；此外，还有一些社会工作者（social worker）。科室所涉及的心理社会肿瘤学的临床和研究范围可以说是包罗万象，干预的精神障碍类型有适应障碍、抑郁、自杀、焦虑障碍、谵妄、痴呆、药物和酒精滥用引起的精神和行为障碍、创伤后应激障碍、人格障碍、化疗药物引起的神经精神不良反应、人体代谢紊乱引起的神经精神不良反应，等等。治疗的症状有疼痛、恶病质、恶心呕吐、疲劳、性功能障碍等。心理治疗的形式有个体心理治疗、集体心理治疗、夫妻心理治疗、家庭心理治疗；方法有认知行为治疗、冥想、艺术治疗、心理教育性干预、危机干预、精神急症的处理以及姑息治疗和临终关怀，等等。还有品种繁多、疗效很好的精神药物治疗。其研究领域涉足也非常广泛，根据恶性肿瘤的预防方面可分为：戒烟与恶性肿瘤、酒精与恶性肿瘤、饮食与恶性肿瘤、日光暴露与恶性肿瘤、个性与恶性肿瘤、社会阶层与恶性肿瘤、社会经济因素与恶性肿瘤、社会关系与恶性肿瘤，等等。根据恶性肿瘤的诊断与治疗方面可分为：恶性肿瘤与应对方式、心理因素与恶性肿瘤的发展及预后、心理神经免疫学与肿瘤、心理神经内分泌学与肿瘤、肿瘤患者的基因检测、恶性肿瘤患者的生活质量，等等。许多研究不仅仅停留在医院层面，而且已经深入宣传并应用到社区及少数民族地区。值得一提的是，他们还有专门的儿童肿瘤心理学家，专门研究和处理儿童肿瘤患者及其家长所遇到的心理问题。其研究成果提供了很好的有关恶性肿瘤预防、症状控制、生活质量的理论依据，并完善了一些心理测量工具。应用研究对一些创新性的心理干预方法进行评估，增强了个体、家庭和社区对健康的影响。

其他西方国家对于心理社会肿瘤学领域的研究也始于 20 世纪 70 年代。如英国、瑞典、比利时、加拿大和澳大利亚等国家都有心理社会肿瘤学专门的研究机构和专家，他们的工作极大地推动了这一学科的发展。

目前，对于恶性肿瘤患者的心理社会疗护和临床实践也在趋于标准化。1997 年，美国国立综合癌症网络（NCCN）成立了专家组，制定了第一部恶性肿瘤患者的心理社会疗护和临床实践标准化指南。该指南与疼痛指南类似，首先需要对所有患者进行评估，监测他们的心理社会"痛苦"（应用"痛苦"一词是为了避免患者产生病耻感）的程度和性质。建议先对候诊患者使用心理痛苦温度计（distress thermometer，DT）——一种快速筛查工具，该工具是一个形状类似温度计的 10 级评分量表，应用简便，易被患者和医务工作者所接受。DT ≥ 4 分者为显著心理痛苦。心理痛苦温度计还包括一系列问题列表（problem list，PL），该问题列表涵盖了恶性肿瘤患者患病后遇到的各种问题，被分成了 5 个目录：实际问题、交往问题、情绪问题、身体问题和信仰 / 宗教问题。对于那些痛苦评分 4 分以上的患者，再应用医院焦虑抑郁量表（HADS）进一步评估，同时还要结合患者的精神状况、工作状况和接受口头咨询的实际情况来寻找原因，制订相应的干预方案。

心理社会肿瘤学有关的组织包括：国际心理社会肿瘤协会（International Psycho-Oncology Society，IPOS），欧洲心身医学肿瘤研究小组（The European Working Group for Psychosomatic Cancer Research，EUPSYCA），英国心理社会肿瘤学小组（British Psychosocial Oncology Group，BPOG），日本心理社会肿瘤协会（The Japan Psycho-Oncology Society，JPOS）。此外，加拿大、墨西哥、澳大利亚、阿根廷、巴西等国也相继成立了心理社会肿瘤学会。

截至 2020 年年底，IPOS 已有全球会员 616 名，包括精神科医生、心理治疗师、护理人员、社工、灵性关怀工作者、肿瘤康复工作者、流行病学家、患者权利倡导者等，有 32 个国家加入了 IPOS 联盟。IPOS 有自己的官方学术期刊（曾经是 *Psycho-Oncology*，2019 年后更名为 *Journal of Psychosocial Oncology Research and Practice*）。1992 年在法国波恩召开了第一届 IPOS 国际学术大会，1992—2006 年，每 2 ~ 3 年召开一次 IPOS 大会，自 2006 年以后改为每年召开一次，同时开展各类学术工作坊和在线培训项目，并组织世界一流的心理社会肿瘤学专家编写该领域专业书籍，推出 13 门在线核心课程，该系列在线核心课程已经被翻译成法语、德语、汉语普通话等 10 种语言，供不同语言背景的专业人员在线学习。

表 1-1 心理社会肿瘤学发展历史重大事件一览表

时间	癌症治疗方面的进展	癌症	死亡 / 支持服务	心理 / 精神治疗
19 世纪	①死亡率高的常见疾病是感染性疾病和结核 ②不知道癌症的有效治疗方法 ③麻醉剂（1847 年）和抗生素的问世，为手术治疗肿瘤开辟了道路	①癌症 = 死亡 ②隐瞒诊断 ③病耻感，因罹患癌症感到羞耻、自责；害怕癌症转移；关于癌症的宿命论 ④19 世纪 90 年代，欧洲、美国大力向民众宣传癌症的症状	患者的生命掌握在上帝手中；医生的角色是"安慰者"；人们在家里死去；关于癌症诊断的宿命论，死亡不可避免，死亡是生命的一部分	①主要的精神疾病是在与综合医院隔离的精神病院治疗的 ②19 世纪 50 年代曾试图把精神科引入医疗服务中，但遭遇失败

续表

时间	癌症治疗方面的进展	癌症	死亡/支持服务	心理/精神治疗
1900—1929年	①成功地经手术切除早期癌症病灶；放射治疗的出现 ②美国癌症协会成立于1913年	在家治疗和庸医治疗癌症的时代		①第一次在综合医院成立精神科，在纽约的奥尔巴尼（1902年） ②Adolf Meyer的心理生物学方法对美国的精神病学有很大影响
1930—1939年	①国家癌症学会和国际抗癌联盟成立于1937年 ②开始了在癌症治疗方面的研究	美国癌症协会开始了来访者-志愿者计划，服务对象是功能受损的患者（结肠造口术、喉头切除术）	在医院里死去，妥善保存尸体，详细的葬礼计划，用"只是睡过去了"这种委婉的说法表示死亡	①在Rockfeller基金的支持下，开始了精神科会诊以及在综合医院建立精神科 ②在精神分析理论的引导下开始了心身运动
1940—1949年	①在第二次世界大战期间发现了氮芥子气可用于淋巴瘤患者，有抗肿瘤的作用 ②第一次用甲氨蝶呤和叶酸拮抗剂有效缓解了急性白血病患者的症状	大众和医生对于癌症治疗的结局存在普遍的悲观情绪	①鼓励悲恸的表达，关注死亡 ②葬礼"产业"	Lindemann所做的第一次关于急性悲恸的研究
1950—1959年	①开始了癌症化疗，第一次单纯应用药物治疗治愈了绒毛膜上皮癌（1951年） ②放疗技术的发展	对于是否应该对患者隐瞒癌症诊断产生了争议，公众有了更好的知情权	第二次世界大战后开始关注患者的知情同意权和自主权	①第一批关于癌症引发的心理反应的论文问世（1951—1952年） ②精神科医生赞同应当告知患者癌症的诊断 ③在纽约罗切斯特的Engel及其团队开始应用生物-心理-社会方法 ④1951年在纪念斯隆凯瑟琳癌症中心以及马萨诸塞州综合医院建立了精神科
1960—1969年	①在综合治疗的模式下，产生了第一个儿童白血病和霍奇金病的幸存者 ②临终关怀运动开始兴起 ③吸烟与肺癌有关	①对于癌症的看法更乐观了，开始知道生存者所关心的事情 ②人们越来越关注预防癌症的研究	美国葬礼指南的产生	①Feinberg在瑞典的卡罗林斯卡大学对临终患者进行精神分析 ②Kubler-Rross挑战不能与临终患者谈论死亡的禁忌 ③伦敦的Dame Cecily Saunders倡导姑息治疗的培训 ④美国卫生部部长公布了一篇关于吸烟和肺癌的报告（1964年） ⑤对于吸烟的行为研究

续表

时间	癌症治疗方面的进展	癌症	死亡 / 支持服务	心理 / 精神治疗
1970—1979 年	①把康复和癌症控制纳入到国家癌症计划之中（1972 年），包括心理社会方面 ②对于治疗的知情同意协议，增加了患者的自主权 ③两个合作组织，癌症及白血病研究组织（CALGB）和欧洲癌症研究及治疗机构（EORTC）成立了一个委员会研究生活质量和心理社会问题	①在美国和其他一些国家，医生开始告知患者癌症的诊断 ②保护癌症患者的指南出台 ③妇女、消费者和患者的权利运动	①在美国的第一个临终关怀医院，通常不会告知患者预后的情况（1974 年） ②对于癌症患者的护理指南（1976 年） ③疼痛服务，纪念斯隆凯瑟琳癌症中心 Kathy Foley ④姑息治疗科，麦克吉尔大学 Balfour Mount 博士	①第一个获得联邦支持的心理社会学研究 ②第一个关于癌症与精神疾病共病的研究 ③第一次心理社会研究的国家会议（1975 年） ④精神委员会癌症和白血病组 B（1976 年） ⑤欧洲癌症组织的生活质量学会开展相关的培训和学术研究 ⑥心理社会肿瘤学合作组织（1976—1981 年）和马萨诸塞州综合医院的 Omega 计划（1977—1984 年） ⑦ Faith Courtland 在伦敦皇家医学院建立心理社会肿瘤科（1971—1986 年） 全日制的精神科在 MSKCC 建立（1977 年）
1980—1989 年	①美国癌症协会支持心理社会肿瘤学的发展，资助了 4 次关于研究方法的学术会议 ②美国癌症协会心理社会肿瘤学同行评审委员会建立 ③更好的止痛药和止吐药问世 ④美国 FDA 把改善生活质量作为通过新抗癌药品的标准（1985 年）	①美国 800 万癌症生存者公开现身 ②国家癌症生存者组织建立 ③越来越关注癌症患者的生活质量和症状控制 ④提倡对大众和医疗专业人员进行疼痛知识的教育	①对伦理问题的探讨，美国医学伦理委员会建立 ②美国提倡健康代理工作 ③在美国，要求医生讨论复苏的愿望	①英国心理社会肿瘤协会成立（1982 年） ②国际心理社会肿瘤协会成立（1984 年） ③皇家马士登组 /Greer 和 Waston ④美国心理社会肿瘤协会成立（1986 年） ⑤健康心理学家致力于临床疗护和癌症方面的研究 ⑥心理神经免疫学的发展 ⑦心理社会肿瘤学手册出版（1989 年）
1990—2000 年	①识别了很多癌症的基因基础，开展基因治疗、免疫治疗（单克隆抗体，同种异体移植）联合化疗制剂 ②放疗改进 ③腹腔镜手术 ④癌症死亡率首次下降	①越来越多的人关注癌症的预防，生活方式的改变和减少吸烟 ②改善症状控制和姑息治疗；大众对医生协助安乐死质疑问题展开争论 ③大众对于癌症的恐惧感减轻 ④替代治疗的使用增加	①更关注临终关怀 ②改善疼痛、疲乏、恶心、呕吐、焦虑、抑郁和谵妄的治疗 ③更多关于悲恸的正式研究 ④对医患沟通培训的研究	①研究心理问题与遗传风险，测试心理社会和行为学干预的范围更广泛，特别是团体干预 ②心理社会肿瘤学杂志创刊（1992 年） ③美国国立综合癌症网络（NCCN）颁布了心理痛苦服务和临床实践标准指南 ④召开国际心理社会肿瘤学会议（法国 1992 年，日本 1994 年，德国 1996 年，澳大利亚 2000 年） ⑤免疫治疗并发症（干扰素、干细胞移植）

续表

时间	癌症治疗方面的进展	癌症	死亡/支持服务	心理/精神治疗
2001—2008 年	①口服靶向化疗药的发展（2007 年） ②干细胞移植 ③更好的诊断工具（PET，CT scans）	①多国出台心理社会肿瘤学实践指南：加拿大、澳大利亚、英国、美国 ②美国医学会报告：应当将癌症患者视为一个完整的人，尽量满足他们的心理社会健康需求（2007 年） ③心理社会肿瘤关怀的理念已经整合到癌症的日常治疗和护理当中	①姑息治疗在全球范围内不断发展 ②美国心理社会肿瘤协会加入了国际心理社会肿瘤协会（IPOS）的联盟	①对新疗法进行生活质量评估 ② APOS-20 门英文课程免费在线学习（www.apos-society.org） ③ IPOS 和欧洲癌症学院 6 种语言的心理社会肿瘤学网络核心课程（http://www.ipos-society.org） ④ IPOS 申请成为 WHO 非政府组织方的成员
2009—2018 年	①根据基因检测结果可以为患者提供靶向治疗/个体化治疗 ②美国外科医师学会癌症委员会新标准 3.2 要求对患者进行心理社会痛苦筛查并提供恰当的心理社会服务（2012 年）	国际抗癌联盟及其 72 个附属组织认可 IOM 质量标准并将心理痛苦作为第六大生命体征		①成立心理社会服务改善联盟（2009 年） ② IPOS 和 23 个国家的心理社会肿瘤学会接受将心理社会服务整合入肿瘤临床常规诊疗当中，心理痛苦应当被视为第六大生命体征（2009 年） ③ APOS 制定了"报告卡片"用于评估肿瘤临床心理社会照护的质量，现已成为 ASCO 肿瘤照护倡议标准的一部分（2011 年） ④ APOS、肿瘤工作协会和肿瘤护理协会共同发布指南，癌症中心都需要达到癌症委员会的资格认证要求（2014 年） ⑤很多有证据支持的心理治疗研究发表 ⑥ IPOS 成为 WHO 非政府组织成员 ⑦通过 UICC，IPOS 在联合国非传染性疾病（NCDs）政策管理中得到席位

二、心理社会肿瘤学在国内的发展历史

20 世纪 90 年代初，北京大学肿瘤医院张宗卫教授带领团队参加了在法国举办的第一届 IPOS 大会。1995 年，张宗卫教授在北京大学肿瘤医院建立了康复科，成为国内首个在肿瘤专科医院

成立的为患者和家属提供心理社会服务的科室。同年，唐丽丽作为第一名进入该科室工作的精神科医师，成为国内第一个在肿瘤专科医院工作的精神心理专业人员，后于 2005—2006 年先后赴 MSKCC 和加拿大 Tom Baker 癌症中心访学，在 MSKCC 留学期间，师从 Jimmie C. Holland 医生，成为 Jimmie C. Holland 医生的第一位中国学生，此后一直致力于在全国范围内推动心理社会肿瘤学的发展。

北京大学肿瘤医院的心理社会肿瘤学专业是全国最早建立、目前发展最完善的学科。康复科已成为集临床、科研、教学为一体的科室，科室成员包括精神科医生、心理治疗师、心理护理人员、音乐治疗师等。以开展癌症患者常见症状管理和人文关怀项目为临床工作的核心和基础，尤其对于疼痛、失眠、焦虑、抑郁、谵妄、疲乏、恶心呕吐、厌食等症状进行综合管理。通过持续的研究生、进修生教育，为全国希望建立专业科室的地区不断培养和输出人才。与医院临床科室建立紧密联系，开展网络会诊，积极探索将心理社会干预纳入临床科室诊疗过程的新模式。注重国际交流与合作，多次邀请国外著名心理社会肿瘤学家来华举办培训及工作坊，与国际一流团队合作开展研究，并每年组织国内学者参加国际学术会议。由于康复科在心理社会肿瘤学领域国际交流方面的杰出贡献，北京大学肿瘤医院被评为"心理社会肿瘤学临床规范化服务及规范化医患沟通培训国家级示范单位"（2015.12—2020.12）（表 1-2）。

表 1-2　北京大学肿瘤医院为推动心理社会肿瘤学发展所做出的努力

年份	事件
1995	建立康复科，成为国内首个在肿瘤专科医院成立的为患者和家属提供心理社会服务的科室
2005—2006	推动中国抗癌协会肿瘤心理学专业委员会（Chinese Psychosocial Oncology Society，CPOS）的成立
2006—2007	翻译并出版 Jimmie C. Holland 医生的专著《癌症人性的一面》（主译：唐丽丽），使更多国人了解到心理社会肿瘤学这门新兴学科，引发肿瘤临床乃至整个社会对癌症患者及其家庭心理社会需求的关注
2007—2020	招收心理社会肿瘤学方向的研究生，培养国内该领域高层次人才
2007—2010	完成"心理痛苦温度计"中文版的修订和信效度检验，并将该工具在全国范围内推广应用
2008—2011	完成了 10 门 IPOS 网络在线核心课程的翻译和录音，使国内同行能够通过汉语普通话学习国际一流的心理社会肿瘤学家亲授课程
2013—2018	2013 年 CPOS 重组，唐丽丽当选重组后的新一届主任委员，在任职期间促进该专业委员会会员从 200 多人增长到 2400 多人。先后帮助国内十余个省份建立了省级心理社会肿瘤学会
2016	组织 CPOS 专家编写我国首部《中国肿瘤心理治疗指南》，标志着我国的心理社会肿瘤学发展走入标准化、循证医学的发展道路
2016—2020	开设研究生课程"肿瘤心理、姑息治疗与人文关怀"
2018	唐丽丽被 IPOS 授予 Noemi Fishman 杰出临床工作终身成就奖，是全世界第九位、亚洲第二位获此殊荣之人
2009—2019	每年举办国家级继续教育项目"肿瘤心理与姑息治疗学习班"，以及北京市级继续教育项目"国际合作医患沟通工作坊"，引进目前最权威的心理社会干预培训模式，如肿瘤临床心理痛苦筛查、医患沟通模型、巴林特医务人员提升培训等培训项目，使上万人接受培训，并于 2017 年、2019 年分别获北京大学医学部及北京大学继续教育精品项目
2020	组织国内心理社会肿瘤学专家对 2016 版指南进行了首次修订，出版《中国肿瘤心理临床实践指南 2020》

年份	事件
2012—2020	组织翻译多部国外权威心理社会肿瘤学著作，如《癌症患者心理治疗手册》《家庭居丧期关怀》《进展期癌症患者意义中心团体心理治疗手册》《进展期癌症患者意义中心个体心理治疗手册》《当我们老了——越活越轻松》等，编写了国内第一部《心理社会肿瘤学》教科书，出版了凝结国内临床实践经验的专业著作《癌症症状的精神科管理》以及科普读物《写给癌症患者的心灵处方》等
2020	建立中国癌症基金会肿瘤心理学协作组，协作组的成立有助于建立心理社会肿瘤学的全国性学术平台，推动该学科在国内的持续发展
2010—2021	发表肿瘤心理领域的 SCI 论文 20 余篇，其中一篇发表在临床肿瘤学顶级期刊 *Journal of Clinical Oncology* 上，研究结果表明早期营养及心理干预联合一线标准化疗对比单纯化疗可显著延长晚期食管胃癌患者的生存时间
2017—2021	康复科通过北京市医管局市属医院人文科室验收，并被中国医师协会评为人文爱心科室。唐丽丽荣获"敬佑生命·荣耀医者"人文情怀奖、"中国健康公益星十大公益人物"等称号

随着心理社会肿瘤学在国内生根发芽并逐渐壮大，目前国内已有多家省市肿瘤中心建立了相关科室，逐步由接受过培训的专业人员开展临床工作。近年来该领域的临床和科研工作不断得到国际同行认可，越来越多的专业人员加入进来，探索将心理社会肿瘤学融入肿瘤临床常规诊疗的中国模式，心理社会肿瘤学领域科研论文的发表数量和质量也呈现逐年增长的趋势。

三、心理社会肿瘤学在国内发展的机遇与挑战

（一）将心理社会肿瘤学融入肿瘤临床——新模式探索

心理社会肿瘤学发展方向是将心理社会服务真正融入肿瘤临床的常规诊疗之中。恶性肿瘤患者的痛苦包括躯体、心理、社会和灵性 4 个维度，对恶性肿瘤患者各个维度的痛苦进行综合评估，筛查出痛苦显著的患者并为其提供专业的心理社会服务是将心理社会肿瘤学融入肿瘤临床的重要一步，是提高肿瘤临床服务质量的新模式。目前国内已有部分医院开始了这方面的探索，例如四川大学华西医院的阳光护士项目、北京大学肿瘤医院的心语护士项目等，开始实现护理人员对患者进行心理社会筛查和初级干预，由精神心理专业人员对问题较为严重者进行进一步的评估和专业干预。

（二）提高心理社会肿瘤学研究水平

学科的发展及规范化临床服务的建立离不开高质量研究证据的支持，提高心理社会肿瘤学专业人员的科研素质，加强心理社会肿瘤学领域的研究工作是本学科持续发展的重要支撑。近年来，心理社会肿瘤学领域的科研成果在数量和质量上都有了显著提高，甚至开始有该领域研究成果发表在临床肿瘤学的顶级期刊。积极开展国际学术交流，与国外心理社会肿瘤学高水平研究团队开展合作，参加国际多中心研究，并以协会为学术平台开展本国心理社会肿瘤学多中心研究依然是未来工作的重点。

（三）规范化培训心理社会肿瘤学领域的专业人才

将心理社会肿瘤学教学和培训内容融入更多医学院医学本科生、研究生的教学是该领域教学工作未来的发展方向之一。除此之外，在国内更多医学院建立心理社会肿瘤学二级学科，设立硕士生、博士生培训点，培养该领域的高层次人才也是未来的努力方向。在继续教育方面，通过学术平台，建立规范化的心理社会肿瘤学专业培训项目及专业认证；在全国范围内建立多个心理社会肿瘤学规范化培训基地，覆盖周围省（市）和地区，在临床治疗、沟通、管理和科研培养方面

对肿瘤临床医护人员进行培训也是未来该学科培训、教育方面的重点。

综上所述，心理社会肿瘤学的建立和发展充分体现了对肿瘤患者及其家庭的人文关怀，将心理社会肿瘤学服务融入肿瘤临床常规诊疗当中既可满足广大肿瘤患者和家属的需求，也更适应医学模式的转变。在国内同行的共同努力之下，近年来该学科无论在临床、科研还是教学方面都有了长足的进步。未来还需要更多有志之士加入这一学科队伍，在循证医学原则的指导下，继续推动该学科发展。

参考文献

［1］JIMMIE C H. Psycho-Oncology［M］. 2nd ed. New York：Oxford University Press, 2010.

［2］唐丽丽，庞英，宋丽莉 . 心理社会肿瘤学发展概述与展望［J］. 中国肿瘤临床与康复，2021，28（11）：1406-1408.

［3］JIMMIE C H，William S B，Phyllis N B，et al. Psycho-Oncology［M］. 3rd ed. New York：Oxford University Press, 2015.

［4］张叶宁，张海伟，宋丽丽，等 . 心理痛苦温度计在中国癌症患者心理痛苦筛查中的应用［J］. 中国心理卫生杂志，2010，24（12）：897-901.

［5］唐丽丽 . 中国肿瘤心理治疗指南 2016［M］. 北京：人民卫生出版社，2016.

［6］唐丽丽 . 中国肿瘤心理临床实践指南 2020［M］. 北京：人民卫生出版社，2020.

［7］LU Z，FANG Y，LIU C，et al. Early interdisciplinary supportive care in patients with previously untreated metastatic esophagogastric cancer：a phase Ⅲ randomized controlled trial［J］. J Clin Oncol, 2021，39（7）：748-756.

第二章

癌症相关的心理社会因素

第一节　生活方式与患癌风险

各国学者对恶性肿瘤及其影响因素进行了大量的研究，认为恶性肿瘤是由环境因素与细胞遗传物质的相互作用引起的。流行病学研究已证实，环境因素引起肿瘤死亡的归因风险至少为50%。环境致癌因素包括自然环境的生物、物理和化学因素以及社会环境因素，而这些致癌因素除少部分是以人们不自主的方式接触外（如环境污染、病毒的垂直传播），多数是通过人们不良的生活行为方式而影响机体。世界卫生组织的研究报告显示，"生活方式癌"所占的比例高达80%，其发病率和死亡率与不健康的生活方式、饮食习惯、不良嗜好等具有很高的相关性。中国科学院院士、中国医学科学院阜外医院顾东风教授团队2019年在线发表在《癌症》杂志上的一项研究报告称，保持健康的生活方式（life style）可显著降低国人癌症风险，每增加一项健康生活方式，将降低6%的患癌风险，保持健康的生活方式越多，患癌风险越低，参考国际《饮食、营养、身体活动与癌症预防全球报告（2018）》和我国《中国居民膳食指南（2016）》，提出了6项健康生活方式：①不吸烟；②保持健康体重（体重指数介于18.5~25）；③体力活动充足（中等体力活动每周不少于150 min，或重度体力活动每周不少于75 min，或中至重度体力活动合计每周不少于150 min）；④限制饮酒（不饮酒或酒精摄入量在男性每天不超过25 g，女性每天不超过15 g）；⑤充足的蔬菜水果摄入（每天不少于500 g）；⑥限制红肉摄入（每天少于50 g）。按照上述所提到的几种生活方式，本节主要探讨吸烟、酒精、饮食、运动这四个与癌症风险最密切的方面。

一、吸烟（smoking）与癌症

（一）流行病学现状

在美国每年有超过16万人死于吸烟引起的癌症。中国更是烟草流行的重灾区，作为世界上最大的烟草生产国和消费国，2014年中国烟草消费量占世界总量的44%，超过了在其之后的29个烟草消费量较高国家的总和。2021年5月26日，国家卫生健康委员会和世界卫生组织驻华代表共同发布了《中国吸烟危害健康报告2020》，报告显示，我国吸烟人数超过3亿，15岁及以上人群吸烟率为26.6%，其中男性吸烟率高达50.5%。烟草每年使我国100多万人失去生命，如不

采取有效行动，预计到 2030 年将增至每年 200 万人，到 2050 年增至每年 300 万人。2019 年国家癌症中心在《柳叶刀——全球健康》上发表的一项研究分析了中国各个癌种由 23 种主要致癌风险因素导致的发病比例，结果显示，103.6 万人（45.2%）的肿瘤死亡归于 23 种可控危险因素，其中因吸烟导致的死亡占比最高，约为 25%。在 2019 年发布的第三版癌症地图中数据显示，中国因吸烟致病的每年经济损失高达 1242 亿美元，但就是在这种背景下，公众对吸烟和二手烟暴露危害的认识仍严重不足，《中国吸烟危害健康报告》指出，3/4 以上的人群不能全面了解吸烟对健康的危害，2/3 以上的人群不了解二手烟暴露的危害。

（二）吸烟与癌症的关系

烟草使用诱发癌症的主要生物学机制有两种：第一，机体暴露在烟雾之中，各种致癌物与机体 DNA 形成 DNA 加合物，导致体细胞中的关键基因发生永久性突变并且逐渐累积，正常生长控制机制的失调最终导致癌症的发生；第二，烟草燃烧产生的烟雾中含有多达 7000 余种化合物，其中包括 69 种已知致癌物如多环芳烃类（PAHs）、N- 亚硝胺类、芳香胺类和某些挥发有机物。大量研究显示，上述有机物在吸烟诱发癌症的过程中起着重要作用。烟草中含有许多有害物质，如砷、汞、镉和镍，其中许多致癌物会导致 DNA 损伤。烟草中的放射性物质也是增加吸烟者肺癌发病率的原因之一，其中对健康危害最大的物质是 ^{210}Po（钋）。它发出的 α 射线可将原子转换成离子，使其容易破坏活细胞的基因，杀死细胞或将其变成癌细胞。

1. **吸烟与肺癌**　早在 1950 年，美国科学家 Wynder 等发表的吸烟与肺癌的病例对照研究便向全球揭开了烟草对健康的致命危害。大约 90% 男性的肺癌和 80% 女性的肺癌都与吸烟有关。肺癌发病率与死亡率的地区差异与不同地区的吸烟流行状况、吸烟暴露的模式、吸烟的强度和持续时间、吸烟的类型有着密切关联。当烟草烟雾中包含的致癌化学物质被人体吸入时，会立即触发肺组织的改变。最初，身体可能能够修复损伤，但是其修复能力会随着暴露时间的持续而降低，因此烟草暴露的频率越高，时间越长，肺癌发生的风险就越大。相对于从不吸烟者而言，持续吸烟者发生肺癌的风险可达 20 ~ 50 倍。我国对 2600 余人的病例对照研究显示，吸烟是肺癌的重要危险因素，工作环境被动吸烟是男性非吸烟者肺癌的主要危险因素，家庭环境被动吸烟是女性肺癌的主要危险因素。

2. **吸烟与其他癌症**　吸烟不仅与肺癌有关，与其他肿瘤的关系也非常密切，例如胃癌、胰腺癌与乳腺癌。胃癌位于消化道肿瘤发病率之首，吸烟对胃癌前期状态——胃黏膜上皮非典型增生有非常显著的影响。有研究显示，在男性中，吸烟是胃癌的危险因素，但在女性中却并未发现吸烟是胃癌的危险因素。按吸烟量进行轻中重度分级后发现，每增加一个等级，胃癌的发病率会变为原来的 1.5 倍。对于"癌中之王"胰腺癌来说，烟草是公认引发胰腺癌的环境危险因素，胰腺和烟草产物间接作用，烟草产物经血液、消化道到达胰腺，使胰腺癌的发病风险增加 3 倍，25% 的胰腺癌病例都与吸烟有关，吸烟患者的平均发病年龄（63 岁）早于不吸烟患者（73 岁）。对于女性中发病率最高的乳腺癌来说，被动吸烟可能是乳腺癌的一个危险因素。烟草烟雾中含有多种多环芳烃类致癌物质，这些物质由被动吸烟者吸入体内后可长时间聚集于乳腺导管内。而且烟草烟雾中的致突变剂也可以与乳腺上皮细胞发生直接或间接作用。

（三）干预方式

吸烟导致的健康寿命损失和社会经济损失已引起世界卫生组织和世界各国政府的广泛关注，这极大地促进了全球性的综合控烟策略和统一行动去遏制烟草流行，许多国家通过立法、提高烟草消费税，以及通过建立无烟环境、禁止烟草广告营销等手段，以降低人群总体吸烟率。戒烟与降低癌症和其他疾病的死亡率及发病率都有关。研究显示，与继续吸烟者相比，在 30 岁时停止吸烟者可以恢复 9 年的预期寿命，而在 60 岁时停止吸烟者仍然可以恢复 3 年的预期寿命。越来越多的证据表明，确诊癌症后，通过戒烟可以改善生活质量，提高生存率，减少癌症复发的风险。研究也表明，癌症患者戒烟的积极性很高，很多人在确诊时就试图戒烟，但有

14% ~ 58% 的癌症患者在癌症治疗后仍继续吸烟。由于大多数戒烟尝试发生在诊断和治疗时，癌症诊断和治疗结束之间的一段时间可能是提供戒烟干预的最佳机会窗口。对于具体的戒烟干预方式，考虑到影响吸烟因素的复杂性，使用单一的干预方式往往不能得到良好的效果，从长期效果来看，联合治疗方式为最佳。这一部分主要介绍药物干预、社会/行为干预以及联合治疗。

1. 药物干预　2008 年，美国公共卫生署颁布的《烟草使用和依赖治疗的临床实践指南》推荐了 7 种具有确切戒烟效果的一线临床戒烟用药，包括 5 种尼古丁替代疗法（nicotine replacement therapy，NRT）的制剂（咀嚼胶、贴剂、吸入剂、鼻喷剂、舌下含片）以及两种非尼古丁类的戒烟药（盐酸安非他酮缓释剂和伐尼克兰）。NRT 通过部分替代血浆尼古丁水平来帮助戒烟，从而减轻尼古丁戒断症状（例如，渴望、抑郁、易怒、难以集中注意力），并可能逐步减轻从吸烟中得到的强化，但是 NRT 仍具有潜在的成瘾性。安非他酮是美国食品和药品监督管理局（Food and Drug Administration，FDA）批准的第一个治疗烟草依赖的非尼古丁处方药物。安非他酮也作为一种非典型的抗抑郁药上市，与安慰剂相比，安非他酮的戒烟率是安慰剂的两倍，平均优势比为 2.0，戒烟率约为 24%。它能减弱尼古丁戒断症状和对香烟的渴望，因此被作为非尼古丁戒烟制剂的首选。但我国 2010 年的数据显示，戒烟者中使用过药物治疗的比例为 3.1%，我国人群自主戒烟采纳率高达 90% 以上，这提示我国人群与国外相比具有更加独特的行为模式。

2. 社会/行为干预　社会/行为干预方式属于非药物干预的模式，包括个人自助（self-help）、戒烟热线（telephone quitlines）、简短干预（brief interventions）和强化干预（intensive interventions）。国外简短戒烟干预主要是对戒烟者心理和行为的干预。1991 年，Prochaska 和 Goldstein 初步建立"5A"和"5R"心理辅导支持模式，针对不同阶段的吸烟者采用不同形式的干预模式，经美国国立癌症研究所等研究者不断完善充实，目前已成为成熟戒烟干预方法，在日常诊疗中经过短短的 3 ~ 5 min 就可以完成。具体内容如下，根据吸烟者所处的不同时期分别给予建议：①"5R"模型：若吸烟者尚未准备好戒烟，医务工作者应对其进行简短的戒烟动机干预，鼓励其考虑戒烟。此模型包括：强调吸烟与健康相关性（Relevance）、告知吸烟的危害（Risk）、告知戒烟的好处（Rewards）、告知可能遇到的困难和障碍（Roadblocks）、在每次交谈中反复（Repetition）重申戒烟建议；②"5A"模型：若吸烟者决定开始戒烟，医务工作者应为其提供简短的戒烟建议和帮助，并根据吸烟者的具体情况，决定是否将其转诊到戒烟门诊或者戒烟热线进行强化干预。此模型包括：询问（Ask）吸烟者的烟草使用情况和健康状况、提供有针对性的戒烟建议（Advice）、评估（Assess）吸烟者的戒烟意愿及烟草依赖程度、在吸烟者采取戒烟行动后予以行为支持和帮助（Assist）、在戒烟开始后安排随访（Arrange）。国内 2013 年也出版了简短戒烟干预手册，自 2014 年起在中央财政补助的支持下在全国开展全面的戒烟门诊建设工作，不管从数量还是规模上都达到了一定的程度。

3. 联合治疗　由于吸烟者对烟草的依赖程度各不相同，在戒烟过程中会遇到各种各样的不利因素，单靠一种戒烟方法虽然能起到一定的效果，但不能弥补各自不足。因此，推荐联合应用多种戒烟方法。针对不同吸烟者的需求和特点可使用不同的戒烟方法，多种戒烟方法的联合使用能够显著提高戒烟率，防止复吸。目前，应用较多的方法有心理行为干预与电话干预联合、心理行为干预与戒烟药物或针灸联合、电话干预与戒烟药物联合、尼古丁替代药物与针灸联合等，它们的疗效均被临床试验所证实。最新指南推荐，与单独咨询相比，药物和咨询联合治疗的优势比为 1∶7。咨询和药物治疗似乎提供了互补的好处。药物治疗可以减轻戒断症状和渴望，而咨询可以指导人们认知和行为上的应对策略，并提供有价值的社会支持。因此，推荐患者使用药物的同时，应该提供相应的咨询。

总而言之，戒烟对所有癌症患者的重要性是显而易见的。治疗癌症的临床医生必须利用癌症诊断和治疗期间的机会窗口来识别吸烟者，并为这些高危患者提供随时可用的戒烟干预措施。癌症患者在治疗后戒烟并保持戒烟状态，很可能会从中获得显著的好处，包括改善生活质量和延长生存时间。

二、酒精（alcohol）与癌症

（一）流行病学现状

自 20 世纪 80 年代起，我国酒类消费急剧增加，过度饮酒所致的一系列社会和经济问题也与日俱增。有害饮酒已被世界卫生组织（World Health Organization，WHO）列为过早死亡和致残的第五大主要危险因素，也是发展中国家导致死亡和致残的主要原因之一，同时 WHO 已将有害饮酒现象相对减少至少 10% 作为全球目标，并把酒精使用的监测作为全球非传染性疾病预防控制综合监测框架的指标之一。2018 年全球饮酒与健康报告（Global Status Report On Alcohol and Health，2018）中指出，全球每年约有 300 万人因饮酒而死亡，占全部死亡人数的 5.3%，平均每 20 例死亡中就有 1 例死于饮酒，其中男性约占 3/4；每分钟因饮酒死亡 6 人。15 ~ 19 岁人群中，超过四分之一（26.5%）为当前饮酒者，大概为 1.55 亿青少年。报告也指出，在全球范围内，饮酒人群整体呈下降趋势，而中国除外。在中国，2017 年中国人均饮酒量不到 7 L，多为烈酒及啤酒，预计中国人的饮酒量将进一步上升，2030 年中国人均饮酒量将达 10 L，超越美国。而中国的终身戒酒率却从 2005 年的 50.9% 下降到 2016 年的 42.1%。6% 的中国男性和 1% 的中国女性居民死于酒精相关疾病。中国男性饮酒率高达 48%，45 ~ 59 岁的男性饮酒率高达 62%，饮酒死亡数量无论在男性还是女性，中国都位居全球第一。

（二）饮酒与癌症的关系

全球疾病负担研究显示，因为饮酒导致中国居民的死亡数从 1990 年的 36.8 万上升至 2017 年的 67.03 万，其中癌症患者 17.25 万。酒精与上呼吸道及消化道癌症（口腔、咽、喉、食管）、结肠癌、肝癌和女性乳腺癌有关。最近研究表明，随着饮酒量的增加，患乳腺癌的风险呈线性增加。在所有癌症类型中，肝癌和酒精的关系最为密切，目前认为，酒精与肝癌的发生存在下列 3 种模式：一是长期酒精作用可引起肝硬化，最终引起癌症；二是酒精本身作为一种致癌因素与其他因素共同作用引起肝癌的发生；三是酒精性肝病与其他肝癌危险因素有关，并可导致肝癌的发生。通过胃肠道吸收的酒精，90% 以上会进入肝，在肝中主要通过乙醇脱氢酶转换成乙醛，再由乙醛脱氢酶转换为乙酸。肝代谢酒精的能力是有限的，当摄入的酒精量超过限度时就会引起肝损伤，即导致酒精性肝病（alcoholic liver disease，ALD）的发生。酒精性肝病是由于长期大量饮酒导致的肝疾病，其病理组织学变化主要表现为 5 种形式：酒精性脂肪肝、酒精性肝炎、酒精性肝纤维化、酒精性肝硬化和肝细胞癌。这几种病变往往部分重叠，可单独也可同时混存于病变的肝组织中。我国酒精性肝病的临床诊断标准提出，导致 ALD 发生的危险饮酒量是指：有长期饮酒史，一般超过 5 年，折合乙醇量在男性 $\geq$ 40 g/d，在女性 $\geq$ 20 g/d，或 2 周内有大量饮酒史，折合乙醇量 > 80 g/d。但应注意性别、遗传易感性等因素的影响。通过公式计算乙醇量（g）= 饮酒量（ml）× 乙醇含量（%）× 0.8。因此，40 g 乙醇相当于 50 度白酒 100 ml 或 40 度白酒 125 ml 或啤酒 1250 ml 或葡萄酒 333 ml。

（三）干预方式

2017 年，国务院办公室印发的《中国防治慢性病中长期规划（2017—2025 年）》要求广泛宣传限酒等健康科普知识，并提出完善酒类税收政策，严格执行不得向未成年人出售酒的法律规定，减少居民的有害饮酒。尽管近年来我国对控制有害饮酒做出了各种努力，但工作基础薄弱，全国尚未形成工作体系，已有的"控酒政策"缺乏具体目标和实施措施，加之相关法律法规落实不到位，控酒工作任重道远。大量心理学及健康行为促进研究表明，外在行为习惯的形成与个体对相关行为的认识、情感体验及意志心理品质有直接关系。帮助酗酒者掌握戒酒的策略知识、改变其饮酒时的情绪体验、提高其自我监控能力等针对个体心理品质的塑造思路，无疑是解决酒成瘾问题的有效途径之一。单纯依靠外在强制条件和药物等戒除手段，在一定程度、一定时期内能控制个体的饮酒量，但重复成瘾行为的可能性很高。随着生物 - 心理 - 社会医学模式的成熟，在戒酒的医学治疗方面逐步加入了对心理、社会因素的干预，如利用认知、行为塑造理论及技术结合药物的作用改变其行为，同时重视家庭、社区因素对戒酒者的影响。这些方法的综合运用取得了较好的临床效果。

三、饮食（eating）与癌症

（一）流行病学现状

研究表明，15% ~ 30% 的癌症都与饮食有关。研究显示，通过定期摄入水果、蔬菜（尤其是大蒜和十字花科蔬菜，如卷心菜、西兰花、甘蓝和芥末）可以摄入丰富的硒、叶酸、维生素、抗氧化剂（如类胡萝卜素和番茄红素），从而可以将乳腺癌、直肠癌和前列腺癌的风险降低40% ~ 70%。大量摄入富含纤维的产品（如全谷物）以及适度摄入牛奶和其他乳制品可能会降低不同类型癌症（如结直肠癌、肺癌、胃癌、乳腺癌、食管癌和口腔癌）的发病率。但是食用过多高温下烹调的肉类及其他动物产品可能会增加癌症发病率，尤其是大肠癌、胃癌和前列腺癌的发病率。由于地中海饮食在减少细胞氧化和炎症过程，避免 DNA 损伤，细胞增殖、存活、血管生成等方面的保护作用，因此其被认为在对抗癌症发病率方面是一种有效和可控的方法。地中海饮食是由富含能预防多种疾病的高保护性营养素的食物组成的饮食模式，特点是大量摄入蔬菜、豆类、新鲜水果、未精制的谷物坚果和橄榄油，适量食用鱼和奶制品，少量摄入红肉以及适度摄入酒精（主要是主餐期间饮用的红酒）。国外对于地中海饮食与癌症预防的研究较多，但是可能由于饮食习惯不同及食物来源的运输和价格问题，地中海饮食在国内并不普遍，国内关于地中海饮食的研究较少，仅在控制糖尿病方面有相关报道，但烟、酒、咸、油、霉、烫等为癌症的饮食偏向已达到了普遍共识。

（二）饮食与特定肿瘤

1. 饮食与食管癌　各国食管癌的发病率差异较大，中国是食管癌的高发地区，某些地区的食管癌发病率是欧洲和北美国家的 100 倍。与其他恶性肿瘤相比，食管癌在分布上有明显的地域特征，这种地域分布特点提示食管癌的发生在一定程度上可能与环境有关，而食物及营养又是环境因素中不容忽视的一环。国内许多学者对食管癌患者的病因进行了不同方面的研究，较一致的观点是，绝大多数患者有热饮、热食、食物粗硬、进食过快、干咽、嗜酒、食用霉变食品和喜食腌制食品的习惯。而摄入新鲜水果、豆制品和饮茶则具有保护作用。荟萃分析也表明，腌制食品在食管癌发病中的作用较强；而茶叶的保护作用最为突出。世界癌症研究基金会（World Cancer Research Fund，WCRF）报告指出，摄入红肉、加工肉类及高温饮料是食管癌发生的原因之一，非淀粉类蔬菜、水果、含类胡萝卜素和（或）维生素 C 的食物很可能对食管癌的发生具有预防作用。增加叶酸的摄入量可降低食管癌发生的风险，但叶酸主要来源于膳食而不是补充剂，故不能把叶酸的作用从食物中独立出来。大部分研究都显示，增加维生素 C 的摄入可降低食管癌发生的风险。维生素 C 可以消除自由基和活性氧，保护 DNA 免受致突变物的攻击，防止脂质过氧化，减少硝酸盐并刺激机体免疫系统。

2. 饮食与胃癌　胃癌的发生是多种因素长期作用的结果，与幽门螺杆菌感染、饮食习惯、吸烟、饮酒、家族史、胃病史等相关。近年来，关于胃癌与饮食习惯关系的研究逐渐增多。其中，结论较一致的是重盐饮食、腌制食品、油炸食品、烫食为胃癌的危险因素，维生素 C、水果和蔬菜摄入为保护性因素。盐和盐腌制食品与胃癌风险增加的关系最为密切。这种关联可能解释了经常食用腌制食品的亚洲和拉丁美洲部分地区胃癌发病率高的原因。而高盐腌制食物因长期放置可产生多种化学致癌物，如多环芳烃类物质和亚硝胺等致癌物，其在胃内可被细菌还原为亚硝酸盐，进而与食物中的胺结合成亚硝酸胺。亚硝酸胺是一种致癌性很强的物质，其机制可能是人体食用高盐食物后，高渗透压对胃黏膜会造成明显损害，使胃黏膜表面发生大面积的弥漫性充血、水肿、糜烂、溃疡，甚至坏死和出血等一系列病理变化。高盐腌制饮食还会减少胃酸的分泌，从而抑制前列腺素 E 的合成，而前列腺素 E 是一种可以提高胃黏膜抵抗力的保护物质，其合成减少会导致胃黏膜易受各种攻击因子攻击而损伤，显著增加胃部病变的风险。世界癌症研究基金会开展的关于高盐腌制饮食与胃癌相关性的最新研究数据表明，如果能够减少每日最大推荐盐摄入量，可降低 1/7 的胃癌发病率。

（三）体重控制与癌症风险

在美国，有证据表明，如果每个人都保持健康的体重，每年大约可以避免 9 万人死于癌症。超重或肥胖的定义是基于身高和体重，而不是身体脂肪。然而，具有全国代表性的样本的研究已经发现身体质量指数（body mass index，BMI）与体脂高度相关。根据来自样本量 200 多万女性和男性的前瞻性数据分析，BMI 与绝经后乳腺癌、结肠癌、肾癌、胰腺癌、子宫内膜癌和食管癌的风险增加有关。虽然还没有得出结论，但越来越多的研究也支持肥胖是肝癌和胆囊癌风险增加的一个因素。肥胖还被证明与较差的癌症治疗结果和预后有关。降低癌症风险的最重要建议之一是终生保持健康体重。肥胖会增加癌症风险的机制可能与性激素代谢变化、慢性炎症反应、胰岛素、胰岛素样生长因子等因素有关。

四、运动（excising）与癌症

根据国家体育总局 2014 年全民健身活动状况调查，我国城乡居民经常参加体育锻炼的比例为 33.9%，其中 20～69 岁居民经常锻炼者的比例仅为 14.7%，成人经常锻炼的比例处于较低水平，而缺乏运动已成为多种慢性病发生的重要原因。Patel 等在 2018 年的研究收集了来自美国癌症学会健康预防研究中心近 12.8 万名男性与女性随访 21 年的大数据，结果显示，经常久坐的人癌症死亡风险增加 10%。随着癌症治疗手段的进步，癌症幸存者的数量将逐渐增加，由于生存率的提高，更多的人开始关注患者的生活质量以及影响预后的因素。已有研究揭示在癌症治疗期和康复阶段，运动锻炼可以改善患者的身体适应性、细胞代谢因子和免疫系统等。因此本部分将简要介绍运动对于癌症患者的影响及相关研究概述。

（一）运动与特定肿瘤

1. 运动与乳腺癌　关于运动与癌症的研究，最多的是关于乳腺癌的研究，截至目前已有近百项研究报告。纵观这些研究，一些证据表明，持续的终生运动与最大程度的乳腺癌风险降低有关；老年女性（绝经后女性）进行运动对降低乳腺癌风险也很重要。运动对乳腺癌风险的影响在绝经前和绝经后女性中都已得到证实，但在绝经后的妇女中，运动增加与患癌风险降低的关联更为明显。同样，一些研究显示，体型偏瘦的女性受益最大，怀孕、无乳腺癌家族史的女性受益同样显著。乳腺癌患者在肿瘤康复的过程中可能会出现"癌因性疲乏"。美国国立综合癌症网络在"癌因性疲乏"的指导纲要中明确指出，运动疗法是当前唯一有效的可控制癌症患者疲乏状态的方法，为 I 类推荐方法。有氧运动是指强度低且富韵律性的运动，其运动时间在 30 min 或以上，方式有慢跑、游泳、骑自行车等，中等强度的有氧运动通常为最大摄氧量的 45%～64% 或最大心率的 55%～74%，而高强度有氧运动一般为最大摄氧量的 70%～85% 或者最大心率的 95% 及以上。推荐乳腺癌患者每周参加 150 min 中、高强度的有氧运动。

2. 运动与结直肠癌　运动与癌症之间联系的第二大证据在结直肠癌，迄今已有 92 项相关的国外研究报告。这些研究都得出了运动对降低结直肠癌风险的有效作用。研究发现，早期、中期与近期的运动对结直肠癌都有显著的正向影响，且男女受益相同，没有体重指数的关联。有研究显示，运动能调节癌症患者体内的细胞因子、胰岛素和性激素，还能促进肠道蠕动，减少排

便时间，降低致癌物质在肠道的暴露。另外，运动对 DNA 氧化损伤的修复、提高免疫功能也非常重要。最新研究结果显示，运动能直接作用于肿瘤组织，控制肿瘤生长速度，缩小肿瘤体积。虽然运动具有多种益处，但只有 20%~24% 的癌症患者运动量是充足的。运动对于治疗前、治疗期间和治疗结束后的结直肠癌患者都非常重要。在治疗前对结直肠癌患者进行运动干预，能提高患者对手术的承受能力，加快术后伤口的愈合，促进患者胃肠道功能的恢复，减少术后并发症的发生。

（二）运动对身心的影响

1. 对躯体的影响　运动对肌肉力量、心肺功能和骨质都会产生影响。在肌肉力量方面，肿瘤恶病质会导致癌症患者肌肉质量和力量的下降。通过总结大量关于运动对患者肌肉质量和力量的影响发现，抗阻训练、有氧运动或二者相结合的运动方式，均可以改善患者上肢和下肢肌肉的力量，并且维持患者的肌肉质量。在心肺功能方面，研究发现有氧运动能力每增加 1 梅脱（metabolic equivalent，MET），男性生存率可以提高 12%，而女性可以降低 17% 的死亡风险。由此可以表明，规律的运动干预可以改善患者心肺的适应能力，从而提高其生存率。癌症治疗会造成癌症患者骨质丢失，增加骨折的风险。骨骼能够对机械的负荷产生适应能力，运动已经成为一种非药物的干预手段，可用于促进骨骼健康。有研究表明，运动干预可以维持化疗期乳腺癌患者腰椎的骨密度，延缓骨质疏松发生的时间，运动组中的乳腺癌幸存者在经过 6 个月的有氧运动后，其骨密度得到了维持。这些研究都提示运动在一定程度上可以缓解患者的骨质疏松，促进患者骨质健康。

2. 对心理的影响　研究者们发现有规律的、科学的体育锻炼能够预防消极情绪问题的发生。国内综述显示，居家运动能减轻肺癌患者情绪心理症状、部分减轻疲乏相关症状和消化系统症状。因此，对于癌症患者而言，在其康复过程中，可以通过适当的运动训练，缓解患者的心理压力，从而对其康复起到促进作用。应激也是导致肿瘤发生的风险之一，通过运动可以降低应激反应，这是因为运动可以降低肾上腺素受体的数目或敏感性，降低心率和血压，从而减轻特定的应激源对生理的影响。

参考文献

［1］WANG X，YANG X，LI J，et al. Impact of healthy lifestyles on cancer risk in the Chinese population［J］. Cancer，2019，125（12）：2099-2106.

［2］CHEN W，XIA C，ZHENG R，et al. Disparities by province，age，and sex in site-specific cancer burden attributable to 23 potentially modifiable risk factors in China：a comparative risk assessment［J］. Lancet Glob Health，2019，7（2）：e257-e269.

［3］YOSHIDA K，GOWERS K H C，LEE-SIX H，et al. Tobacco smoking and somatic mutations in human bronchial epithelium［J］. Nature，2020，578（7794）：266-272.

［4］WYNDER E L，GRAHAM E A. Tobacco smoking as a possible etiologic factor in bronchiogenic carcinoma. A study of six hundred and eighty-four proved cases. By Ernest L. Wynder and Evarts A. Graham［J］. JAMA，1985，253（20）：2986-2994.

［5］LANCET T. Alcohol and cancer［J］. Lancet，2017，390（10109）：2215.

［6］WANG J B，FAN J H，DAWSEY S M，et al. Dietary components and risk of total，cancer and cardiovascular disease mortality in the Linxian Nutrition Intervention Trials cohort in China［J］. Sci Rep，2016，6：22619.

［7］刘莉，杨猛，洪宇彤，等. 居家运动对肺癌患者症状群影响的 Meta 分析［J］. 中华现代护理杂志，2020（13）：1751-1757.

第二节　个人心理社会因素与癌症

一、人格特点

古罗马医学家盖伦是第一个将人格特点（personality）与癌症联系起来的医生。盖伦在希波克拉底的体液学说基础上创立了气质学说，并认为抑郁质和癌症之间存在一定联系。

长久以来，现代医学认为癌症的病因主要和物理、化学、生物因素相关。即使是现在的教科书，在讲到癌症的病因时，也有相当大的篇幅是在讲述理化因素和癌症的关系。直到 20 世纪中，关于人格特点与癌症的研究才进入现代医学的视野。为数不多的研究人员对心理因素对癌症发生发展的影响进行了深入研究和讨论。匈牙利裔美国精神分析学家 Franz Alexander 提出假设，认为人们内心某些特定的无意识冲突导致了癌症的发生。在 19 世纪，医生们相信性格和癌症的发生密切相关。他们认为癌症性格确实存在，并且引入了 C 型性格这个概念。拥有 C 型性格的人群倾向于压抑情感的表达，但是内心波动极大。而且当 C 型性格人群感到难以处理的压力时，常常会产生无助感、无望感甚至是抑郁。具体来说，C 型性格有如下特点：①童年时期形成的对内心痛苦过分克制，不向外表达；②过分合作，过于谦虚，缺乏自我意识，忍耐、屈服和容忍，回避矛盾，压抑自己的情绪，不向外发泄；③尽职尽责，经常有压力、焦虑或抑郁的表现。但当时对癌症与性格的研究多缺乏统计学证据，更像是某种合乎情理的猜测。

Eysenck 和 Kissen 在 1962 年对癌症的性格假说进行了检验，对 116 名男性肺癌患者和 123 名非癌男性使用艾森克人格问卷中的个性调查表进行了评估和比较。研究发现，与非癌男性相比，男性肺癌患者更外向，神经质倾向更不明显。此外，Schmale 和 Iker 在 1971 年也进行了一项研究，他们对 62 例患者进行了访谈，并收集了对应的疾病进展。发现患者的无望感和肿瘤活检的结果相关，而且患者的无望感在统计学上对肿瘤活检结果有一定预测效用。以上两项研究代表了研究方法的重大转变。在此之前，对肿瘤发病的心理因素研究聚焦于对患者心理状态的解释，而以上两项研究的亮点在于引入了客观、科学的研究方法——提出假设并进行检验、使用对照组、遵守双盲原则、使用统计分析等，对于当时的心身医学研究者来说是重大的进步。

延续这样的研究思路，近年来对人格特点与患癌风险的研究向前更近了一步，研究对象也更多，手段也更丰富。但就结果而言，最近的大样本研究多倾向于认为人格特点与患癌风险之间没有联系，尤其是乳腺癌。为了调查情绪（焦虑/抑郁）和乳腺癌患病风险的关系，2005 年芬兰的一个研究团队对 10 892 名芬兰女性进行了前瞻性研究，随访为期 6～9 年不等，入组年龄控制在 48～59 岁，使用多变量逻辑回归控制社会经济因素、家族患癌史、健康相关行为等的影响，结果显示，没有证据证明抑郁、焦虑、应对方式等因素会导致乳腺癌的发病率升高。在此研究基础之上，Kirsi Lillberg 等对 12 032 名芬兰女性进行了前瞻性研究，经过 21 年的随访，结果显示生活满意度和神经质倾向与乳腺癌患病风险并没有显著关系。长久以来，人们倾向于认为不开心、低落、担忧的女性更容易患乳腺癌，而这一研究则为推翻这一论断提供了充分的研究证据和统计说明。Til Stürmer 等在 1992 年纳入 5114 名 40～65 岁的女性，经过中位数为 8.5 年的随访后，240 名参与者患癌。最终结果显示，人格特质和癌症并无显著联系。荷兰的 Eveline 等调查了 9705 名女性，使用个性自评量表评估了研究对象的 10 项个性特质，结果也显示人格特质和乳腺癌患病风险之间并无联系。

二、生活事件和负性情绪

（一）生活事件与癌症

生活事件（life event）系指人一生中遭遇的各种大的事件，包括人际关系、学习和工作、生活、健康、婚姻家庭和子女等方面的问题，意外事件以及童幼年时期的经历，等等。童幼年时期的经历尤其应当受到重视，它不仅对一个人个性的形成起决定性的作用，而且会影响将来的行为特征。

Horne 等在 1979 年对 110 名男性肿瘤患者进行了半结构式访谈，访谈得分来自以下 5 个纬度：儿童时期安全感（childhood instability）、工作稳定性、婚姻状况、对未来的计划、近期的重大丧失事件（recent significant loss）。结果显示，该访谈得分能预测 80% 的良性肿瘤、61% 的肺癌，因此作者认为心理社会因素对恶性肿瘤的发生发展具有一定预测作用，甚至不低于吸烟史的预测效用。Chorot 等在 1994 年对 109 名患者［其中 37 名患有乳腺癌（癌症组）］进行生活事件和压力反应的评估，结果显示，癌症组最相关的事件是亲人去世和疾病。研究者还发现抑郁反应和癌症强烈相关。

早期的研究多为回顾性研究，也就是在患癌后对研究对象进行访谈或者评估，样本量也都较少。进入信息化时代以后，随着研究手段的进步和相关技术的成熟，研究样本量得到了很大提升。近来对生活事件与癌症的大样本研究主要集中在乳腺癌。这些前瞻性研究却带来了不一样的结论。在 2001 年发表的一项研究论文中，Lillberg 等对 10 519 名 18 岁以上的芬兰女性进行了日常活动压力（stress of daily activities）评估，并根据评估结果将研究对象分为 3 组：无压力（23%）、中等压力（68%）和重度压力（9%）。结果并未发现能够证明日常压力和乳腺癌之间存在联系的证据。该团队在 2002 年前后对 10 808 名芬兰女性进行了生活事件和乳腺癌患病风险的队列研究。结果显示，每一项生活事件会使乳腺癌患病风险比上升 1.07（95% 置信区间：1.00 ~ 1.15），其中，离婚的风险比为 2.26（95% 置信区间：1.25 ~ 4.07），丧偶的风险比为 2.00（95% 置信区间：1.03 ~ 3.88），近亲 / 好友离世的风险比为 1.36（95% 置信区间：1.00 ~ 1.86），因此研究者认为生活事件和乳腺癌之间可能存在一定联系。

Candyce 等在 1992 年和 1996 年两个时间点共招募 69 886 名女性入组，通过量表评估这些女性为患者或孩子提供居家照护时的精神压力，之后随访至 2000 年。收集的数据包括随访对象每周提供照护的时间、665 名研究对象的血样标本。结果显示，照护时间与压力感的增加和乳腺癌的发病率升高并无联系，因此研究者认为照护工作导致的压力并不会引起乳腺癌患病风险增加。

Nielsen 等对 18 932 名女性从 1993 年或 1996 年两个时间点随访至 2003 年。统计结果显示，与没有工作压力的女性比起来，工作压力较高的或者工作时间较长的女性乳腺癌患病风险并不会增加（前者风险比：1.17，95% 置信区间：0.79 ~ 1.73；后者风险比：0.93，95% 置信区间：0.54 ~ 1.58）。研究者认为，工作相关应激源和乳腺癌患病风险并无关系，也不会影响乳腺癌患者的预后。Michael 等对 84 334 名绝经后女性开展了前瞻性队列研究，随访平均时长为 7.6 年。结果发现，压力性生活事件和乳腺癌风险之间并无独立的关联。Surtees 等对 11 467 名无乳腺癌病史的女性进行了前瞻性队列研究。全面评估了研究对象的社会逆境暴露（social adversity exposure）。社会逆境暴露主要包括儿童时期的困境、压力性生活事件、成年后的长期困境、生活事件对研究对象产生的主观影响、10 年内的压力情况。此项研究也未发现社会压力、个体对压力的反应与乳腺癌发展之间存在联系。

总体来说，以上几项大样本、前瞻性、长期随访的队列研究均未找到生活事件与癌症尤其是乳腺癌患病风险之间的联系。这些研究对于消除工作女性的担忧，减少患者尤其是乳腺癌患者的自责感具有积极意义，同时可为相关领域的医护人员提供研究和工作上的参考。

（二）负性情绪与癌症

负性情绪中研究最多的是抑郁与癌症发病和发展过程的联系。约翰霍普金斯大学医学院的 Thomas 博士对 1948—1964 年毕业于本校的医学生共计 13 000 多人进行了长期的追踪观察，到 1978 年已经发现有 48 人罹患癌症。他分析了这些癌症患者的心理测查记录，发现他们大多是当时就叙述过处于凄凉的生活状态，尤其是在双亲的亲密关系方面，他们的家庭关系心理测验得分很低，研究者认为，"在个体早期生活中形成的模式多少会成为癌症的危险因素，其特征以抑郁情绪表现出来。"

丹麦的一项研究在 1969—1993 年调查了 89 491 名因抑郁症住院的患者，其中有 9922 名患者罹患癌症，相对风险比为 1.05。在住院后 1 年内，癌症发生的风险会增加，尤其是颅脑肿瘤。排除第一年随访外，癌症发生的风险增加主要是由于吸烟相关的肿瘤，该研究结果并不支持抑郁会直接增加癌症发病风险的假设，但研究者着重强调了抑郁对生活方式的有害影响。

2020 年发表的一项 Meta 分析纳入了 51 项队列研究（$n=2\,611\,907$），平均随访时间为 10.3 年。研究显示，抑郁、焦虑会导致癌症发病风险增高（风险比：1.13，95% 置信区间：1.06 ~ 1.19）、癌症相关死亡风险增高（风险比：1.21，95% 置信区间：1.16 ~ 1.26）以及癌症患者全因死亡风险增高（风险比：1.24，95% 置信区间：1.13 ~ 1.35）。尽管有很多证据证实了焦虑、抑郁情绪能够影响患癌风险和患癌后的死亡风险，但这种影响是直接作用还是间接作用尚无定论。

三、社会经济状况

社会经济状况（social economic status，SES）对癌症的影响贯穿癌症从预防、发现、筛查、治疗到康复的全过程。SES 是一个广泛的概念，主要指研究对象的受教育状况、财富情况、收入等级、职业状况等社会学上的概念。

SES 对癌症死亡率的影响更符合人们的通常认知，即，社会经济地位较高的人群更容易获得优质的医疗资源，因而更容易早期发现，也更容易得到较为个性化和优质的治疗，死亡率更低。但是发病率却不一定和 SES 呈正相关。可能与不同社会经济状况人群有不同的生活习惯、饮食偏好、体力活动量等有关。比如，前列腺癌是发达地区最常见的癌种，其原因可能与发达国家筛查率高有关。由于饮食结构偏向肉类，结直肠癌是发达地区发病率顺位第二的癌种。而在不发达地区，肺癌则是男性发病率最高的癌种。

我国 2015 年肿瘤流行情况显示（2015 年中国分地区恶性肿瘤发病和死亡分析），我国 2015 年城市地区肿瘤中标发病率为 196.09/10 万，农村地区为 182.70/10 万；我国 2015 年城市地区肿瘤中标死亡率为 103.65/10 万，农村地区为 110.76/10 万。由此可以看出，城市地区肿瘤发病率较高，但是死亡率却低于农村。

具体到恶性肿瘤发病情况，城市发病率由高到低依次是肺癌、结直肠癌、乳腺癌、胃癌和肝癌；而农村地区则为肺癌、胃癌、肝癌、食管癌和结直肠癌。城市地区与农村地区的恶性肿瘤死因顺位也不同，城市地区为肺癌、肝癌、胃癌、结直肠癌和食管癌；农村地区为肺癌、肝癌、胃癌、食管癌和结直肠癌。农村地区医疗资源分配不足、诊治水平相对较低、居民健康意识不足，可能是其肿瘤生存率低于城市的主要原因。

参考文献

［1］WANG Y, LI J, SHI J, et al. Depression and anxiety in relation to cancer incidence and mortality: a systematic review and meta-analysis of cohort studies［J］. Molecular Psychiatry, 2020, 25: 1487-1499.

［2］CHEN W, ZHENG R, BAADE P D, et al. Cancer statistics in China, 2015［J］. CA: A Cancer Journal for Clinicians, 2016, 66: 115-132.

［3］PEREIRA M A, ARAÚJO A, SIMÕES M, et al. Influence of psychological factors in breast and lung cancer risk - a systematic review［J］. Frontiers in Psychology, 2021, 12: 769394.

［4］TORBRAND C, WIGERTZ A, DREVIN L, et al. Socioeconomic factors and penile cancer risk and mortality: a population - based study［J］. BJU International, 2017, 119: 254-260.

第三节 社会支持系统与癌症

越来越多的研究者关注到社会支持（social support）与癌症的关系。对社会支持的测量包括两个部分：社会支持结构和社会支持功能。社会支持结构指的是个体与社交网络中其他成员的联系，通常从 3 个方面来表述：一是婚姻状态，包括已婚、单身、丧偶、离异等；二是社交圈子的大小，常以家庭成员和朋友的数量来测量；三是社会支持整体状态，指各种结构性的测量，包括婚姻状态、社交圈子以及与圈子里其他成员的联系频率。社会支持功能指接受到或希望得到的支持资源，包括情感支持、工具性支持和信息支持。

社会支持结构和社会支持功能通过认知、情感、行为 3 个途径来影响癌症的发病率、死亡率和生存率。认知途径包括从社交圈子成员那里直接获得信息或通过其他成员的社会关系间接获得信息，通过融入社交圈子或从其他成员那里获得支持来增强自尊、乐观和自我控制感。情感途径包括通过融入社交圈子和家庭、从其他成员那里获得支持来增加积极情绪、减少消极情绪。行为途径包括健康人减少有风险的行为模式，关注疾病的预防；癌症患者出现症状及时就医，遵医嘱进行治疗等。行为途径包括间接影响和直接影响两种：间接影响如，因为其他人要依靠自己，自己必须照顾好自己；直接影响如，其他成员督促自己减少有风险的行为（如吸烟）、增加健康促进行为（如定期体检）、出现症状及时就医等。认知、情感、行为 3 个途径最终通过心血管系统、神经内分泌系统和免疫系统对癌症的发生率、死亡率和生存率产生影响。

一、婚姻状态与癌症

（一）婚姻状态与癌症发生风险

关于婚姻状态与癌症发生风险的研究很多，大部分研究都显示不同婚姻状态与癌症发生风险之间存在某种关联，但两者之间的关系比较复杂，不同单身状况、不同癌症种类，不同性别状况都会导致二者的关系发生变化，这也可以部分解释为何在不同研究中得出的婚姻状态与患癌风险的关系不尽相同。

研究显示离异的影响最大，丧偶的影响最小。和已婚患者相比，从未结婚的人患口腔癌和咽癌的风险增高，患结直肠癌、肝癌、肾癌、膀胱癌、乳腺癌和甲状腺癌的风险降低；离异者发生肺癌、胰腺癌、消化道癌症、宫颈癌、直肠癌的风险更高，而罹患结肠癌、肾癌、乳腺癌、子宫内膜癌、前列腺癌和卵巢癌的风险降低。某些癌症发生风险的增加在离异男性中要大于离异女性，研究者认为这可能与癌症相关的生活方式有关，离异男性较离异女性相比更容易出现癌症高风险行为，如吸烟、酗酒和危险性性行为。

目前已有的研究提示，婚姻关系与患癌风险之间并非直接的因果关系，但两者之间的关联不容忽视，在未来需要有更深入的研究探索两者之间关系的内部机制。

（二）婚姻状态与癌症生存

婚姻状态对癌症生存的影响在很多癌种、不同分期的患者中均有研究，而且结论较为一致和明确。多项研究表明婚姻状态是影响癌症生存的独立因素。其中已婚患者预后最好，离异人群预后最差，而且婚姻状态对于男性患者生存的保护作用要大于女性，因此在少数以女性患者为研究对象的研究中，甚至得出婚姻状态对预后的影响不显著的研究结果。

婚姻状态对患者生存预后的影响主要通过以下 3 个方面。

1. 生活方式 已婚患者因为有配偶的监督和督促，更容易养成规律的作息和较为健康的生活习惯，有利于身体的健康。

2. 心理状态 夫妻之间的陪伴和支持有利于改善患者的情绪，减轻患者的孤独感，让患者更有信心和毅力应对疾病。

3. **实际支持** 已婚患者在实际的生活、就医等层面均能得到配偶的照顾和支持，因此就医和配合治疗的依从性更高。

二、主观感受的社会支持与癌症

（一）主观感受的社会支持程度与患癌风险

近年来以人群为基础的一些大样本前瞻性队列研究并未发现主观感受到的社会支持会增加患癌风险。例如，在 2017 年发表的一项澳大利亚的前瞻性研究，对基因突变的乳腺癌高危女性人群（$n=3595$）进行了长达 15 年的随访。研究并未发现这些乳腺癌高危女性对社会支持的满意度与乳腺癌的发生率相关。同样，2018 年瑞典的一项以人群为基础的前瞻性研究（$n=58\ 000$），也未发现患者感受到的社会支持程度与上皮性卵巢癌发生率相关。

（二）主观感受的社会支持与癌症生存

大量研究显示社会支持与癌症预后有关。社会支持整体状态越好，患者生活质量越高，癌症死亡率或其他原因导致的死亡率越低。研究显示，患者主观感受到的社会支持的质量要比可以获得的社会支持的数量更为重要，尤其在减轻患者心理压力、预防抑郁发生的方面。

患者主观感受到的支持程度，无论是情感支持、信息支持、实际的支持还是积极的社会交往程度（例如支持的可获得性和与提供支持者的联系次数）都会对患者的预后有影响。其中，各项研究对于情感支持对预后的影响结论最为一致，且影响最为明显。在一项针对早期乳腺癌患者的研究中发现，获得情感支持低而且表达少的早期乳腺癌患者死亡率是情感支持多且表达多的患者的 4 倍。

另外，高社会支持的患者相对于中、低社会支持的患者对于治疗的依从性更好，这可能也是社会支持改善患者预后的另一个途径。

三、小结

社会支持包括很多维度，有客观维度，如婚姻状态，也有主观维度，研究较多的是患者主观感受到的社会支持。婚姻状态对癌症的发生和预后都有影响，且对男性的影响大于对女性的影响，而主观感受到的社会支持主要表现为对患者预后的影响。因此，目前需要更加关注单身状态（未婚、离异、分居、丧偶）的癌症患者，尤其是男性患者，从生活方式、心理支持和实际支持方面给予他们更多帮助以改善预后。而让患者感受到更多的情感支持，对于所有癌症患者的预后改善都非常重要。

参考文献

[1] IDAHL A, HERMANSSON A, LALOS A. Social support and ovarian cancer incidence— A Swedish prospective population-based study [J]. Gynecologic oncology, 2018, 149: 324-328.

[2] DAVIS R E, TRICKEY A W, ABRAHAMSE P, et al. Association of cumulative social risk and social support with receipt of chemotherapy among patients with advanced colorectal cancer [J]. JAMA Network Open, 2021, 4: e2113533.

[3] KROENKE C H, PASKETT E D, CENÉ C W, et al. Prediagnosis social support, social integration, living status, and colorectal cancer mortality in postmenopausal women from the women's health initiative [J].Cancer, 2020, 126: 1766-1775.

[4] FONG A J, SCARAPICCHIA T M F, MCDONOUGH M H, et al. Changes in social support predict emotional well - being in breast cancer survivors [J]. Psycho-Oncology（Chichester, England）, 2017, 26: 664-671.

［5］HAVILAND J，SODERGREN S，CALMAN L，et al. Social support following diagnosis and treatment for colorectal cancer and associations with health - related quality of life：Results from the UK ColoREctal wellbeing（CREW）cohort study［J］.Psycho-Oncology（Chichester，England），2017，26（12）：2276-2284.

［6］FLEISCH M A，ILLESCAS A H，HOHL B C，et al. Relationships between social isolation，neighborhood poverty，and cancer mortality in a population-based study of US adults［J］. PloS one，2017，12：e0173370-e0173370.

第三章

癌症患者的心理反应及心理问题

第一节 肺 癌

一、概述

目前，肺癌仍是威胁全球人类生命健康的主要杀手之一。2015年全国恶性肿瘤发病人数为429.16万，其中肺癌73.33万；死亡人数281.4万，其中肺癌61.02万，均处首位。调查数据显示，我国肺癌患者的性别差异和城乡差异正在逐渐缩小，其中女性患者数量和城镇居民患者数量正在逐年增加，对应的心理社会问题也正在发生变化。作为预后较差的肿瘤，肺癌患者与其他肿瘤患者有许多相似的症状和问题，如疲乏、疼痛、失眠、抑郁、心理痛苦、负罪感、病耻感（stigma）、生活质量下降、需求得不到满足等，但肺癌康复期的心理痛苦以及心理需求未满足的情况多于其他肿瘤。在治疗的不同时期，肺癌患者的失眠、焦虑、抑郁、疲乏、生活质量水平都会出现不同的变化趋势，即使在抗肿瘤治疗结束后，有些症状并不会随之改善，甚至会加重，如抑郁等心理痛苦，这些痛苦可能影响患者的治疗决策，甚至缩短其生存期。一项前瞻性研究发现，未缓解的抑郁症状与肺癌患者死亡率相关，而抑郁缓解后对死亡率的影响与无抑郁症状的人群相似。肺癌的部位及特点还伴有特定的躯体症状和心理社会问题，比如慢性咳嗽、呼吸困难、戒烟、重度抑郁发病率高会诱发或进一步加重心理症状，如呼吸困难会引起焦虑、惊恐发作等，慢性咳嗽会引起睡眠障碍和耗竭感。尽管仍有许多难题需要攻克，但肺癌已不再是完全不可治愈性疾病，而且肺鳞癌比例的下降和腺癌比例的增加也使吸烟引起的负罪感和病耻感有所减轻。另外，医疗信息和社会支持也比以前更易获得，使得许多患者能够得到更好的照顾。

Temel和他的同事发现，与常规肿瘤治疗相比，转移性非小细胞肺癌患者接受早期缓和医疗能够显著改善与健康相关的生活质量和情绪状况，并能在生命末期减少过度治疗，延长生存期（11.2个月 *vs* 8.9个月）。所以对肺癌患者的生理、心理、社会和灵性进行全方位的照顾是治疗和康复过程中的重要内容，主要包括减轻呼吸困难、改善情绪状况、减轻症状困扰、改善患者体验、增加治疗依从性、协助戒烟等。肺癌患者的支持型照护和缓和医疗需要多个学科共同参与，比如肿瘤科医生和护士、肿瘤心理科的精神科医生及心理治疗师、社会工作者、志愿者、营养师等。本节主要介绍肺癌患者最常见的几个症状及其应对方法。

二、肺癌患者的生活质量

生活质量下降是肺癌患者面临的一大困难，生活质量在治疗决策中的作用越来越重要。目前肺癌患者的生活质量也大都采用 EORTC QLQ-C30 和 EORTC QLQ-LC-13 来评估。Ediebah DE 等对 391 名晚期非小细胞肺癌患者生活质量进行的调查发现，生活质量的许多方面与肺癌患者的生存期长短有关：疼痛、吞咽困难分数增加与死亡风险增加相关，而躯体功能和社会功能分数增加与死亡风险下降相关。但是这些数据仅来自一项前瞻性、多中心、随机选择的三期临床试验，这一结果更能代表基线状态较好、症状较少的患者。在生活质量相关的其他方面，新诊断为肺癌的患者中，最常见的症状是疲劳、疼痛、失眠和抑郁，还可能会有呼吸困难和咳嗽，最严重的症状可能是心理痛苦，诊断时的情绪问题、吸烟状态、工作问题也都是低生活质量的重要预测因素。Wang XS 等对局部发生转移（Ⅱb-Ⅲ期）的非小细胞肺癌患者进行的调查表明，63% 的患者在治疗期间存在两个及以上的中重度水平的生活质量相关症状，其中疲劳是治疗期间最严重的症状。不同的治疗会引起不同的症状困扰，比如手术引起的伤口疼痛和神经病理性疼痛，脑转移的患者或者接受脑部放疗的患者有可能会出现认知功能的损伤，这些都会严重影响患者的功能状态和生活质量。总的来说，患者的功能状况是健康相关生活质量的重要组成部分，功能差的患者生活质量下降尤为明显。并且患者自主报告的症状严重程度常常要比医护人员的报告程度更高，这需要引起研究者的注意。

三、肺癌患者的抑郁

Graves 等的一项研究发现，被调查的 333 名在门诊就诊的肺癌患者中，62% 存在明显的心理痛苦，焦虑的预测因素有年轻、疼痛、疲乏和抑郁，心理痛苦的预测因素有年轻、疼痛、疲劳、焦虑和抑郁。在许多研究报告中，肺癌都是抑郁的高危因素，国内外的多项调查都报告了肺癌患者的抑郁障碍发病率是所有恶性肿瘤中最高的，包括重症抑郁的发病率。有研究指出，超过 50% 的患者持续抑郁，预测因素有功能障碍、治疗前的症状负担、疲乏和临床医生评定的患者状态等。我国台湾地区一项研究收集了 104 名肺癌患者的相关情况，其中最常见的精神疾病是抑郁障碍（25.0%），其次是适应障碍（17.3%）、酒精使用障碍（3.8%）和睡眠障碍（3.8%），这些精神疾病与疲乏严重程度、压力源的严重程度和焦虑程度显著相关。最常见的 3 种压力源是患者的健康问题、亲人或朋友的死亡、重大的经济危机。日本的 Uchitomi 等对 212 名非小细胞肺癌术后 1 年的患者进行了调查，结果显示，术后抑郁的发生率为 5%~8%，并且持续 1 年以上没有变化；术后 1 年的心理状况与诊断时存在抑郁或术后 1 个月左右发生抑郁，以及受教育水平低呈显著相关，但这一证据尚缺乏随机对照试验支持。既往有抑郁病史的人更易再次出现抑郁，并且很难随病情好转和时间推移而得到自然缓解。抑郁很可能会影响患者的治疗决策，进一步影响生存时间，同时肺癌患者的自杀风险也高于其他肿瘤。除了上述原因之外，戒烟也会引起焦虑和抑郁等情绪反应。在应对上述问题时，药物治疗、支持性心理治疗以及行为训练能起到关键作用，Jane Walker 等在 2014 年的一项研究中对 142 名肺癌患者进行综合的抗抑郁治疗后发现，肺癌患者的抑郁情绪得到了很好的改善。我国也有研究发现，肺癌患者在接受个体心理治疗或团体心理治疗后抑郁情绪的改善较为明显。

四、吸烟与病耻感

尽管病耻感的问题并不一定被察觉到，但肺癌患者在得到诊断时仍能体会到很强的病耻感和心理压力。肺癌患者比其他癌症患者更能产生疾病相关的病耻感，因为他们仿佛被贴上了标签，认为吸烟导致了高致死率的肺癌和痛苦等，当他们听到治疗的负面评价或者受到歧视时，病耻感就可能出现或加重。病耻感会增加患者的压力，导致其消极应对，以致产生负面的心理和生理状态，增加心理社会问题的发生率。不过最近有研究也发现，肺癌患者的病耻感并不是特别高，而且很少人会因为病耻感而拒绝寻求帮助。认知行为训练可以帮助患者改善自责和病耻感引起的一些心理社会问题，提高患者生活质量。当然，戒烟应该是肺癌患者的一项重要康复措施，术前3个月内仍吸过烟的肺癌患者在治疗期间仍然吸烟的概率很大，近一半的非小细胞肺癌患者在手术后1年内复吸，其中60%以上的患者在术后2个月内再次开始吸烟。吸烟不仅增加了罹患肿瘤的风险，也会增加手术、化疗和放疗并发症的发生概率。有文献支持对患者和家属进行早期戒烟干预，并且进行持续的支持和干预可以降低复吸率，但目前医疗机构和医生、护士关于戒烟干预的支持较少。抗抑郁药安非他酮可以减少患者对香烟的渴求并有助于改善抑郁情绪，同时结合心理治疗可能会起到较好的效果。另有研究发现，戒烟失败可能也会引起相关的情绪困扰，所以对于终末期的肺癌患者，如果吸烟难以戒除，但可以带来乐趣，可不提倡强制戒烟。但目前大多数医护人员对此持相对保守的意见，需要更多相关证据支持。

五、小细胞肺癌的特殊问题

相对于非小细胞肺癌，小细胞肺癌患者的躯体症状更多，心理社会问题也更严重。若患者同时接受放疗和化疗，其生存时间延长的同时，生活质量也随之下降，并会承受许多痛苦。常见的症状有疲乏、精力缺乏、呼吸困难、咳嗽、食欲丧失、睡眠障碍、焦虑、抑郁，以及化疗相关的脱发、厌食、恶心呕吐等。抑郁和无法集中注意力在小细胞肺癌患者中更为常见，小细胞肺癌患者抑郁的发生率是非小细胞肺癌患者的3倍，分别为25%和9%。接受6周期化疗的小细胞肺癌患者中，大约有43%出现了中重度的疲乏，其中前两个周期症状较轻，第3~4周期化疗时疲乏症状加重，在第6个周期前症状再次减轻。疲乏的主要原因是疾病和化疗毒性。与非小细胞肺癌类似，抑郁的症状也会影响小细胞肺癌患者的预后，因此，也有研究者试图通过引入缓和医疗来帮助非小细胞肺癌患者。但爱尔兰的一项研究发现，在诊断小细胞肺癌后的1个月内引入缓和医疗并未明显改善患者的生存期，但研究也提示，早期引入缓和医疗仍是改善患者生活质量的重要内容。

参考文献

［1］ de Mol M, Visser S, Aerts J, et al. The association of depressive symptoms, personality traits, and sociodemographic factors with health-related quality of life and quality of life in patients with advanced-stage lung cancer: an observational multi-center cohort study ［J］. BMC Cancer, 2020, 20（1）: 431.

［2］ Huang X, Zhang TZ, Li GH, et al. Prevalence and correlation of anxiety and depression on the prognosis of postoperative non-small-cell lung cancer patients in North China ［J］. Medicine（Baltimore）, 2020, 99（11）: e19087.

［3］ Temel JS, Greer JA, Muzikansky A, et al. Early palliative care for patients with metastatic non-small-cell lung cancer. ［J］. N Engl J Med, 2010, 363（8）: 733-742.

［4］ Ediebah DE, Coens C, Zikos E, et al. Does change in health-related quality of life score predict survival? Analysis of EORTC 08975 lung cancer trial ［J］. Br J Cancer, 2014, 110（10）: 2427-2433.

［5］ Rose S, Boyes A, Kelly B, et al. Help-seeking behaviour in newly diagnosed lung cancer patients: Assessing the role of perceived stigma ［J］. Psycho-Oncology, 2018, 27（9）: 2141-2147.

第二节　消化道恶性肿瘤

消化道恶性肿瘤主要包括胃肠道恶性肿瘤（食管癌、胃癌、结直肠癌等）及肝胆胰恶性肿瘤（肝癌、胆管癌、胆囊癌、胰腺癌等）。根据2015年中国恶性肿瘤发病和死亡分析，2015年胃癌的年发病例数为 40.3 万，结直肠癌 38.8 万，肝癌 37.0 万，食管癌 24.6 万，胰腺癌 9.5 万。胃癌、结直肠癌和肝癌的年发病例数仅次于第一位的肺癌，位列第二、三、四位。消化道恶性肿瘤患者的症状以消化道症状为主，例如恶心呕吐、吞咽困难、腹胀、腹泻、便秘等，进而影响患者进食，导致消瘦和疲乏。以上躯体症状若无法缓解，将会给患者带来焦虑、抑郁等心理痛苦。由于进食习惯改变、消化功能异常或排便习惯改变，会给患者带来生活上的不便和病耻感，甚至影响患者社交。而不同类型的消化道恶性肿瘤还会给患者带来一些特殊的心理痛苦。

一、胃肠道恶性肿瘤

（一）食管癌

1. 早期食管癌患者的心理痛苦 食管癌术后患者所经历的症状是影响生活质量和生存率的主要因素，最常见的症状是反流，对生活质量影响最大的是吞咽困难。患者因进餐行为改变和消化功能异常易出现病耻感，长期消极的心理状态和社会功能减退可降低患者的自我认同感，导致患者不愿参与社交活动，孤立自己，从而影响治疗及预后。食管癌术后患者为减少胃食管反流和防止误吸，要求取坐位、半卧位体位，这种被动体位会影响患者夜间睡眠。放疗是食管癌非常重要的常规治疗方法，有研究报道，放疗前患者的焦虑抑郁水平显著高于正常人群。食管癌切除术后最常见的长期问题是食管狭窄，良性狭窄最常见的治疗方法就是扩张术，扩张的过程中患者可能会感到疼痛，产生焦虑，如果狭窄长期持续存在，患者可能会出现抑郁问题。

2. 进展期食管癌患者的心理痛苦 进展期食管癌患者因疾病本身或放化疗，常有明显的消瘦、乏力、胸背部疼痛、厌食、营养不良等问题，影响患者的生活质量，增加患者出现严重焦虑和抑郁的风险。食管中下段癌患者胸骨后疼痛、食管内异物感等症状较严重，对于患者的症状体验、饮食及生活质量会产生不利的影响，进而导致患者产生更多的负性情绪。因为进展期食管癌患者常伴有营养摄入及水电解质摄入不足等情况，所以食管癌患者和家属需要对进食情况进行重点监测，有时会出现对患者的进食量过度关注，导致患者和家属因进食问题出现意见分歧。

（二）胃癌

1. 早期胃癌患者的心理痛苦 早期胃癌患者的治疗以手术为主，部分患者术前就会出现较严重的心理痛苦，这些心理痛苦与疼痛、进食受限及术前焦虑等有关。早期胃癌患者术后预后较好，但胃癌手术会给患者带来进食改变、躯体和心理方面的痛苦。例如进食次数增加，对食物的特殊要求会影响患者参加聚会、旅行，增加患者日常准备饮食的负担。一些术后并发症，例如倾倒综合征是远端胃切除术后患者的常见反应，手术切除了胃食管连接处的患者更容易出现反流症状，这些症状可能会导致患者抑郁，降低患者的生活质量。

胃癌患者对疾病的应对方式会影响心理痛苦的水平，较常使用回避、屈服、幻想的应对方式的患者心理痛苦水平会更高。心理痛苦会影响胃癌患者术后的无病生存率。因此在心理干预的过程中要注意识别患者的应对方式，并对消极应对的患者给予正确应对方式的引导和应对技能训练。

2. 进展期胃癌患者的心理痛苦 对于进展期胃癌患者更需要关注其抑郁情绪。胃癌患者抑郁高发，发生率高达 37%。而进展期胃癌患者抑郁发生率更高，复发的胃癌患者焦虑和抑郁的发生率分别为 52.4% 和 41.5%。抑郁会抑制进展期胃癌患者抗肿瘤免疫反应，促进肿瘤细胞的增多，增加肿瘤负荷。胃癌患者抑郁高发的原因目前尚不明确，是否与脑肠轴变化有关还有待进一步研究验证。接受姑息性化疗的食管癌和胃癌患者中，年轻患者更容易出现疼痛和恶心，女性患者焦虑 / 抑郁症状更突出。晚期胃癌患者常常因为不能进食而出现极度消瘦、恶病质、严重疲乏，加重患者的抑郁、绝望等心理痛苦。

（三）结直肠癌

1. 早中期结直肠癌患者的心理痛苦　随着治疗手段的进步，结直肠癌患者生存期延长，我国结直肠癌患者术后 5 年总体生存率在 60% 左右。越来越多的研究者也开始关注患者结束治疗后的生理、心理需求及生活质量。女性直肠癌患者的体象障碍要比男性结肠癌患者更为严重，术后的腹胀、排便习惯改变、排便次数增多、便秘、腹泻等问题可能会影响患者乘坐公共交通工具、参加聚会或外出旅行，给患者带来病耻感和社会隔离感。此外，直肠癌患者的性心理问题要比结肠癌患者更为突出。

手术方式也是影响结直肠癌患者心理痛苦的重要因素。造口患者心理痛苦较非造口患者更为显著。外观问题、造口袋供应问题、造口皮肤问题和渗漏并发症问题、干扰工作/娱乐/体育活动、造口的泄露/气味/声音带来的尴尬都会导致造口患者出现更高程度的焦虑和抑郁、亲密关系受损以及社会孤立。造口手术带来的亲密关系问题、性心理问题不仅影响患者，同时也影响患者的配偶或伴侣，配偶/伴侣难以接受患者的身体改变（例如，造口），虽然感到与患者情感疏远，但还要尽量隐藏对造口的厌恶感，甚至会担心患者损伤造口。

2. 进展期结直肠癌患者的心理痛苦　进展期结直肠癌患者会经历疲乏、恶心呕吐症状和经济问题，之前接受过放疗的患者疼痛会更明显。80% 的进展期结直肠癌患者存在未被满足的支持性照护需求，排在前三位未被满足的需求均为心理方面的需求，包括担心亲近的人为自己担忧、担心肿瘤进一步扩散和对未来的不确定性。支持性照护需求未满足的患者其焦虑、抑郁更明显，生活质量更差。晚期患者容易出现梗阻、便血、腹痛等症状，严重影响患者的生活质量，同时给患者带来严重的心理痛苦。例如大量便血带来的心理恐慌；梗阻导致不能进食，留置胃肠减压管带来的痛苦；部分直肠癌患者由于肛门括约肌失去功能，导致排便失禁，使患者产生病耻感，等等。这些问题都会使患者体验到自己失去了控制感，出现生命或即将结束的预期性死亡焦虑。

二、肝胆胰恶性肿瘤

（一）肝胆恶性肿瘤

原发性肝癌是我国常见的恶性肿瘤之一，其恶性程度高，浸润和转移性强，预后差。我国原发性肝癌的主要病因是慢性乙肝病毒（hepatitis B virus，HBV）感染，约占 86%，其他病因包括慢性丙肝病毒感染和酒精性肝病等。慢性乙型肝炎患者存在明显的病耻感，为 20%～70%。病耻感的产生主要与乙型肝炎歧视、畏惧乙型肝炎传染及自我内疚有关。国内的肝癌患者中以农村患者所占比例较大，这部分患者治疗条件欠缺，经济压力大。胆囊癌由于早期发现率低，仅有 10% 的患者可以进行治疗性的手术切除，致死率居高不下。

肝胆恶性肿瘤患者躯体症状负担重，主要的躯体症状有疼痛、食欲丧失、疲乏、黄疸、恶病质、腹水、恶心、呕吐、腹泻等。其中疼痛症状最常见，且逐渐加重，还会加剧患者的焦虑、抑郁和疲乏。肝癌患者的疲乏持续时间长，影响范围广，是影响患者生活质量的重要因素。

综上，肝胆恶性肿瘤患者的心理痛苦多与躯体症状负担重相关，因此要注重对患者的症状管理。对于慢性乙肝病毒感染的肝癌患者，要注意评估和处理患者的病耻感。

（二）胰腺癌

胰腺癌患者发生抑郁的风险非常高，即便是早期胰腺癌患者，也要考虑到患者的死亡焦虑问题。

一项针对胰腺癌的荟萃分析显示，胰腺癌患者抑郁的患病率高达普通人群的 7 倍，43% 的胰腺癌患者在诊断后会出现抑郁，高达 17% 的胰腺癌患者存在自杀意念。也有研究发现，有部分患者在诊断胰腺癌之前就存在焦虑和（或）抑郁症状，这可能与肿瘤引起的神经内分泌系统改变有关，提示患者的抑郁情绪可能与胰腺的生理功能受损有关。胰腺癌患者常出现的抑郁症状表现为持续烦躁、绝望、快感缺失和自杀意念。抑郁会降低患者的生活质量、影响患者的生存结果，导致其治疗依从性较差。而临床上及时发现患者的抑郁十分重要，心理社会肿瘤学专业人员或精神科医生应该参与到胰腺癌患者的诊疗中，以便更好地识别出需要干预的患者，干预包含心理干预和精神科药物干预。对于同时存在疼痛和抑郁的胰腺癌患者，可以优先考虑使用具有改善疼痛作用的抗抑郁药。

对死亡的预期性焦虑也是胰腺癌患者常见的心理问题。胰腺癌目前还是一种治愈率较低的恶性肿瘤，严重威胁着患者的生命。在有限的时间内与患者及家属进行死亡相关话题的讨论，帮助患者改善躯体和心理症状，并给予相应的灵性照护，有助于帮助患者提高生活质量。

三、小结

消化系统恶性肿瘤虽然在临床表现和治疗上不尽相同，但是对患者的营养状况、饮食和消化功能等相关的影响方面具有共性。除此之外，不同癌种患者还会面临一些特殊的心理社会问题，例如直肠癌造口患者的体象问题和性心理问题、胰腺癌患者的死亡焦虑问题，等等。临床实践中对于消化系统肿瘤患者的症状管理、营养支持、心理痛苦筛查及干预应在多学科团队的合作下进行。对于特殊的心理问题则需要心理社会肿瘤学专业人员进行有针对性的干预，以尽可能提高患者生活质量为目的。

参考文献

［1］孙可欣，郑荣寿，张思维，等.2015 年中国分地区恶性肿瘤发病和死亡分析［J］.中国肿瘤，2019，28（01）：1-11.

［2］石小红，张学秀，杨磊，等.早期食管癌内镜黏膜下剥离术前焦虑现状［J］.中国健康心理学杂志，2021，29（5）：666-669.

［3］罗亚利.早期食管癌患者内镜黏膜下剥离术后癌症复发恐惧的影响因素［J］.食管疾病，2021，3（2）：4.

［4］HELLSTADIUS Y，LAGERGREN J，ZYLSTRA J，et al. Prevalence andpredictors of anxiety and depression among esophageal cancer patients prior to surgery［J］. Dis Esophagus，2016，29（8）：1128-1134.

［5］BORTOLATO B，HYPHANTIS T N，VALPIONE S，et al. Depression in cancer：The many biobehavioral pathways driving tumor progression［J］. Cancer Treat Rev，2017，52：58-70.

［6］ZHANG L. Anxiety and depression in recurrent gastric cancer：Their prevalence and independent risk factors analyses［J］. Medicine，2021，100（51）.

［7］KIM G M，KIM S J，SONG S K，et al. Prevalence and prognostic implications of psychological distress in patients with gastric cancer［J］. BMC Cancer，2017，17（1）：283.

［8］MERCHANT S J，KONG W，BRUNDAGE M，et al. Symptom evolution in patients with esophageal and gastric cancer receiving palliative chemotherapy：A population-based study［J］. Annals of Surgical Oncology，2020，28（7）：1-9.

［9］KOUHESTANI M，GHARAEI H A，FARAROUEI M，et al. Global and regional geographical prevalence of depression in gastric cancer：A systematic review and meta-analysis［J］. Supportive and Palliative Care，2020：1-11.

［10］MM A，SB A，LF B，et al. Supportive care needs，quality of life and psychological morbidity of advanced colorectal cancer patients［J］. European Journal of Oncology Nursing，2019，43：101668.

［11］WANG M，WANG Y，FENG X，et al. Contribution of hepatitis B virus and hepatitis C virus to liver cancer in China north areas：Experience of the Chinese National Cancer Center［J］. International Journal of Infectious Diseases Ijid Official Publication of the International Society for Infectious Diseases，2017，65：15.

［12］杨彩霞，谷灿，朱柏宁，等.慢性乙型肝炎患者病耻感的研究进展［J］.全科护理，2017，17（15）：24-26.

［13］KRISTINE E D，ANDERSEN E W，THOMSEN T，et al. Increased psychological symptom burden in patients with pancreatic cancer：A population-based cohort study［J］. Pancreatology，2020，20（3）：511-521.

第三节　乳腺癌

乳腺癌是全世界范围内女性最常患的恶性肿瘤之一，也是我国女性最常见的恶性肿瘤类型。2018 年全球癌症数据显示，乳腺癌的发病率占所有女性癌症新增病例首位（24.2%），其死亡率也居所有女性癌症新增死亡病例首位（15.0%）。2018 年最新数据显示，我国女性乳腺癌新发病例数约 36.8 万，在我国女性癌症发病率中同样位居第一，占比 19.2%；死亡例数 9.8 万，占比 9.1%，位居第四。确诊乳腺癌会对患者的身心健康、家庭及社会功能等造成许多影响，由于躯体功能、情绪状态和社会交往的下降，患者的整体生活质量都会受到影响，普遍存在适应问题及情绪问题。

一、乳腺癌患者面临的心理挑战和医疗决策困难

乳腺癌患者通常在确诊前就会面临心理挑战，从发现乳房肿块到进一步检查确诊期间，要面对何时就诊的医疗决策问题，部分患者会延迟就诊。导致延迟就诊的心理社会因素包括：年龄大于 65 岁、对亲密关系缺乏信任、对乳腺癌及其检查和治疗感到恐惧、对自身健康不够重视、因无法应对而选择逃避，等等。如果患者恰好在妊娠期或哺乳期发现了乳房肿块，还要面对何时终止妊娠或终止哺乳的抉择。延迟就诊可能会延误病情，影响治疗效果，也会让患者感到后悔，产生自罪感。

确诊后，患者要面对医院、医生及治疗方案的选择。部分年轻、有生育要求的患者需要考虑是否在接受治疗前留存自己的卵子，以便日后生育使用。手术方式也是一项很重要的医疗决策，是否接受保乳手术是一项艰难的抉择。保留乳房虽然能够在一定程度上减轻乳腺癌患者术后的体象问题和对亲密关系的影响，但可能会增加其术后对复发转移的担忧和恐惧。是否做基因检测，并根据基因检测的结果进行预防性的对侧乳房切除也是乳腺癌患者可能会面临的艰难抉择。

良好的医患沟通以及一些医疗决策辅助工具（如软件、网站、宣传手册等）有助于患者做出更为恰当的医疗决策。精神／心理科的评估和咨询也是重大医疗决策前的重要环节，评估内容包括：精神病家族史和个人史（如抑郁障碍、焦虑障碍、人格障碍），癌症家族史，对癌症及其风险性的认知，情绪状态（如焦虑、抑郁），诉讼史，药物滥用史，被强奸或受攻击史，性生活史，生育史和哺乳史等。咨询中会讨论不同医疗决策带来的风险和获益，以及如何面对不确定感继续生活，也会探讨在医疗决策中配偶或其他重要人物的角色。

二、乳腺癌患者特殊的心理痛苦

无论采取手术、放化疗还是内分泌治疗方式，都会给乳腺癌患者带来心理社会痛苦。除了与其他癌症患者一样会出现焦虑、抑郁、恐惧癌症复发等心理痛苦外，乳腺癌患者还会面对一些比较特殊的心理痛苦。

1. **体象（body image）问题**　手术、化疗可以导致患者的体象障碍，患者会体验到残缺感、自我价值感降低，认为自己的"女人味"和性吸引力丧失、性功能缺陷，出现焦虑、抑郁、无望、负罪感、羞耻感以及担心被伴侣抛弃。未婚患者、对婚姻关系不满意的已婚患者相比婚姻美满的患者会体验到更多体象方面的问题。

2. **亲密关系与性生活质量**　由于乳腺癌及其治疗带来的躯体和心理的不良反应均有可能影响患者的性生活质量，对于年轻患者影响更为突出。研究显示，在 20～35 岁的女性乳腺癌患者中，有超过半数患者存在性生活质量的下降。影响性生活质量的躯体因素包括：疼痛、术后瘢痕、化疗引起的阴道干涩萎缩、体重增加、术后淋巴水肿等；心理因素包括低自尊、体象障碍、性欲减退、亲密关系改变、焦虑、抑郁等。性生活质量的下降会破坏患者维持亲密关系的欲望和能力。

3. **丧失生育能力**　化疗可能会导致患者丧失生育能力，这会为很多育龄期乳腺癌患者的生活

质量带来深远的影响，甚至影响夫妻关系。生育保护技术能够很好地解决这一问题。有一项纵向研究显示，生育保护技术在研究随访的 43 个月中并没有影响患者的无病生存期。

4. 衰老感知异常　部分乳腺癌患者需要长期服用内分泌药物治疗，这对于一些女性来说可能会引起失眠、潮热、易激惹、抑郁、关节疼痛等不良反应，还会导致患者出现衰老感知（aging perception），即感觉自己比同龄人衰老。有一部分患者会由于不堪忍受内分泌治疗带来的不良反应而间断服药甚至停药，进而影响治疗效果。

三、乳腺癌生存者的心理社会反应

早期乳腺癌患者的治愈率不断提高，而进展期乳腺癌患者的生存期也在延长，这使得乳腺癌生存者这一群体在不断扩大，她们所面临的心理社会困扰也日益凸显。乳腺癌生存者面临着回归工作、回归家庭和回归社会的诸多挑战。大多数患者都能回到和患病前同样丰富甚至更丰富的生活中，许多患者还会在患病过程中获得心理成长，其社会功能和情感功能比患病前更好。部分患者在被诊断为乳腺癌后，自愿或不得不离开工作，但有研究表明，那些继续工作的乳腺癌生存者会因为继续工作而获益，除了工作是收入的来源、能够帮助患者支付必要的医药费之外，工作还是社会支持和自尊的重要来源，也能转移患者对疾病的注意力。

越来越多的研究使医生开始认识到，之前乳腺癌患者心理创伤的高发生率可能被夸大了。乳腺癌在很多女性患者中并不会导致创伤后应激障碍。很多生存者具有良好的恢复能力，并且认为罹患乳腺癌是她们生活中一个特殊的转折点。很多生存者将她们的治疗经历和康复过程与后来的患者进行分享。

虽然对疾病复发的担忧会随时间延长而逐渐减轻，但对大多数生存者来说，复发的可能性不会为零，因此这种担忧从来不曾完全消失，但担忧的程度是波动的，受很多因素的影响，如定期复诊时、每年的纪念日、出现疑似症状、持续的治疗相关不良反应、病友的去世、家人生病等。担忧、恐惧可能导致患者频繁检查复发的征兆、在复诊前特别焦虑以及担忧未来等。

四、进展期乳腺癌患者的心理社会反应

据国内的数据报道，目前我国进展期乳腺癌患者的中位生存时间为 2～4 年。与早期乳腺癌患者相比，进展期乳腺癌患者的心理痛苦更加严重。在同样的症状负担下，进展期乳腺癌患者的心理压力较乳腺癌整体人群更大，更可能出现抑郁、焦虑、恐惧等心理问题，总体生活质量更差，死亡焦虑也更为严重。无论生存期长短，她们都要生活在对未来、治疗负担和死亡威胁的不确定之中，而且还要应对生存、情绪、社会功能和亲密关系改变等方面的困扰，而年轻的进展期乳腺癌患者心理痛苦则更为显著。

参考文献

［1］王宁，刘硕，杨雷，等. 2018 全球癌症统计报告解读［J］.肿瘤综合治疗电子杂志，2019，5（1）：87-97.

［2］AVIS N E, LEVINE B, GOYAL N, et al. Health-related quality of life among breast cancer survivors and noncancer controls over 10 years: Pink SWAN［J］.Cancer, 2020, 126（10）: 2296-2304.

［3］WHELAN T, LEVINE M, WILLAN A, et al. Effect of a decision aid on knowledge and treatment decision making for breast cancer surgery: a randomized trial［J］. JAMA, 2004, 292（4）: 435-441.

［4］SEAH D S, GELBER S, RUDDY K J, et al. Quality of life and psychosocial distress in young women with advanced breast cancer［J］. Journal of Clinical Oncology, 2013, 31（15_suppl）: e20508.

［5］BLOUET A, ZINGER M, CAPITAIN O, et al. Sexual quality of life evaluation after treatment among women with breast cancer under 35 years old［J］.Supportive care in cancer, 2019, 27: 879-885.

［6］CAIRO N S, NOTARI L, FAVEZ N, et al. The protective effect of a satisfying romantic relationship on women's body image after breast cancer: a longitudinal study［J］.Psycho-Oncology（Chichester, England）, 2017, 26：836-842.

［7］LETOURNEAU J M, WALD K, SINHA N, et al. Fertility preservation before breast cancer treatment appears unlikely to affect disease-free survival at a median follow - up of 43 months after fertility - preservation consultation［J］. Cancer, 2020, 126：487-495.

第四节　妇科恶性肿瘤

妇科恶性肿瘤包括卵巢癌、宫颈癌、子宫内膜癌、外阴癌和阴道癌，它们在危险因素、平均患病年龄、种族分布、治疗和生存率方面都有所不同。妇科恶性肿瘤是我国女性常见的恶性肿瘤之一。2016 年公布的全国肿瘤登记数据显示，在我国女性发病率排前 10 位的恶性肿瘤中，宫颈癌位居第 5，子宫内膜癌位居第 9，卵巢癌位居第 10。除了一般情绪问题，妇科恶性肿瘤患者还存在特殊的心理问题，本节将重点介绍妇科恶性肿瘤患者特殊的心理问题。

一、性心理问题

对于妇科恶性肿瘤患者，因疾病本身及治疗带来的身体结构和功能的改变会导致性功能的受损及性心理的变化。手术会导致器官的缺失，术后还会存在疼痛、活动受限和疲劳，而器官丧失会给患者带来性心理方面的困扰，患者会感到自己的女性特征不完整；化疗会导致恶心、呕吐、疲劳、神经病变、认知改变（注意力下降、记忆力下降等）和脱发等症状，甚至导致绝经，引起阴道干燥、潮热、性欲下降；骨盆放疗会影响结肠和膀胱功能，导致疲劳和皮肤改变，以及阴道不适症状，包括阴道干燥、挛缩或粘连等，可能会导致性交痛。有研究表明，对于性交痛的恐惧和担心是患者在治疗结束后回避性生活或终止性生活的一个主要原因，且对于性交痛的恐惧和担心是阴道不适症状和性心理痛苦的部分中介变量。性心理问题也会引发焦虑、抑郁情绪和对亲密关系满意度的下降，但性心理问题可以通过性心理干预得到有效缓解。性心理干预包括给予患者及配偶必要的性知识，让他们理解疾病和治疗对性功能和性心理的影响，以及恢复性生活对康复的积极作用，促进患者和配偶对性生活更加开放和坦诚沟通，充分表达双方对于性生活的体验、期待和顾虑，并帮助他们进行积极有益的行为调整来重新恢复使双方都满意的性生活。

当然，并非所有妇科恶性肿瘤患者都会出现性心理问题，有些患者虽然不再有性生活，但会感觉与伴侣的关系更亲密，还有些患者会努力重新获得性满足感和自信。对于妇科肿瘤生存者来说，良好的社会支持非常重要，能够减轻患者的孤独感并缓冲心理痛苦。

二、生育问题

对于年轻女性来说，不能生育可能会是个问题，尤其对于那些原本有生育计划的女性来说，失去生育能力会给她们带来丧失感，感到自己的生命轨迹和未来的计划全部被打乱。尤其在中国传统文化背景下，传宗接代被认为是女性的主要任务，失去生育能力可能会使女性患者产生愧疚感和低自尊，因为自己不能成为母亲而对自我的认同感和对自己社会身份的认同感下降。因此，为年轻且有生育要求的患者提供生育咨询，并帮助她们保留将来生育的可能性，对于提高其远期的生活质量非常重要。在生育咨询的过程中有心理医生的加入对患者会非常有益。

三、体象问题

妇科肿瘤患者的体象问题与年龄、职业状态、社会支持状况、癌症部位以及是否接受化疗相关。年轻女性、非在职状态、社会支持差，癌症部位在宫颈、阴道或外阴，以及接受过化疗均是出现较严重体象问题的风险因素。目前并没有研究显示，随着治疗完成时间的延长，体象问题能够自行改善。因此对于有体象问题的患者，还是应当及时关注其体象问题引发的心理痛苦，并给予心理干预。

四、其他问题

在中国相对封建和保守的传统文化中，谈论性器官一直是一个禁忌的话题，因此，有部分妇科恶性肿瘤患者，尤其是文化程度较低、居住在偏远落后地区的患者，在起初发现异常症状但不严重时，往往会因为觉得羞耻或害怕妇科检查而延迟就诊，直至突然出现疼痛或大量出血才不得不就诊。而在发现症状与确诊之间的这段时间，患者难免会出现焦虑、紧张、担心。

妇科肿瘤患者由于肿瘤发生在性器官，因此比其他肿瘤患者承受着更多误解和与性相关的病耻感，例如"宫颈癌"常常被人与"私生活不检点"联系起来。甚至如何将癌症诊断告诉他人对妇科肿瘤患者来说也成为挑战，尤其是告诉自己的孩子。当自己的孩子是女孩时，患者还会特别担心孩子，一方面担心自己生病会改变孩子的生活，另一方面更害怕自己会将癌症遗传给孩子。

与其他类型恶性肿瘤患者一样，在治疗结束后，妇科恶性肿瘤患者也会出现对复发转移的恐惧。尤其是卵巢癌患者，由于卵巢癌复发率较高，因此患者在治疗结束后面临的最大挑战就是不确定感、缺乏控制感、面对未知的恐惧以及担心复发和死亡。部分患者由于缺乏必要的知识，常常会认为治疗后不能再有性生活，并将恢复性生活和复发转移联系起来，认为性生活有可能导致疾病的复发或转移，因此避免性生活。这一行为又会带来性心理和亲密关系方面的问题。

由于病耻感的原因，很多患者并不会直接与医生讨论她们所关心的性方面的问题，而是会通过网络或其他病友，以及周围非专业人士那里获取信息，而来自这些渠道的信息有时并不正确。因此，医生、患者与家属之间坦诚而充分的沟通非常重要，甚至建议医生主动询问患者关于性方面的困扰，并给予支持和帮助，或将其转诊至性心理学家。

妇科恶性肿瘤患者有其独特的心理问题，在某些方面与乳腺癌患者类似，例如疾病对亲密关系的影响、对体象的影响。但妇科恶性肿瘤患者的性心理问题非常突出，甚至比乳腺癌患者更为严重，需要引起足够的重视。目前对于妇科恶性肿瘤患者心理问题的关注以及对这一人群的干预性研究还比较少，远不及对乳腺癌人群的关注。在国内如何做好科普宣教，从而减少妇科恶性肿瘤患者的病耻感也是亟待解决的问题。

参考文献

［1］BAKKER R M, KENTER G G, CREUTZBERG C L, et al. Sexual distress and associated factors among cervical cancer survivors: A cross-sectional multicenter observational study ［J］. Psycho-Oncology (Chichester, England), 2017, 26: 1470-1477.

［2］CHOW K M, SO W K W, CHOI K C, et al. Sexual function, psychosocial adjustment to illness, and quality of life among Chinese gynaecological cancer survivors ［J］. Psycho-Oncology (Chichester, England), 2018, 27: 1257-1263.

［3］NARELLE, WARREN, DEIRDRE, et al. Psychosocial distress in women diagnosed with gynecological cancer ［J］. Journal of Health Psychology, 2018, 23 (7): 893-904.

［4］DESHPANDE N A, BRAUN I M, MEYER F L. Impact of fertility preservation counseling and treatment on psychological outcomes among women with cancer: A systematic review ［J］. Cancer, 2015, 121 (22): 3938-3947.

［5］Wijayanti T, Afiyanti Y, Rahmah H, et al. Fear of cancer recurrence and social support among Indonesian gynecological cancer survivors ［J］. Archive of Oncology, 2018, 24: 12-19.

［6］ALDER J, BITZER J. Gynecological cancer and sexuality ［J］. Therapeutische Umschau, 2011, 68 (10): 581-586.

第五节　头颈部恶性肿瘤

一、概述

头颈部恶性肿瘤约占全身恶性肿瘤的 5%，肿瘤根治性切除会造成组织缺损畸形或功能损伤，面部畸形或功能异常也会严重影响患者的心理状态、社交行为，明显降低患者的生存质量。一直以来，针对头颈部恶性肿瘤的治疗就有一种观念，那就是除掉肿瘤的同时切除部分头颈部器官，力求整体生存。近些年来，治疗观念逐渐转变，开始追求在根治肿瘤的同时，保存机体功能和患者外形。经过手术、放疗、化疗和生物治疗等综合治疗后，既可以提高患者生存率，又能尽可能保留器官及其功能，同时尽量减少并发症的发生。

头颈部恶性肿瘤患者面临的症状困扰有很多种，在诊断后的 1 年内，大约有一半患者会经历达到临床水平的心理困扰，但是只有一半的人接受过心理社会肿瘤学相关的服务。最常见的症状是疼痛、吞咽困难、吞咽疼痛、声音嘶哑、耳痛、呼吸急促、体重下降。还有一些由于特殊治疗引起的并发症，比如手术和放疗引起的颞下颌关节紊乱综合征等，严重者张口动作都非常受限。放疗引起的口腔黏膜变化也非常常见，除了疼痛之外，味觉缺失也很常见。放疗引起吞咽困难时，很多患者需要通过鼻饲管进食，对生理和心理都有很大影响。症状负担、毁容、耻辱和疾病的侵扰对许多人造成了严重的心理社会压力。心理社会肿瘤学服务中最常见的头颈部恶性肿瘤患者相关问题为重度抑郁障碍、焦虑障碍、物质使用障碍、配偶和婚姻关系受影响，以及较高的自杀率。

提供积极的多学科护理、常规的痛苦筛查和转诊可以满足部分患者的特殊心理社会护理需求，进而可能会改善疾病结局。不幸的是，目前针对头颈部恶性肿瘤患者的心理社会肿瘤学服务还相对较少，需要引起重视。

二、头颈部恶性肿瘤患者常见的心理痛苦及其影响因素

1. 面部畸形　手术带来的面部畸形是头颈部恶性肿瘤相关的最重要的应激源。面部形象是人际交往中非常重要的一项内容，也是患者自我形象的重要组成部分，因此面部的损伤甚至畸形会给患者的自我形象、人际交往、家庭生活、亲密关系，以及自己的心境状态带来非常明显的负面影响。有时，这一影响会延续到家人，甚至患者的配偶表现出更明显的焦虑抑郁情绪。癌症相关的功能失调（如声音嘶哑、咀嚼困难、吞咽困难等）会加重面部畸形带来的负面影响。最直接的缓解方法是外科修复重建手术，它可以显著降低面部畸形给患者带来的负面心理影响。另外，良好的社会支持和较好的自我效能感可以缓解面部畸形带来的影响，尤其是对于女性患者，社会支持的作用更为重要。

针对毁容和身体形象的改变，照顾者和医疗人员需要对有羞辱暗示性的字眼或行为保持高度敏感，避免伤害患者；耐心地陪伴患者，面对面地沟通，耐心地与她（他）谈论身体形象的问题；告诉患者要加强对自己的控制，和别人分享自己的感受和决定，尽量接受佩戴替代物；留心患者是否有抑郁的症状和社会回避的倾向；询问患者在适应恢复阶段的各项功能状况（包括性功能）；检查患者是否有意志消沉或感觉生活失去意义的表现。

全喉切除术以后，出现语言障碍的患者同样需要接受特定的康复治疗，比如言语治疗可以帮助患者获得食管言语。30% 的患者会出现吞咽困难、口腔疼痛、口干症等症状，使用软质食物是非常重要的措施。52% 的患者会出现嗅觉减退，15% 的人表示有味觉障碍，38% 的人会经常流鼻涕，还有一些症状如牙关紧闭、颞下颌关节紊乱综合征、唾液黏稠等问题也会严重影响患者的生活质量，引起心理痛苦、社会回避、病耻感等问题，这些困扰可以通过相应的康复治疗来处理。

2. **疾病侵袭感和病耻感**　疾病侵袭感指由于疾病和治疗导致正常生活方式、兴趣、重要活动不能继续，生活显得支离破碎。疾病侵袭感剥夺了患者喜欢的活动所带来的愉悦感和满意感，减少了自我控制感。头颈部恶性肿瘤患者也会像其他恶性肿瘤患者那样，面临慢性疾病和威胁生命疾病的威胁，这种境遇也会严重影响患者的心理状态和生活质量，许多患者会出现抑郁的症状。而不同人群所受的影响有所不同，年轻、收入低的患者患病后的被侵袭感会更严重，高学历的患者也会表现出更多的生活被侵袭感。

除了被侵袭感，病耻感有时也会相伴而生。病耻感的特征是指即使在没有必要的情况下，患者也会由于担心癌症和治疗引起的身体创伤而产生对自己不利的社会判断，由此产生排斥、拒绝、责备或贬低心理。病耻感会使患者的心理社会功能受损、人际关系受限等。病耻感还会影响患者的治疗行为以及寻求心理社会肿瘤学相关服务，进而使治疗复杂化，影响预后。由于头颈部恶性肿瘤的发生与吸烟和酗酒有很高的相关性，所以有吸烟和酗酒史的患者很可能会产生较严重的病耻感。研究发现，喉癌患者由于切除手术和气管造瘘而使其生活愉悦感降低，抑郁增加等，需要引起患者家属、医生、护士等相关人员的注意。

3. **情绪困扰**　焦虑、抑郁和自杀是头颈部恶性肿瘤研究最广泛的心理社会问题。抑郁症状是对多个应激源持久、累积的反应，恶性肿瘤患者中出现明显抑郁症状的风险是普通人的 2～3 倍。有 20%～30% 的头颈部恶性肿瘤患者符合适应障碍、轻度抑郁甚至重度抑郁的诊断。在抑郁的影响因素中，躯体的痛苦和功能紊乱是抑郁症最重要的预测因素，个体、社会和环境的许多因素也起到了重要作用，如社会支持状况、年龄、依恋风格、信仰等，疾病相关的一些因素也会影响抑郁的发生，比如肿瘤分期、治疗方式等。焦虑也是同样普遍的一种情绪困扰，引起焦虑的原因包括疾病的威胁和对治疗的担忧等。放疗时的幽闭恐惧和治疗完成后的社会恐惧也很常见。

4. **生活质量下降**　绝大多数头颈部恶性肿瘤患者能实现良好的长期心理社会适应，没有太明显的生活质量下降表现。然而治疗期间的生活质量还是会受到影响，可能涉及治疗、不良反应等因素。

75% 的患者表示彻底治愈癌症是他们的首要生活目标，93% 的患者把治愈癌症放在生活目标的前三位。35% 的患者会把消除痛苦放在生活目标的前三位，24% 的患者会把恢复正常的体力和活动能力作为重要的生活目标，10%～20% 的患者会把恢复吞咽、说话能力，维持外貌和咀嚼功能列为重要生活目标。头颈部恶性肿瘤患者在诊断后的最初 3 个月内，由于各种检查和治疗引起生活质量显著下降。负面影响大多集中于躯体症状和治疗的不良反应，这些也常常导致相应的心理社会方面的改变。头颈部恶性肿瘤患者在治疗 1 年后，健康相关的生活质量会逐渐恢复到接近治疗前的水平。而生活质量的状况可能是患者长期生存的预测指标。

三、心理社会干预方法

头颈部恶性肿瘤需要一个相互协调的多学科治疗方法，包括肿瘤外科、内科、放疗科、精神心理科、物理康复科、营养科、口腔科等。为患者提供心理社会支持的同时，也要帮助患者应对可能出现的身体症状和功能问题。目前，业内普遍认可为这类患者提供心理社会支持，但是相关研究并不多。随着技术的发展，更多便捷的干预方式，比如手机 APP、小程序等模块也被开发出来用于帮助患者应对焦虑、抑郁、情绪困扰等症状，以及协助功能恢复和康复训练等。以知识教育为主的干预措施包括医疗信息手册、电脑或手机互动平台或程序、动画、视频等内容。经过干预后，患者的焦虑水平会明显下降，有研究者提示，在干预中加入抑郁的相关治疗或者应对方法可能治疗效果会更好。认知行为训练可能包含的内容有：针对头颈部恶性肿瘤疾病损伤的修复、症状和治疗不良反应相关的压力应对；社交焦虑相关的应对和社交技能训练；放松训练；创伤处理；认知重组；行为激活等。新的干预形式可以在某种程度上减轻面对面治疗所带来的焦虑感，这部分焦虑主要来自对于体象的担心。认知行为训练在必要时可以重复进行，以强化效果。

四、小结

头颈部恶性肿瘤不仅给患者带来了痛苦，也给患者的照顾者带来了巨大挑战。头颈部的特殊位置使得其治疗手段容易带来特殊的困扰，比如头面部的毁损、声音嘶哑、吞咽困难等。这些改变会严重影响患者的生活质量和心理社会舒适感。了解他们的心理社会需求，提供适合的干预方案可以帮助其应对改变。

参考文献

［1］YAN M H, FAN Y Y, ZHANG J E. Stigma, self-efficacy and late toxicities among Chinese nasopharyngeal carcinoma survivors［J］. Eur J Cancer Care（Engl），2022，31（1）：e13528.

［2］ZHANG Y, CUI C, WANG Y, et al. Effects of stigma, hope and social support on quality of life among Chinese patients diagnosed with oral cancer：a cross-sectional study［J］. Health Qual Life Outcomes, 2020, 18（1）：112.

［3］COHEN A, IANOVSKI L E, FRENKIEL S, et al. Barriers to psychosocial oncology service utilization in patients newly diagnosed with head and neck cancer［J］. Psycho-Oncology, 2018, 27（12）：2786-2793.

［4］D'SOUZA V D, BLOUIN E, ZEITOUNI A, et al. An investigation of the effect of tailored information on symptoms of anxiety and depression in head and neck cancer patients［J］. Oral Oncol, 2013, 49：431-437.

［5］KANGAS M, MILROSS C, TAYLOR A, et al. A pilot randomized controlled trial of a brief early intervention for reducing posttraumatic stress disorder, anxiety, and depressive symptoms innewly diagnosed head and neck cancer patients［J］. Psycho-Oncology, 2013, 22（7）：1665-1673.

第六节　泌尿生殖系统恶性肿瘤

一、概述

泌尿生殖系统恶性肿瘤除了睾丸癌外，其他癌症（如前列腺癌、肾癌和阴茎癌）的发病率随年龄增长而增加。随着这些癌症生存率的提高，治疗对患者生活质量影响的研究变得更受关注。生活质量关注的领域包括应对身体形象和身体完整性的变化，不同程度的性功能和亲密关系障碍，以及不孕不育。泌尿生殖系统恶性肿瘤所带来的心理社会问题主要包括：应对身体形象的降低和性功能障碍。这些问题可以进一步加剧癌症所带来的普遍性困扰，如疼痛、疲劳和治疗的其他并发症，也包括日常功能的挑战和职业的不确定性。同时，治疗的后遗症或不良反应也应该被纳入治疗决策的考虑因素中，以帮助患者提高生存质量。

二、不同部位恶性肿瘤患者的特殊心理问题

（一）前列腺癌

前列腺癌是男性最常见的恶性肿瘤之一，我国的前列腺癌发病率有明显上升趋势，已位列男性恶性肿瘤的第6位。虽然治疗方法的不同对生存率的影响相似，但对于具体部位的功能影响则存在差异，如性功能、泌尿功能或排便功能等。因此对治疗方式的思考和选择会造成患者心理痛苦和忧虑，需要在良好的医患关系基础上进行全面的评估和制订最优的治疗决策。一般来说，前列腺癌的发病与年龄增长有关，其他因素包括精神病史、重大生活变化或事件，如近期丧偶、最近或即将退休、失去朋友或家人，特别是有亲友因癌症或前列腺癌去世。营养因素，如高饱和脂肪酸的饮食，与前列腺癌发病率的增加有关。

前列腺切除术患者最担心的症状之一是勃起功能障碍（ED），其发生风险估计在16%～80%。除此之外，还有尿失禁以及伴随的焦虑、抑郁、社交回避等问题。放射治疗也会在治疗后期增加勃起功能障碍的风险，并且很有可能会引起胃肠功能紊乱、肛门直肠疼痛、腹泻、直肠溃疡或出血等症状，这些症状会严重降低患者的生活质量，增加患者的心理痛苦。而采用激素治疗所要面临的问题也有很多，比如勃起功能障碍、性欲减退、疲乏、女性化特征、潮热等身体症状，情绪不稳定、焦虑、抑郁、易怒等心理症状，以及夫妻关系紧张、社交回避等问题。除了上述治疗相关的问题，前列腺癌患者也同样面临其他恶性肿瘤患者遇到的问题，比如恐惧癌症复发等。针对上述问题，医疗人员可以与患者一起探讨应对身体变化的方法，提供心理支持，推荐性相关咨询和干预，必要时推荐精神药物或者进行心理治疗干预等。

心理治疗的方式也有很多种，如个体治疗和团体治疗，以及目前越来越多的在线治疗等。恐惧癌症复发也是前列腺癌患者面临的一个困扰，有研究证实，混合认知行为治疗（blended cognitive behavior therapy，bCBT）对缓解这一症状有效。

前列腺癌的诊断、前列腺特异抗原（prostate specific antigen，PSA）检测、治疗方案的选择以及相关结果的不确定性，包括潜在的性功能障碍、尿失禁、虚弱、疲劳、疼痛以及疾病或治疗的其他副作用，都可能对易怒和焦虑情绪产生深远影响。而接受相关知识教育，接受个体心理治疗（如支持性的、认知行为导向的）或团体心理治疗，以及服用抗焦虑和抗抑郁药物会帮助患者减轻心理痛苦。前列腺癌患者的夫妻和亲密关系也比较脆弱，接受夫妻咨询可以提高夫妻双方应对癌症的能力。导致性功能障碍的原因可能是衰老、肿瘤、手术、放疗和激素治疗等。去势手术或治疗会降低性欲和勃起功能，虽然减轻了勃起功能障碍带来的心理痛苦，但这并不利于夫妻和亲密关系。在开始治疗前评估性功能状态，选择合适的治疗方案和替代治疗方案，有助于患者生活质量的维持，比如通过植入假体、药物治疗或者使用器械帮助患者改善勃起功能障碍，以及学习身体亲密的其他方式等。尿失禁也是前列腺癌患者面临的痛苦之一。手术或者放疗引起的尿失禁使得男性患者担心尿液流出、尿液气味外泄，会让他们感到羞耻，从而影响正常社交活动。除了通过手术、盆底肌训练、膀胱训练，以及应用抗胆碱药物改善尿失禁的症状外，支持性治疗、认知行为治疗、抗焦虑或抗抑郁药物也能帮助患者更好地应对尿失禁。潮热也是前列腺癌患者常见的症状，内外科的治疗都有可能引起，选择性5-羟色胺再摄取抑制剂（SSRIs，如舍曲林、帕罗西汀）、5-羟色胺-去甲肾上腺素再摄取抑制剂（SNRIs，如文拉法辛），以及抗癫痫药物（如加巴喷丁）可以用于降低潮热的频率和强度。减少咖啡因、酒精等摄入也有助于预防和减小潮热的频率或强度。

（二）睾丸癌

睾丸癌也是男性常见的恶性肿瘤，种族、基因、环境都是致病的重要因素。近年来，睾丸癌的发病率有所上升，但患者生存率也相对较高，比如早期精原细胞癌的治愈率接近100%。制订睾丸癌的治疗方案时应考虑其对生育能力的影响和储存精子的可能性。睾丸癌的患者也有特别的心理压力，因为此病常常发生在年轻男性身上，他们的性、生育能力和亲密关系都会受到重要影响，疾病和治疗（腹膜后淋巴结清扫术、放疗、化疗等）带来的不育、性欲下降、勃起功能障碍以及高潮困难等问题很可能会引起长期的性回避或性功能障碍。虽然人工睾丸植入物可以缓解患者对外表的担忧，但相当数量的男性会有长期的性回避或性功能障碍。大约有10%的患者会有长期的心理问题。所以在癌症治疗前后提供支持性和教育性的干预非常有必要。同时为夫妻开展心理治疗可以帮助改善亲密关系，有效应对这些困难。

（三）膀胱癌

亚洲人的膀胱癌发病率相对较低，已知的最大危险因素是吸烟。大多数膀胱癌患者是老年人，多数膀胱癌是因为肉眼血尿被发现的。经尿道膀胱电切术（TURB）是诊断膀胱肿瘤的主要方式，也是低级别和浅表膀胱癌的最终治疗方法，大多数患者被推荐围术期膀胱灌注化疗。这些治疗的一个常见不良反应是膀胱炎，在治疗过程中需要反复进行膀胱镜检查，由此会对患者产生负面的心理影响。经尿道电切加膀胱灌注通常会引起尿道灼烧感、血尿及尿频，尤其是在早期治疗阶段。接受早期膀胱癌治疗的男性通常没有性功能障碍。然而，也有报道称男性在频繁进行经尿道检查或治疗后，可能会出现阴茎弯曲。

不同治疗方法会给膀胱癌患者带来不同的影响。根治性膀胱切除术会引起排尿和阴茎勃起功能障碍；对于女性来说，根治性膀胱切除术还需要切除内生殖器，因此会产生相应的不良反应和并发症，严重影响生活质量，尤其是性生活质量。放疗短期内对生活质量的影响较小，但也会存在膀胱炎、尿道炎，甚至直肠炎等不良反应，严重影响患者的生活质量和心理状态。尿路重建会影响整体生活质量，主要问题有担心漏尿、气味和皮肤刺激，身体形象受损，旅行和活动受限等。几乎所有患者无论采用何种重建技术，都存在性功能障碍，这与手术带来的负面生理或心理影响有关。

（四）肾癌

肾癌也是常见的泌尿系统恶性肿瘤之一，男性的发病率几乎是女性的 2 倍。大多数早期肾癌的幸存者，生理和心理健康状况都相对较好。当然有些患者也可能会有短暂的抑郁和焦虑情绪。许多治疗（如免疫治疗、自体淋巴细胞治疗、疫苗和非特异性免疫调节剂）都可延长转移性肾病患者的生存期。需要注意的是，干扰素和高剂量的白细胞介素 -2 在治疗晚期肾癌方面取得了一定的疗效，但它们可引起严重的抑郁和焦虑，这可能是通过细胞因子介导的。当然，疾病预后不佳是其精神痛苦的根源。

（五）阴茎癌

阴茎癌是男性泌尿生殖系统的一种常见恶性肿瘤。已知的危险因素包括人乳头瘤病毒（HPV）感染、吸烟、艾滋病和暴露在紫外线灯下。许多阴茎癌患者的诊断常常被延迟 6 ~ 12 个月，而其中重要的原因包括心理上的原因，对疾病的恐惧和焦虑会让患者忽视甚至否认症状和疾病。根治性手术会带来严重的解剖学和功能上的限制，以及心理异常。与部分截肢的患者相比，接受阴茎全切术的患者更容易出现心理痛苦，而社会生活问题并没有明显差异。阴茎部分切除者可能会产生对残肢的恐惧和性快感的丧失，以及对死亡的恐惧和对家庭影响的担心。手术后最常见的问题包括性生活和不得不坐位排尿。当患者想保持性功能时，放疗可以作为一种治疗的选择。

由于治疗方式会给患者带来严重的影响，所以在治疗前，医生必须全面评估基线性行为，并讨论不同的治疗方案，包括预期的结果和可能的后果。医生不应该假设性活动在患者生活中的重要性，也不应主观地评估患者在治疗后可能的性活动受损程度。在适当的情况下，治疗方式的选择必须是患者、医生和合作伙伴共同努力的结果。

三、小结

泌尿生殖系统恶性肿瘤患者最主要的生活问题包括应对性行为、肠道功能、自我形象、人际关系和生活方式的改变，以及疾病后期的疲劳和疼痛。躯体的痛苦与心理痛苦相互影响。心理干预为降低需求、提高生活质量提供了途径。痛苦的管理包括一系列的心理干预，如教育、个人和团体心理治疗、夫妻治疗、认知和行为导向的干预以及药物治疗。识别这些问题，并在合适的时机转诊到精神卫生机构，会对这些患者有所帮助。

参考文献

［1］DINESH A A, HELENA P S P S, Brunckhorst O, et al. Anxiety, depression and urological cancer outcomes: A systematic review［J］. Urol Oncol, 2021, 39（12）: 816-828.

［2］JIMMIE C H, WILLIAM S B, PHYLLIS M B, et al. Psycho-Oncology［M］. 3rd ed. New York: Oxford University

Press，2015.

［3］DE LIMA M M，TOBIAS-MACHADO M. Suicide in patients with genitourinary malignancies［J］. European Journal of Cancer Care，2017，26（6）：e12635.

［4］VAN DE WAL M，THEWES B，GIELISSEN M，et al. Efficacy of blended cognitive behavior therapy for high fear of recurrence in breast，prostate，and colorectal cancer survivors：the SWORD study，a randomized controlled trial［J］. J Clin Oncol，2017，35（19）：2173-2183.

第七节　恶性黑色素瘤

一、概述

恶性黑色素瘤是一种恶性程度极高的肿瘤，全球每年新发皮肤恶性黑色素瘤约 20 余万例，而中国每年新发病例达 2 万余例。恶性黑色素瘤最常见于紫外线辐射较强的地区，澳大利亚和新西兰是世界上发病率最高的地区。恶性黑色素瘤在我国虽然少见，但其病死率高，发病率也在逐年增加。我国恶性黑色素瘤与欧美白种人差异较大，两者在发病机制、生物学行为、组织学形态、治疗方法以及预后等多方面都存在差别。

恶性黑色素瘤的诊断和（或）治疗有可能会改变患者日常生活的各个方面，从自我认同、身体形象和身体状况，到家庭角色和关系、工作机会、朋友关系以及经济状况，大约 30% 的患者会出现心理痛苦，其中焦虑症状比抑郁更为普遍。

二、早期恶性黑色素瘤患者的心理问题

早期恶性黑色素瘤患者主要的心理挑战来源于手术带来的疼痛和各种不适感，以及手术相关的体象改变。特别是有深度凹陷瘢痕的患者，例如切除皮肤、皮下和深筋膜后进行植皮手术的患者，以及瘢痕长度比预期长的患者，可能会感到更加痛苦。同时，瘢痕也会不断使患者想起自己的患癌经历。体象改变会威胁年轻患者的自尊和自信，而且这种痛苦会持续较长的时间。早期术后患者的随访研究显示，在术后 13 个月的随访中，有 29% 的患者存在中到重度的心理痛苦。国内一项对肢端恶性黑色素瘤患者术后心理状态、生活质量及其影响因素的研究显示，患者术后生活质量明显偏低，术后 1 个月时生活质量最差，6 个月后患者生活质量改善后，焦虑和抑郁仍然一直存在。其中抑郁是影响生活质量的主要因素之一。

三、进展期恶性黑色素瘤患者的心理问题

1. **对未来的不确定性以及无法制订长期计划**　对未来的不确定性导致患者感觉失控、焦虑、沮丧，以及对自己的情况产生绝望感。不确定感和缺乏控制导致一些患者对皮肤检查出现过度警觉和焦虑，他们担心任何检测到的变化都是黑色素瘤复发的迹象。

2. **长期干扰素治疗导致的抑郁**　转移性或晚期恶性黑色素瘤的治疗选择有限，虽然自 2011年以来，新的靶向治疗方法已经大大延长了无进展生存期和总生存期，为晚期恶性黑色素瘤患者提供了新的希望。然而，这些新的治疗方法存在严重的不良作用，如干扰素 -α（IFN-α）治疗会影响患者的心理社会功能，导致悲伤、抑郁或焦虑增加以及情绪功能下降。国内一项调查大剂量干扰素治疗的黑色素瘤患者焦虑抑郁情绪变化趋势的研究显示，治疗前与治疗 1 个月后，患者抑郁评分上升，有抑郁症状的患者比例上升至 30%。

四、小结

对于早期恶性黑色素瘤患者，手术带来的体象障碍会给患者带来较大的心理痛苦，应给予相

应的评估，以免忽略患者的心理痛苦。对于晚期恶性黑色素瘤患者，由于生存时间急剧缩短，导致患者产生对未来的不确定感以及无法制订长期计划。对于使用干扰素治疗的患者，应注意及时评估患者的抑郁情绪并给予必要的干预。

<h1 style="text-align:center">参考文献</h1>

[1] GUO J, QIN S, LIANG J, et al. Chinese guidelines on the diagnosis and treatment of melanoma (2015 Edition) [J]. Chin Clin Oncol, 2016, 5 (4): 57.

[2] DUNN J, WATSON M, AITKEN J F, et al. Systematic review of psychosocial outcomes for patients with advanced melanoma [J]. Psycho-Oncology, 2017, (11): 1722-1731.

[3] 孙晓红，尹安春 . 肢端型恶性黑色素瘤患者术后半年内心理状态及生活质量的研究 [J]. 国际护理学杂志，2017，36 (03): 377-382.

[4] 赵霞，李丹，陈威 . 黑色素瘤患者使用大剂量干扰素治疗前后抑郁情绪的调查研究 [J]. 中华现代护理杂志，2015，(11): 1293-1295.

第八节 恶性淋巴瘤

恶性淋巴瘤给患者及其家属带来了独特的心理和社会挑战，化疗和造血干细胞移植（hematopoietic stem cell transplantation，HSCT）是恶性淋巴瘤主要的治疗手段，也是患者出现精神心理问题的关键因素。相比于化疗，造血干细胞移植治疗的患者更易出现心理问题。本节重点介绍评估和管理淋巴瘤患者的心理社会问题和神经精神症状。

一、化疗相关精神心理问题及管理

一项关于非霍奇金淋巴瘤患者化疗中体验的质性研究发现了 3 个主题："情绪过山车""变得依赖他人""面对不确定的未来"。淋巴瘤患者化疗会经历过山车般的情绪变化，如恐惧、解脱、接受和抑郁。此外，还有躯体功能的丧失。其中有 2 名患者表达出情绪失控感，出现了自杀的观念。尽管如此，研究中的所有患者均期望在治疗结束后可以回归到正常生活之中，但是在回归正常生活的过程中，还是会遇到恐惧复发、对未来不确定感以及处理亲密关系的问题。另一项关于淋巴瘤生存者生活质量的纵向研究对于化疗后患者生活质量的纵向随访，发现大约有 1/5 生存者的生活质量受到影响，生活质量持续退化。应该关注这部分患者，并给予早期、有效的心理社会支持。

二、造血干细胞移植相关精神心理问题

造血干细胞移植过程中，患者由于使用高剂量的细胞毒性化疗药物，常伴有明显的恶心、黏膜炎和疲乏，且治疗期间会经历一段明显的免疫抑制期，此时社交活动受限，导致患者出现隔离和孤独感。移植后的长期躯体心理效应包括身体形象问题、性功能受损、疲乏和虚弱。认知损害也时有发生，有超过一半的长期生存者报告存在轻到中度的认知障碍。

1. 抑郁 造血干细胞移植前中重度抑郁的发生率较低，可能与患者对于移植具有较高的期望值有关。然而，在移植后 1～2 个月内出现抑郁情绪的人显著增多，超过 25%。这是因为此期治疗的不良反应最突出，抑郁的发生与不良后果相关，包括生活质量降低、疼痛等症状加重以及对治疗的依从性降低。有研究发现，HSCT 术后抑郁综合征与移植术后 6～12 个月生存率下降有关。在控制了可能的混杂因素后，这种关联的持续性表明抑郁症可能不仅仅是并发疾病的标志。这项研究提出了一个有趣的假设，即 HSCT 后抑郁症的心理或药物干预是否能提高生存率和（或）生活质量。

2. **焦虑与创伤后应激障碍**　在诊断时患者常常出现高水平的焦虑，并且在预后或治疗的关键点会恶化。与抑郁一样，焦虑与治疗过程中的生活质量下降有关，并可影响治疗结果。除了持续的焦虑或恐慌，疾病相关担心的闯入、严重的回避行为或疾病相关的闪回或噩梦可能暗示创伤后应激障碍的诊断。

3. **失眠**　在整个造血干细胞移植的前 100 天中，重度失眠发生率高达 50%，伴有疲乏和肠道变化。失眠往往由于焦虑、抑郁、疼痛、谵妄，以及药物如皮质类固醇和利尿剂引发或加剧。失眠会严重影响白天的日常功能，并加剧治疗过程中的其他常见问题，如疲乏、认知受损等。

4. **疲乏**　造血干细胞移植期间，疲乏的发生率和严重程度取决于移植的阶段。多达 70% 的生存者可能会持续出现疲乏。可通过改善失眠、疼痛、抑郁和焦虑等状况而减轻疲乏。贫血、感染、代谢紊乱和营养不良也需要得到解决。

5. **性与生育**　患者接受的治疗方案可能会影响身体形象、性功能、生殖功能和激素水平。HSCT 的大剂量预处理方案可导致大多数患者的性功能紊乱，并伴有甲状腺和生殖轴等激素功能紊乱。即使在睾酮水平正常的情况下，仍有高达 69% 接受 HSCT 的男性有无精症。大多数女性在骨髓清除后出现卵巢功能丧失、性功能障碍。

三、造血干细胞移植相关精神心理问题的评估与诊断

筛查患者痛苦水平非常重要，建议采取以证据为基础的方法来确定何时进行筛查，以最大限度地提高资源效率。例如，对于移植前有高度心理痛苦的患者，应进行随访评估，如有可能，应在移植后 1~2 个月对所有患者进行重新筛查。虽然通过筛查系统可以相对简单地检测到心理痛苦，但是从医学、心理和社会的一系列可能来源中确定造成痛苦的原因更具挑战性。如在疾病和治疗引起的并发躯体症状的情况下，诊断具有临床意义的精神科问题是一个挑战。

实验室血液学指标的检查对于了解患者症状很重要。回顾一下合并用药也很重要，因为许多用于治疗或管理 HSCT 的药物可能使患者面临精神症状的风险。例如，干扰素 α 治疗后患者发生抑郁症的风险升高，可能与下丘脑 - 垂体轴或 5- 羟色胺神经递质系统的影响有关。用于治疗恶心的抗胆碱药或苯二氮䓬类药物可能会加重抑郁或谵妄。

四、造血干细胞移植相关精神心理问题的治疗

1. **心理痛苦的治疗**　有效的治疗可以提高患者的生活质量，并改善患者的整体健康和免疫功能。适应障碍的患者可能会随着疼痛、睡眠或疾病状况的好转很快得到改善。值得注意的是，志气缺失的患者可能会因社交、家人和愉快的活动而变得开朗和活跃。改善失眠、疼痛、贫血、缺氧等可能增加神经精神症状风险因素的问题是最早需要进行的。

尽管 HSCT 的患者有很高的心理痛苦发生率，但只有 50% 或更少的患者会寻求精神心理专业人士的帮助。相关因素包括交通、收入、教育水平以及身体或功能限制等。

2. **抑郁**　当出现与抑郁情绪相关的严重抑郁或严重功能损害时，应考虑使用抗抑郁药和（或）心理治疗。选择性 5- 羟色胺再摄取抑制剂（SSRI）常被认为是 HSCT 治疗导致抑郁的一线治疗药物。在这类药物中，应使用药物相互作用风险最低的药物，如西酞普兰、艾司西酞普兰或舍曲林。但仍需注意的是，西酞普兰能引起剂量依赖的心脏 QT 间期延长，与其他有促心律失常风险的药物如昂丹司琼、抗真菌药物、他克莫司、美沙酮和异丙嗪一起使用时，风险会增加。5-羟色胺和去甲肾上腺素再摄取抑制剂，如文拉法辛和度洛西汀，有改善神经病理性疼痛的优势。安非他酮作为二线药物或增强剂，特别适用于有严重疲乏的患者。与甲氧氯普胺合用 5- 羟色胺药物可能增加锥体外系反应和抗精神病药物恶性综合征的风险，与芬太尼等阿片类药物合用可能增加 5- 羟色胺综合征的风险。

心理治疗，包括团体干预、个体认知行为、问题解决和人际治疗，都显示出对患者抑郁症状

的有效性。虽然需要更多的数据，但在 HSCT 的背景下，这些方法都是合理的治疗方法。放松疗法已经显示有可能改善患者的抑郁和焦虑。更严重的或难治性抑郁患者往往需要联合药物治疗和心理治疗。在可能的情况下，还应动员家庭或其他照护人员帮助患者。

在肿瘤临床中，抑郁的存在会导致患者寻求速死，导致其自杀的风险增加，特别是在诊断的最初几个月内，以及在疾病复发或治疗失败期间。为了确保患者的安全，可能需要与肿瘤治疗提供者进行协调和联络。

3. **焦虑与创伤后应激障碍**　由于在 HSCT 中使用苯二氮䓬类药物有产生谵妄的风险，因此使用苯二氮䓬类药物治疗急性焦虑应是短暂和有针对性的。合理使用长效和短效苯二氮䓬类药物，短效药物如劳拉西泮用于情境性焦虑，如治疗相关恐惧或厌食；长效药物如氯硝西泮通常用于治疗持续性和广泛性焦虑。焦虑症的药物治疗通常包括 SSRI 或去甲肾上腺素再摄取抑制剂 SNRI。抗惊厥药加巴喷丁和普瑞巴林常用于神经病理性疼痛，也有一定抗焦虑作用。

4. **失眠**　治疗应首先解决潜在的病因，如抑郁、焦虑、谵妄或疼痛，并排除睡眠呼吸暂停和不宁腿综合征。减少可能的促发失眠药物的应用，如皮质类固醇或利尿剂。症状干预应根据失眠的临床特点（即睡眠开始、中段睡眠问题或早醒）进行调整。理想情况下，快速起效、短效的镇静催眠药如唑吡坦，对入睡困难很有用；长效药物如氯硝西泮（特别是伴焦虑）、曲唑酮，可用于中段失眠、早醒，但白天镇静的风险较高。用于神经病理性疼痛的药物（如加巴喷丁）也可能对失眠有帮助。应尽量避免白天使用镇静剂，如抗组胺药，因其可加剧疲乏和抑郁，增加谵妄的风险。失眠管理还应包括睡眠卫生和非药物治疗方法，如渐进性肌肉放松、催眠或认知行为策略。

5. **疲乏**　指南强调行为方法的作用，包括有策略的休息和社会支持。研究显示，对疲乏有益的干预措施包括有氧运动和阻力运动。对行为治疗无效或严重疲乏的患者可考虑精神兴奋剂的治疗，剂量范围通常低于用于注意力缺陷障碍的剂量范围。

6. **性与生育**　在开始抗癌治疗之前就应与所有育龄患者讨论生育问题。对于男性应该提供冷冻保存精子的建议。对于女性应根据个体化原则，如治疗的紧迫性、患者年龄、婚姻状况以及癌症治疗的方案和剂量等因素对保留生育能力提出建议。

可能有助于维持和改善性功能和关系满意度的干预措施包括教育、激素评估和治疗、行为策略和夫妻干预。

7. **生存者问题**　移植手术的成功已经使越来越多的生存者向社区照护过渡。在接受 HSCT 的患者中，如果其病情在 5 年内没有复发，有 80% 的患者将存活 20 年。但与普通人群相比，其预期寿命降低 30%。虽然这些患者的疲乏和肌肉骨骼问题等慢性躯体症状很常见，但通常躯体功能在心理和角色功能恢复前即可得到改善，一般需要 3 ~ 5 年或更长时间。超过 20% 的长期生存者有不良的心理问题结局。心理问题恢复不良的风险因素包括社会经济地位低、社会支持差、抑郁、健康状况差、慢性移植物抗宿主病和类固醇暴露。

HSCT 后，大多数生存者最终将成功返回工作、社交和家庭活动。少数生存者报告治疗后得到创伤后生长。

治疗 1 年后的生存者主诉记忆力和注意力受损很常见，尽管主观报告可能并不总是与客观测试相符。轻微的神经认知缺陷可能只会在患者转变角色（如工作）时才会显现出来。虽然认知功能可以继续改善，但 40% 的生存者在移植后 5 年仍有认知缺陷。认知功能的改善可能来自言语、职业或职业治疗或认知康复。精神兴奋剂已显示出对于改善认知功能和减少疲乏的希望。

患者和照料者可以从同伴支持团体和社会服务中受益。照护计划中提供的关于生存者善后护理的循证建议包括年度检查、教育、躯体和精神并发症的筛查指南。

五、小结

恶性淋巴瘤患者，特别是接受干细胞移植的患者存在严重的心理社会问题。家庭和照料者也有遭受心理痛苦的危险。未来的研究应着重于在这一人群的神经精神疾病的病因和个体化管理中识别预测因子。需要开展以患者为中心的干预措施和有效性研究，以确定预防、发现和管理中最可接受、有效和成本效益最高的方法。

参考文献

［1］GEORGES G E，BAR M，ONSTAD L，et al. Survivorship after autologous hematopoietic cell transplantation for lymphoma and multiple myeloma：Late effects and quality of life［J］. Biol Blood Marrow Transplant，2020，26（2）：407-412.

［2］SYRJALA K L，MARTIN P J，LEE S J. Delivering care to long-term adult survivors of hematopoietic cell transplantation［J］. J Clin Oncol，2012，30（30）：3746－3751.

［3］SYRJALA K L，ARTHERHOLT S B，KURLAND B F，et al. Prospective neurocognitive function over 5 years after allogeneic hematopoietic cell transplantation for cancer survivors compared with matched controls at 5 years［J］. J Clin Oncol，2011，29（17）：2397－2404.

第四章

癌症相关的精神障碍

第一节　适应障碍

一、概述

（一）定义

患者在诊断恶性肿瘤后的各个病程阶段都可能遇到很多不可预料的应激源，由此给患者的心理带来很大的冲击，使其产生一系列复杂的心理反应。与恶性肿瘤相关的应激源可以是急性的、慢性的，也可以是反复发生的。患者应对这些应激源的心理反应不同，有的患者只是出现心理痛苦，有的患者心理症状却很严重，符合抑郁障碍、惊恐发作或创伤后应激障碍等精神障碍的诊断标准，而有的患者心理痛苦水平较高，但尚未达到抑郁障碍、焦虑障碍等精神障碍的诊断标准。

适应障碍（adjustment disorders，AD）是在正常反应和重性精神障碍之间的中间心理状态。适应障碍是一种主观痛苦和情绪紊乱的状态，通常会妨碍社会功能和操作，出现对明显的生活改变或应激性事件（包括患有或可能患有严重躯体疾病）的后果进行适应的期间。伴随着焦虑和抑郁症状，AD 以不适应一个或多个心理社会层面为特征，包括工作、人际关系、日常生活等社会功能，症状通常没有特异性。

（二）发病机制

大多数的 AD 发病机制模型都是建立在应激的症状反应基础上，应激源促使症状发生、适应不良，直到应激源减弱或新的适应状态出现。引起恶性肿瘤患者 AD 的病因明确，主要是患癌后各种危险因素形成的应激源。应激源可以是一个，也可以是多个。应激源的强度并不能预测 AD 的严重程度，还要结合应激源的性质、持续时间的长短、可逆性、处境和患者性格特征等方面的情况。严重或长期存在的应激源可能会损害患者的内部状态，导致症状的发生。因此恶性肿瘤患者的痛苦是多种心理社会危险因素和生物危险因素以及保护因素共同作用的结果。恶性肿瘤患者的心理社会应激源包括诊断、治疗、复发、终末期、失能，以及身份和角色功能的改变、相貌改变、生活轨迹的改变、不确定感等。恶性肿瘤患者的生物应激源包括肿瘤负担、治疗的并发症、神经生物学的改变、疼痛和躯体症状等。个人和人际因素包括年龄、性别、生活阶段、既往经历、人格、应对策略、依恋类型、社会支持、灵性等。

（三）发生情况

恶性肿瘤患者最常见的精神障碍是 AD 和重度抑郁。国外研究显示，20% ~ 25% 的恶性肿瘤患者会出现适应障碍。中国的一项研究显示，新诊断（病程 < 1 年）的乳腺癌患者其 AD 患病率为 38.6%，来自农村地区、缺乏运动、承受多重应激源的患者更容易罹患 AD。

二、诊断

（一）临床表现

对恶性肿瘤患者的 AD 来说，应激源通常是患恶性肿瘤后的各种消息。恶性肿瘤分期、预后、疾病负担、早期复发、体力差、疼痛、社会因素（包括生活条件和社会支持），都与恶性肿瘤相关的 AD 有关。发病多在应激性事件发生后 1 ~ 3 个月之内。患者的临床症状变化较大，以情绪和行为异常为主，常见焦虑、抑郁心境、烦恼、紧张、愤怒、茫然、易激惹、注意力难以集中等，这些情绪反应或行为变化超出了应激源所应诱发的程度，产生严重而持久的精神痛苦。还可伴有心悸和震颤等躯体症状。同时可出现适应不良的行为而影响日常活动，患者感到对目前处境无法应付、无法积极应对疾病、无法正常处理日常事务等。一旦应激源消失，症状不会持续存在超过 6 个月。

识别 AD 的临床价值在于捕捉心理痛苦的前驱或过渡状态，有助于对心理痛苦进行预防和早期干预。在临床上，AD 的结局包括症状消失或转变为慢性病程，可发展为抑郁性障碍、焦虑性障碍或创伤相关障碍。对于恶性肿瘤患者，应激源可能会持续存在，且较为复杂，也可能会变得更强烈。

（二）诊断标准

《国际疾病分类（第 10 版）》（ICD-10）和美国《精神障碍诊断与统计手册（第 5 版）》（DSM-5）中的 AD 诊断标准差异较大。ICD-10 的起病时间为应激源发生后的 1 个月内，DSM-5 的起病时间为应激源出现的 3 个月内。ICD-10 的分类包括了短暂抑郁性反应和长期的抑郁性反应，而 DSM-5 没有这样的分类。国内临床上通常采用 ICD-10 的诊断标准。

1. 根据 ICD-10，诊断 AD 需满足的标准

（1）起病通常在可确定的心理社会应激源发生后 1 个月之内。

（2）症状可以是情感障碍、神经症性障碍、应激相关性及躯体形式障碍和行为障碍的任何一个症状，但症状的形式和严重程度未达到这些障碍的诊断标准。

（3）除长期的抑郁性反应外，症状持续时间一般不超过 6 个月。

2. ICD-10 中，适应障碍的分类

（1）短暂抑郁性反应：持续不超过 1 个月的短暂的轻度抑郁状态。

（2）长期抑郁性反应：轻度抑郁状态，发生于长期的应激性情境中，但持续时间不超过 2 年。

（3）混合性焦虑和抑郁性反应：焦虑和抑郁都存在，但都未达到混合性焦虑抑郁障碍或混合性焦虑障碍的标准。

（4）以其他情绪紊乱为主：症状涉及几种类型的情绪，如焦虑、抑郁、烦恼、紧张、愤怒。

（5）以品行障碍为主：主要表现在品行方面，如少年的哀伤反应引起攻击性或非社会化行为。

（6）混合性情绪和品行障碍：情绪方面的症状与品行障碍同样突出。

（7）以其他特定症状为主。

3. 根据 DSM-5，诊断 AD 需满足的标准

（1）在可确定的应激源出现的 3 个月内，对应激源出现情绪的反应或行为的变化。

（2）这些症状或行为具有显著的临床意义，具有以下 1 项或 2 项情况。

1）即使考虑到可能影响症状严重程度和表现的外在环境和文化因素，个体显著的痛苦与应激源的严重程度或强度也是不成比例的。

2）社交、职业或其他重要功能方面的明显损害。

（3）这种与应激相关的症状不符合其他精神障碍的诊断标准，且不只是先前存在的某种精神障碍的加重。

（4）此症状并不代表正常的丧痛。

（5）一旦应激源或其结果终止，这些症状不会持续超过 6 个月。

4. DSM-5 可以在 AD 后标注伴随的状态

（1）伴抑郁心境：主要表现为心境低落、流泪或无望感。

（2）伴焦虑：主要表现为紧张、担心、神经过敏或分离焦虑。

（3）伴混合性焦虑和抑郁心境：主要表现为抑郁和焦虑的混合。

（4）伴行为紊乱：主要表现为行为紊乱。

（5）伴混合性情绪和行为紊乱：主要表现为情绪症状（如抑郁、焦虑）和行为紊乱。

（6）未特定的：不能归类为任一种 AD 特定亚型的适应不良反应。

（三）鉴别诊断

1. 急性应激障碍　AD 与急性应激障碍同属创伤相关障碍，两者在病因上都存在应激源，主要鉴别在于临床表现和疾病过程。急性应激障碍发病迅速，症状多在数分钟到数小时内充分发展；临床症状主要以精神运动性兴奋或抑制为突出表现，而不是以情绪和行为异常为主；整个病程缓解较快，一般为几小时到 1 周之内。

2. 创伤后应激障碍　本病与 AD 都不是急性发病，本病表现为创伤性体验反复重现，同时有持续的回避、警觉性增高等症状。AD 主要表现为情绪和行为的异常。

3. 抑郁障碍　抑郁障碍的情绪异常较重，并出现消极念头，甚至有自杀观念和行为。AD 可以有焦虑、抑郁情绪，但程度较轻，不符合抑郁障碍的诊断标准。

三、治疗

适应障碍的一线治疗是心理治疗。对适应障碍的患者，药物治疗不必作为首选的方法，但如果患者无法从心理治疗中获益，则应考虑选择药物治疗。对恶性肿瘤患者来说，短期使用精神药物治疗不仅对患者的失眠、焦虑、抑郁症状有好处，还可以解决患者的疲劳、恶心、食欲下降、疼痛等问题。在药物治疗的同时，继续进行心理治疗对患者的恢复更为有益。

（一）心理治疗

心理治疗的目标是减轻应激源的强度，提高应对技巧，强化现有的支持系统。研究表明，各种心理治疗形式，如教育、放松训练、意象治疗、音乐治疗、个体心理治疗（支持性治疗、认知行为治疗、人际关系治疗、问题解决治疗、意义治疗、尊严治疗）、夫妻治疗、家庭治疗或团体心理治疗等，对恶性肿瘤患者同样有效，可以有效减轻其心理痛苦，改善应对技巧和提高社会功能。心理治疗通过疏泄、解释、支持、鼓励、指导等，帮助患者摆脱痛苦，正确认识疾病，面对现实，积极配合治疗，提高应对疾病的能力。短程心理治疗对 AD 的治疗效果最好，对患者进行评估，帮助其理解症状产生的原因，学习掌控情绪的方法及应对压力的技能与策略。短程治疗可通过团体的方式来进行，将存在相似问题的患者聚集到一起，释放情绪、获得社会支持，共同学习与交流解决问题的策略。

（二）药物治疗

对情绪异常较明显的患者，为快速缓解患者的症状，可根据具体病情酌情选用抗焦虑药、抗抑郁药或抗精神病药。对焦虑、恐惧、坐立不安者，可使用苯二氮䓬类抗焦虑药，如劳拉西泮、奥沙西泮、氯硝西泮等；对抑郁症状突出者，可选用选择性 5- 羟色胺再摄取抑制剂、具有 5- 羟色胺和去甲肾上腺素双重抑制作用的抗抑郁药等，如舍曲林、米氮平、文拉法辛等；对有妄想、幻觉、兴奋激动者或出现冲动行为威胁到自身或他人安危时，可给予短期抗精神病药物治疗，如奥氮平、喹硫平、氟哌啶醇等，待症状消失后可继续服药数周再停药。对恶性肿瘤患者来说，精神药物以低剂量起始较为安全，短疗程为宜。

有些药物可以同时治疗患者的失眠、焦虑、抑郁等症状，如曲唑酮、米氮平。有些药物在控制恶性肿瘤患者的失眠、焦虑、抑郁的同时，还可以治疗患者的躯体症状，如安非他酮可以缓解患者的疲劳，米氮平、奥氮平可以治疗患者的恶心及食欲下降，文拉法辛、度洛西汀可以减轻患者的疼痛，文拉法辛、帕罗西汀还可以治疗患者的潮热。

参考文献

［1］CARUSO R, BREITBART W. Mental health care in oncology. Contemporary perspective on the psychosocial burden of cancer and evidence-based interventions［J］. Epidemiol Psychiatr Sci，2020，29：e86.

［2］TANG H Y, XIONG H H, DENG L C, et al. Adjustment disorder in female breast cancer patients：prevalence and its accessory symptoms［J］. Curr Med Sci，2020，40（3）：510-517.

第二节　焦　虑

一、概述

焦虑（anxiety）是个体的一种适应性的反应，以备抵御潜在的危险，通常会表现为一种没有希望和恐惧的感受。第5版《精神病学》中将焦虑症定义为：一种以焦虑情绪为主要表现的神经症，包括急性焦虑和慢性焦虑两种临床相，常伴有头晕、胸闷、心悸、呼吸困难、口干、尿频、尿急、出汗、震颤和运动性不安等。在普通人群中，该症状强调焦虑并非由实际威胁引起；但对于恶性肿瘤患者，尤其终末期的患者来说，大多数面临来自疾病及躯体功能障碍等实际的威胁，考虑焦虑诊断时需明确患者出现焦虑的紧张程度并不符合实际情况。恶性肿瘤处于早期阶段时，焦虑出现较为常见，疾病诊断所带来的应激反应有助于患者积极寻求帮助。然而，当疾病走入终末阶段，焦虑带来的影响往往更多是负面的，且在缓和医疗以及安宁疗护过程中，由于患者本身存在复杂的躯体症状，识别焦虑会存在一定的困难。瑞典的一项历经10年的全国性匹配队列研究显示，包括焦虑障碍在内的精神障碍风险在恶性肿瘤诊断前10个月开始增加，在恶性肿瘤确诊后第1周达到高峰，之后10年仍然保持较高水平。截至目前，较全面的一篇Meta分析显示，恶性肿瘤生存者及配偶发生率最高的精神障碍类型为焦虑。如果未得到有效治疗，恶性肿瘤患者的焦虑会显著影响生活质量，引起体内炎性反应，影响对临床治疗的依从性。对于终末期患者，严重的焦虑可能会成为加速其死亡的因素。患者的焦虑与症状负担加重、抑郁、社会角色及功能下降或丧失以及面对死亡威胁有关。本节将从病因、诊断和干预措施等方面讲述恶性肿瘤患者的焦虑。

二、病因

（一）心理社会因素

严重躯体疾病及疾病终末期会出现复杂的情绪反应。国内外许多研究表明，受刺激的经历、不良情绪、应对方式等的不同与某些躯体疾病的发生、发展有非常紧密的关系。严重躯体疾病的诊断、治疗的不良反应及家庭和经济上的压力都能引起患者的焦虑情绪，导致心理痛苦水平增高。疼痛和食欲下降是焦虑障碍的重要促进因素，临床治疗引发的副作用，如癌症放疗和化疗引起的恶心、呕吐、头晕、乏力等，常加重患者的焦虑情绪。

（二）与治疗相关的原因

1. 疾病因素　恶性肿瘤本身以及手术、放疗、化疗过程所导致的不同器官的功能下降会引发焦虑，如充血性心力衰竭、肺水肿、肺栓塞和心肌梗死。内分泌系统疾病如甲状腺功能亢进、高钙血症、肾上腺功能亢进也能够引起焦虑。电解质紊乱如低钠血症可以引起焦虑，特别是对于有中枢神经系统损害的患者。焦虑症状可以是脓毒症的早期表现。神经内分泌肿瘤如嗜铬细胞瘤、小细胞肺癌、甲状腺癌也可引起焦虑。

2. 药物因素　多种常用药物可以引起不同程度的焦虑。例如干扰素可以导致焦虑和惊恐发作。类固醇激素短期应用可以引起情绪不稳和躁动不安。某些止吐药物如异丙嗪和甲氧氯普胺，以及抗精神病药物如氟哌啶醇、氯丙嗪、利培酮可引起静坐不能。精神兴奋药如哌醋甲酯、免疫抑制剂如环孢素、支气管扩张剂如沙丁胺醇气雾剂等都可引起焦虑症状。周期性化疗中会出现预期性焦虑、恶心或呕吐。突然停用大剂量酒精、麻醉性镇痛剂、镇静催眠剂会导致焦虑。

三、临床表现

焦虑可以表现为心理和（或）躯体上的症状，而最突出的症状通常是躯体症状，包括心悸、气短、大汗、腹痛和恶心，也可能出现无食欲、精力下降或失眠，有时还会出现警觉和易激惹。除了躯体症状外，焦虑的患者通常会有对死亡、毁容、残疾和依赖等的过分担心，患者看起来无助、无望。焦虑症状常常与抑郁症状共存，成为焦虑抑郁的混合状态。这些表现常见于各种情况下的焦虑，是普遍存在的症状。

1. 心理症状　焦虑患者的典型主诉为苦恼、担忧、悲伤和恐惧等负性情感。患者通常警觉性增高或过于警惕，情绪不稳，可能突然哭泣或大发脾气。患者常常失眠、做噩梦，醒后感到疲倦或精疲力竭，因此痛苦万分，感觉绝望、无助，甚至产生自杀的想法。如果焦虑发展为惊恐发作，患者会有濒死感，有末日就要来临的感觉。

2. 躯体症状　表现多种多样。心血管系统方面可有心悸、心动过速、胸闷憋气或胸痛。呼吸系统方面可有咽部不适、呼吸困难、过度通气。消化系统方面可有吞咽困难、食欲减退、腹部绞痛、恶心、腹泻或便秘。还可有坐立不安、出汗、头晕、震颤、易疲劳等症状。

3. 认知困难　焦虑患者会出现记忆力下降以及注意力不集中等表现。记忆力下降主要表现为近记忆的下降，比如忘记自己是否已经服药、不知道自己的东西放到哪里了、计划好的安排经常忘记，等等。终末期患者较少从事明确的劳动或作业，常常表现为与他人交流的过程中无法集中注意力，因而对于交流内容理解能力下降以及反应迟钝。

4. 行为问题　患者会出现焦虑、烦躁、坐立不安等冲动行为，如摔砸物品、住院时即使在夜间也必须在楼道持续走动、与家人及医务人员发生冲突、因惊恐发作反复到综合医院急诊就诊等。终末期患者常常会出现行为上的回避，强迫以及容易激惹，这为家属的照顾工作增加了负担。

5. 生存痛苦和对死亡的恐惧　这是进展期和终末期患者较为突出的问题，死亡临近，或者说已经可预见地呈现在患者面前。患者会感觉到生存没有意义，或者要求加速死亡，或者表现为恐惧死亡过程带来的痛苦，没有为死亡做好准备。

四、筛查与评估

1. 询问病史和躯体检查　询问病史时尤其要询问患者既往是否出现过焦虑、抑郁、创伤后应激障碍，有无吸烟和饮酒史、物质使用障碍等；询问患者是否曾经或者正在接受精神专科医生的治疗；询问患者会引起或者触发焦虑的情境或者想法；询问是否曾经有过紧张、恐惧、失眠以及高度警觉的问题；询问是否曾经有过多汗、腹泻、肌肉紧张和震颤等。

2. 筛查原则及筛查工具　由于大多数肿瘤临床的医护人员并没有经过精神卫生专业的培训，因此对于焦虑障碍的诊断有一定困难。筛查虽然不能完全达到临床诊断的准确性，但其积极意义在于有助于非精神卫生专业人员及时识别焦虑。对于出现所有或者某几种焦虑症状的患者，筛查时应该将抑郁和焦虑同时进行。抑郁常见于有严重疾病的患者，尤其是终末期患者，焦虑的某些症状可以是抑郁的症状。此外，焦虑和抑郁常常伴随出现。

（1）筛查的原则：及时、快速、常规，尤其在患者的躯体疾病和相关治疗发生任何变化的时间点；使用经测量学验证的筛查工具；综合评估，包括主观躯体症状，如疼痛、失眠等，也包括焦虑/抑郁的筛查。由于晚期甚至终末期患者的活动能力以及认知功能状态的变化，此时的筛查工具建议选择简短且易懂的量表。

（2）筛查工具：广泛性焦虑问卷（General Anxiety Disorder-7，GAD-7）是由符合《精神障碍诊断与统计手册（第 5 版）》（Diagnostic and Statistical Manual of Mental Disorders-V，DSM-5）中焦虑障碍诊断条目中的 7 条组成，总分为 21 分。评分标准：0 ~ 4 分正常，5 ~ 9 分轻度焦虑，10 ~ 14 分中度焦虑，15 ~ 21 分重度焦虑，常以 10 分作为焦虑的分界值。患者健康问卷 -4（Patient Health Questionnaire-4，PHQ-4）由患者健康问卷 -9（Patient Health Questionnaire，PHQ-9）中前两个条目和 GAD-7 中的前两个条目组成，可以同时筛查焦虑/抑郁，总分为 12 分，焦虑 0 ~ 6 分，抑郁 0 ~ 6 分。评分标准：0 ~ 2 分正常，3 ~ 5 分轻度焦虑/抑郁，6 ~ 8 分中度焦虑/抑郁，9 ~ 12 分重度焦虑/抑郁，常以每个分量表得分 3 分作为分界值，建议进行更进一步的评估或转诊至精神卫生专科医生处诊治。可根据患者的自身状况选择由患者独立作答，或由工作人员协助作答。

五、诊断和鉴别诊断

1. **诊断** DSM-5 及《国际疾病分类（第 10 版）》（International Classification of Diseases-10，ICD-10）中对焦虑障碍各种亚型的诊断标准进行了详细的描述。然而，DSM-5 并不完全适用于伴有严重躯体疾病的焦虑患者，推荐使用 GAD-4 和 GAD-7 量表进行筛查和评估。如有存在特殊类型的焦虑可能，需按照诊断标准考虑，如广泛性焦虑障碍、惊恐障碍、场所恐惧症、社交恐惧症等。表 4-1 引用了第三版 *Psycho-Oncology* 教材中对比 DSM-5 各种类型焦虑和恶性肿瘤情境下的特殊焦虑。

表 4-1　DSM-5 各种类型焦虑和恶性肿瘤情境下的特殊焦虑

分类	DSM-5 诊断特征	恶性肿瘤情境下的特殊焦虑
广泛性焦虑障碍	①在至少 6 个月的时间里，对诸多事件或活动表现出过分的焦虑或担心 ②焦虑会伴随一些症状（如坐立不安、疲乏、难以集中注意力，易怒、肌肉紧张、睡眠障碍）	①恶性肿瘤患者会担心症状、病程、检查和治疗结果、副反应、角色转换以及丧失功能 ②注意力集中困难会干扰临床沟通和治疗决策
特定恐惧症	①持续地害怕特定的事物（如针头）或情境（如封闭场所） ②恐惧的事物或情境总是会促发即刻的焦虑或害怕，患者总是主动地回避或者带着极度的恐惧去忍受	①血液 - 注射 - 损伤型恐惧症可能在抽血或化疗输液时引起患者晕倒 ②幽闭恐惧症可能导致预期性焦虑，使患者避免医疗检查（如 MRI）或者放射治疗
惊恐障碍	①反复出现不可预期的惊恐发作 ②惊恐发作在至少 1 个月里会出现：a. 持续地担忧再次出现惊恐发作；b. 在与惊恐发作相关的行为方面出现显著的不良变化（回避锻炼等）	①惊恐症状（如呼吸困难）可能会被误认为与癌症或治疗相关 ②为了避免呼吸困难，患者可能会选择避免运动

续表

分类	DSM-5 诊断特征	恶性肿瘤情境下的特殊焦虑
场所恐惧症	①持续地恐惧以下至少两种情境：公共交通、处于开放的空间、处于封闭的空间、处于人群中、独自离家 ②恐惧或回避这些情境是因为想到很难逃离或得不到帮助	①害怕离开家或者旅行可能会干扰患者参加医疗活动 ②恐惧乘坐公共交通可能会影响对社会支持的获取
社交焦虑障碍	①持续地恐惧社交活动和害怕其他人的潜在负面评价 ②社交活动总是会引发焦虑，导致患者回避或带着强烈的恐惧去忍受	①对尴尬或羞耻的恐惧可能会阻碍患者表达自我和与医护人员沟通 ②癌症相关的身体缺陷或因治疗引起的外表变化（如造口、脱发、乳房缺失、头面部损伤等）可能会加重社交焦虑
物质/药物所致的焦虑障碍	①焦虑或惊恐发作症状是由于物质中毒、戒断或药物不良反应所致 ②症状不是由谵妄导致	①尼古丁、酒精、镇静剂和阿片类药物戒断可能诱发焦虑 ②通常用于癌症治疗的药物也可能诱发焦虑，包括皮质类固醇、止吐药、干扰素、兴奋剂、抗精神病药和抗胆碱药物
由于其他躯体疾病导致的焦虑障碍	①焦虑或惊恐发作是其他躯体疾病直接的病理生理性结果 ②症状不能被其他精神障碍或谵妄进行更好的解释	引起或加重焦虑症状的病症，常见的病症包括未控制的疼痛、高钙血症、中枢神经系统肿瘤、癫痫发作、类癌综合征、心力衰竭、慢性肺病、胸腔积液、肺栓塞、败血症

注：引自 JIMMIE C H, WILLIAM S B, PHYLLIS M B, et al. Psycho-Oncology. 3rd ed. New York：Oxford University Press，2015.（Section Ⅶ，Psychiatric Disorder，Anxiety Disorders.）

2. 鉴别诊断 在恶性肿瘤患者中，焦虑和抑郁常常伴发，焦虑也可能是抑郁或谵妄的一种临床表现，因此需要注意鉴别。老年人仍然是恶性肿瘤的高发人群，而老年患者也同时存在多种疾病相互交叉，因此常见于老年人的痴呆也应该注意鉴别（表 4-2）。

表 4-2　焦虑与其他症状/障碍的鉴别诊断要点

类型	相同点	不同点
抑郁/抑郁障碍	焦虑和抑郁都可能会出现紧张、坐立不安、心慌、烦躁以及易激惹等；焦虑和抑郁伴随出现	抑郁/抑郁障碍必须有连续的情绪低落、兴趣下降等核心症状，患者同时会出现自我评价低、无意义感以及自杀观念等
谵妄	两者都会出现坐立不安、易激惹等症状	谵妄以意识障碍以及认知功能下降为主要表现，激惹、坐立不安为继发症状
痴呆	两者都可能出现烦躁、易激惹等焦虑表现	痴呆以连续和进行性认知功能下降为主要诊断标准，焦虑为继发症状

（1）抑郁/抑郁障碍：焦虑和抑郁被视为症状连续谱，而且这两种情绪状态有很多重叠。可以从抑郁的心理症状群与焦虑相区别，如无助感、快感缺失、兴趣缺乏、无价值感和自杀观念。

（2）谵妄：谵妄是晚期患者中常见的精神障碍，通常焦虑和坐立不安为其中一个主要特征，但可以从以下方面与焦虑相区别：定向力障碍，记忆损害，注意力损害，意识障碍，认知障碍，以及错觉、幻觉和妄想等。

（3）痴呆：痴呆是老年人常见疾病，且对患者的社会功能影响较大。痴呆和焦虑最主要的鉴别点为，痴呆病程较长，主要表现为患者的认知功能进行性下降，如记忆力逐渐下降甚至丧失，独立完成复杂任务或具有复杂逻辑性任务的能力进行性减退。痴呆患者同样会出现焦虑的表现，但此时焦虑的出现源于患者认知功能的下降。

六、治疗

恶性肿瘤患者的焦虑治疗需要联合心理治疗和药物治疗。在对患者焦虑症状的初始评估中，要注意患者的情绪反应。与患者探讨疾病相关的问题时，如目前疾病所处的阶段以及适宜的照护等，要给予患者心理社会支持和情感支持，这些都能在一定程度上减轻患者焦虑。患者通常关心的问题包括躯体症状、基于家庭考虑的临床决策、与周围人的关系、角色变化和社会功能改变、死亡、依赖感增加、失去尊严、精神问题、财产问题等。由于恶性肿瘤和治疗产生的躯体症状常常与焦虑产生的躯体症状并存，往往导致患者的焦虑症状被照顾者忽视。对于恶性肿瘤患者，焦虑的管理应该是高质量肿瘤临床照护的一部分，焦虑的早期识别是关键，是有效治疗的基础。

（一）心理治疗

1. 病情告知和沟通　恶性肿瘤患者的焦虑与不确定感的体验有关，主要包括：疾病确诊初期对未来治疗、家庭、职业等安排的不确定感；治疗阶段对于疾病治愈希望的不确定感；生存者阶段对于疾病复发的担忧、疾病进展伴随躯体功能下降时对生存的不确定感，甚至在我国实际情况下，患者感受到的身体状况和因被隐瞒病情而产生的"虚假乐观"形成矛盾。很多患者直到临终阶段仍然认为自己只是短暂生病或者自己的疾病仍然有治愈的希望，而患者需要面对的身体状况可能是更为严重的症状负担，活动能力不可逆转地进行性下降，患者在这种不对等的希望和现实状况下出现焦虑。在肿瘤临床工作中，建议对患者病情进行完全告知，才能更好地与患者谈论诱发焦虑的更深层次的原因。

2. 支持性心理治疗　在告知病情的基础上，需要与患者一起探索焦虑的诱因。如疼痛及其他严重症状、当前接受的医疗照护、社会角色变化、经济负担、家庭关系中的冲突、疾病致残的情况、生存担忧、死亡焦虑，等等。引导患者理解这些问题，有助于减轻焦虑。研究表明，相对短程的心理治疗对减轻严重躯体疾病伴发的焦虑障碍是有效的，可以降低孤独感，加强应对技巧。在轻到中度的焦虑障碍患者中，仅使用心理治疗就已经足够。个体心理治疗的效果取决于对焦虑患者的支持性治疗。支持性心理治疗简单实用，是最常用的方法，可以由大多数照顾者（临床医生、护士、家属）提供，对患者的情感支持、真诚平等的医患关系对减轻患者的焦虑尤为重要。支持性心理治疗的关键是耐心倾听、有效沟通、患者教育。

3. 认知行为治疗　通过患者的倾诉和交谈，确定患者存在的不良认知和不切实际的恐惧，通过理解、接纳和认知重构，帮助患者提高面对实际问题的能力，使焦虑得以缓解。行为治疗技术可以有效缓解焦虑相关的躯体症状，包括放松训练、自我催眠、意象引导训练等，从而帮助患者更好地应对疾病，减轻癌症及治疗引起的疼痛、恶心、呕吐等。运动也属于行为治疗的范畴，适当的运动可以有效缓解焦虑，提高患者身体活动的功能，同时提高患者对于生命的控制感和自主性。对于患严重躯体疾病的终末期患者来说，在卧床状态下可以选择适宜的阻抗练习和关节活动范围练习。

其他可以缓解焦虑的非药物治疗方法包括：正念治疗、音乐＆艺术治疗、瑜伽、针灸、按摩等。

（二）药物治疗

一般而言，通过焦虑症状的严重程度来决定是否使用药物治疗焦虑。轻度焦虑患者使用支持性治疗或者认知行为治疗已经足够。但对于持续恐惧和焦虑的患者，可以考虑药物治疗。对于最终药物治疗方案的选择需要考虑以下因素：当前躯体疾病阶段及预期生存时间，合并的躯体疾病，对药物的耐受性，一般心理和躯体状态，患者和（或）家属的选择倾向，焦虑的严重程度及对日常功能的影响程度。对终末期患者应用药物前尤其要考虑上述因素。所有药物均考虑从小剂量开始服用，如果患者耐受性好，再逐渐增加剂量。由于终末期患者的各个器官功能以及代谢状态发生了改变，给予终末期患者的药物维持剂量要比其他个体的低（表4-3）。

表4-3 焦虑常用药物列表

药物	用法与用量	备注
抗抑郁药	总体原则为小剂量起始，如果长期大量使用，减量时需逐渐、缓慢，以避免撤药反应出现	
帕罗西汀	20~40 mg/d PO；如有可用小剂量，可以从10 mg/d 开始使用	对焦虑障碍有治疗作用，部分患者在治疗开始即能体验到失眠或焦虑的缓解
艾司西酞普兰	2.5~10 mg/d PO	常见有胃肠道反应，因此终末期患者更应该从小剂量开始应用
舍曲林	25~100 mg/d PO	老年患者使用安全性较高，长期大量使用时注意出血风险
文拉法辛	37.5~150 mg/d PO，如有可能，建议更小剂量起始	撤药和减量时应缓慢，以减少撤药反应带来的不适
米氮平	7.5~30 mg/d PO	对厌食及恶病质患者更为适用，可改善食欲及失眠
曲唑酮	12.5~100 mg/d PO	可改善失眠
苯二氮䓬类药物	苯二氮䓬类药物因存在呼吸抑制以及对认知功能的负面影响，因此不建议终末期患者首选。需在评估躯体状况的基础上，结合患者焦虑严重程度和用药选择倾向给予处方。通常不能两种及以上苯二氮䓬类药物联合使用	
劳拉西泮	0.25~1 mg PO，必要时可以每4~12 h 给药	可快速缓解焦虑症状；对于呼吸困难的患者，如明确存在焦虑可考虑用药
阿普唑仑	0.25~1 mg PO q6~24 h	注意过度镇静以及对终末期患者引起幻觉等精神病性症状的问题
地西泮	1~10 mg PO/IM	长期使用有依赖的风险；肝肾功能损伤患者起始剂量减半
氯硝西泮	0.25~1 mg/d PO/IM	对于有冲动或急性精神症状出现者可考虑使。不建议长期使用，且需注意此药的肌肉松弛作用较强，用药期间注意防跌倒
抗精神病药	抗精神病药有较强的镇静作用，可以用于焦虑患者，且呼吸抑制的风险较低	
奥氮平	1.25~10 mg/d PO	可改善患者的恶心呕吐，增加食欲，改善睡眠
喹硫平	12.5~50 mg/d PO	镇静作用较强，可以用于改善睡眠

1. 抗抑郁药　由于抗抑郁药的抗抑郁和抗焦虑双重药理作用，被广泛用于焦虑谱系障碍的治疗。新一代抗抑郁药在治疗焦虑症状方面比传统抗抑郁药及苯二氮䓬类抗焦虑药呈现更多的优势。抗抑郁药可以作为慢性焦虑的维持药物治疗，长期应用耐受性好。应用这类药物可以避免苯二氮䓬类药物的副作用和依赖性。由于此类药物产生抗焦虑作用需要2~4周时间，因此需要应用短效苯二氮䓬类药物作为辅助药物，直到抗抑郁药物起效。

常用抗抑郁药的剂量范围：帕罗西汀，20～40 mg/d；艾司西酞普兰，2.5～10 mg/d；文拉法辛，37.5～150 mg/d；曲唑酮，12.5～100 mg/d。对终末期患者起始剂量宜偏低，从半量或 1/4 量开始，酌情缓慢加量。我国国家食品药品监督管理局（SFDA）批准帕罗西汀、艾司西酞普兰治疗惊恐障碍；文拉法辛治疗 GAD；帕罗西汀治疗 SAD；曲唑酮治疗伴有抑郁症状的焦虑障碍。但在临床实践中，医生可能会根据患者的临床表现选择一些未在中国批准该适应证的抗抑郁药，如美国 FDA 批准用舍曲林治疗惊恐障碍、SAD，度洛西汀治疗 GAD。

2. 苯二氮䓬类药　一般而言，这类药物对于短期抗焦虑治疗安全有效，但是长期应用存在显著的危险。有肺功能损害的患者和使用中枢神经系统抑制剂的患者应用此类药后可能引发呼吸抑制。苯二氮䓬类药物有抗焦虑作用、镇静催眠作用、抗惊厥作用和松弛骨骼肌作用，对危重患者应用这类药物时应谨慎，因该类药物与其他药物合用会增加镇静作用。对于终末期和（或）中枢神经系统损害的患者也应慎用，因其可增加患者发生谵妄的危险。长期应用可产生依赖，包括精神依赖和躯体依赖，骤然停药可引起戒断症状，半衰期短的苯二氮䓬类药物更易出现戒断症状。对有物质依赖史者慎用，需短期间断用药，不应长期用药和骤然停药。

短效苯二氮䓬类药物，如劳拉西泮和阿普唑仑，起效快，但作用时间短，对间断发作性焦虑或惊恐发作有效。劳拉西泮的用法为每 4～12 h 应用 0.25～1 mg，口服或肌内注射或静脉推注、静脉滴注均可。阿普唑仑的用法为每 6～8 h 口服 0.25～1 mg。对于重度焦虑障碍者，劳拉西泮、奥沙西泮代谢不活跃，对肝、肾功能损害的患者是良好的选择。

长效苯二氮䓬类药物如地西泮和氯硝西泮，对慢性焦虑障碍有治疗作用，作用时间较长，且不易产生耐受性。氯硝西泮的用法为每 6～8 h 应用 0.25～1.0 mg。而地西泮的用法为每 6～24 h 应用 1～10 mg，通常需要剂量较大。这些药物有多种活性代谢物，对老年人及肝肾功能损害的患者可能产生副作用。最好从小剂量开始服用，缓慢停药。

3. 其他药物　抗精神病药物，如奥氮平、喹硫平适用于对苯二氮䓬类药物副作用敏感、存在认知损害、有药物依赖史的患者。对某些终末期患者，阿片类镇痛药有效，特别是对那些肺功能损害引起焦虑的患者。美国国立癌症综合网络（National Comprehensive Cancer Network，NCCN）缓和医疗指南中指出，对终末期恶性肿瘤患者推荐使用小剂量速释吗啡改善焦虑。

七、小结

恶性肿瘤伴发的精神障碍中，焦虑和抑郁是最常见的类型，且为恶性肿瘤患者的生活质量和生存带来了明显的负面影响。建议在肿瘤临床高质量照护工作中，将焦虑识别及干预纳入常规诊疗范围。本节内容对于恶性肿瘤伴发的焦虑诊断治疗给予了详细的解释，供肿瘤相关专业人员参考。恶性肿瘤患者对于肿瘤临床的工作人员有着较高的信赖，因此对于这部分工作人员的精神心理支持的培训也成为心理社会肿瘤学多学科团队建设和人才队伍培养工作的重要内容。在对焦虑的管理过程中，需要由肿瘤临床工作人员、精神科医生、心理治疗师等多学科联合，简单的筛查以及针对性的心理支持方法可以由肿瘤临床工作人员通过短程培训获得资质后提供，严重和复杂的焦虑须转诊至精神科医生处理。而特殊的心理干预需要由专业的心理治疗师来开展。

参考文献

［1］LU D, ANDERSSON T M L, FALL K, et al. Clinical diagnosis of mental disorders immediately before and after cancer diagnosis：a nationwide matched cohort study in Sweden［J］. JAMA Oncol, 2016, 2（9）：1188-1196.

［2］MITCHELL A J, FERGUSON D W, GILL J, et al. Depression and anxiety in long-term cancer survivors compared with spouses and healthy controls：a systematic review and meta-analysis［J］. Lancet Oncol, 2013, 14（8）：721-732.

［3］JIMMIE C H, WILLIAM S B, PHYLLIS N B, et al. Psycho-Oncology［M］. 3rd ed. NewYork：Oxford University Press，2015.

［4］National Comprehensive Cancer Network：NCCN Clinical Practice Guidelines in Oncology：Palliative Care. Version 2.2021. Fort Washington，Pa：National Comprehensive Cancer Network，2021［DB/OL］. Available online with free registration.https：//www.nccn.org/guidelines/guidelines-detail？category=3&id=1454

第三节　创伤后应激障碍

一、概述

（一）定义

创伤后应激障碍（posttraumatic stress disorder，PTSD）是指个体对异乎寻常的威胁性或灾难性应激事件或情境的延迟或长期持续的反应。PTSD 的心理创伤不是一般的心理刺激，这类创伤包括：地震、洪水等自然灾害；战争、意外事故、目睹他人惨死以及身受酷刑、强奸、绑架或其他恐怖犯罪活动等人为灾害；或身患危及生命的疾病，几乎能使所有人都产生巨大痛苦。恶性肿瘤是一种常见的危及生命的疾病，可以作为创伤性的应激源导致创伤后应激障碍。

（二）危险因素

恶性肿瘤相关 PTSD 的管理包括危险因素的识别，对危险因素的识别有助于治疗方案的选择，巩固保护性因素和减弱危险因素的影响。恶性肿瘤相关 PTSD 的危险因素包括患者的因素，如年轻、女性、曾经历负性生活事件、社会支持差、对医疗服务不满意、躯体功能受损等，以及恶性肿瘤相关的因素，如处于晚期阶段、近期接受过恶性肿瘤治疗、恶性肿瘤复发等。在患恶性肿瘤前存在精神障碍会增加 PTSD 的发病率，既往有创伤史也是发生 PTSD 的预测因素。年轻的患者易发生恶性肿瘤相关 PTSD，因为年轻的恶性肿瘤患者死亡威胁更大，且治疗更积极；而年龄较大的恶性肿瘤患者有更好的心理弹性，既往面对丧失和挑战的生活经历会帮助此类患者更好地应对恶性肿瘤。社会经济地位低、教育程度低的患者发生 PTSD 的风险高，可能是由于此类人群既往经历创伤的可能性较多。喜怒无常的性格特点、采取回避型应对方式的患者也易发生PTSD。

（三）发生情况

国外研究显示，使用症状量表评估时，恶性肿瘤患者 PTSD 的患病率为 7.3% ~ 13.8%，使用结构性诊断访谈时，恶性肿瘤患者 PTSD 的终生患病率为 7.4% ~ 20.7%，现患率为 4.1% ~ 9.9%；使用症状量表评估时，儿童恶性肿瘤生存者 PTSD 的患病率为 0% ~ 12.5%；使用结构性诊断访谈时，儿童恶性肿瘤生存者 PTSD 的终生患病率为 20.5% ~ 35%，现患率为 4.7% ~ 20.8%。36% ~ 45% 的卵巢癌生存者，6% 的乳腺癌生存者会发生 PTSD。国内恶性肿瘤住院患者 PTSD 发病率为 11%，女性患者发病率是男性的 2 倍，肺癌患者发病率为 14%，鼻咽癌患者发病率为 16%，乳腺癌患者发病率为 9.5%。

二、诊断

（一）临床表现

1. 反复重现创伤性体验　患者以各种形式重新体验创伤性事件，有驱之不去的闯入性回忆，梦中反复再现创伤情景，出现痛苦梦境，即对应激性事件重演的生动体验，反复出现创伤性梦境或噩梦，反复重现创伤性体验；有时患者出现意识分离状态，持续时间可从数秒到几天不等，称为闪回（flash back）。恶性肿瘤患者的闯入性体验主要源自对健康状况的担忧，会反复出现与自己患癌后经历有关的闯入性回忆，反复做相关的噩梦。有些患者也会出现闪回，感到患癌后经历的某个场景再次重现，仿佛又完全置身其中，重新表现出事件发生时所伴发的各种情感。患者面临、接触与恶性肿瘤直接或间接相关的事件、情景或其他线索时，如躯体症状、肿瘤医院、抗癌治疗的广告等，通常会出现强烈的心理痛苦和生理反应，如心慌、出汗、呼吸加快等。

2. 持续性回避 在创伤事件发生后，患者对创伤相关的刺激存在持续性的回避。回避的对象包括具体的场景与情境，有关的想法、感受及话题，患者不愿提及有关事件，避免有关的交谈。对创伤事件的某些重要内容失去记忆也被视为回避的表现之一，而恶性肿瘤患者要忘记有关恶性肿瘤的内容是非常困难的，恶性肿瘤患者的回避症状表现为对病情恶化及死亡的担忧。回避的同时还有"心理麻木"或"情感麻痹"的表现，患者在整体上给人以木讷淡然的感觉，自觉对任何事情都没有兴趣，对以往热衷的活动同样兴趣索然，感到与外界疏远隔离，甚至格格不入，不与他人接触，对周围环境无任何反应，回避对既往患癌经历及抗癌治疗的回忆，害怕和避免想起与恶性肿瘤相关事情的心情也较常见。研究发现，在恶性肿瘤诊断的第 1 个月后，患者的回避和闯入性思维症状比较多，在诊断和治疗的 3 个月之后，症状明显减轻。

3. 持续性焦虑和警觉水平增高 表现为自发性高度警觉状态，如难以入睡、易受惊吓、做事无法专心等，并常有自主神经症状，如心慌、气短等。高度警觉在恶性肿瘤患者中很普遍，但在恶性肿瘤确诊的早期最严重。由于应激源在体内，身体任何细微的甚至正常的变化都会引起患者高度的警觉，认为是恶性肿瘤恶化、转移或复发的表现。

（二）诊断标准

根据 ICD-10，创伤后应激障碍的诊断要点包括：

1. 必须有证据表明其发生在极其严重的创伤性事件后的 6 个月内。但如果临床表现典型，又无其他适宜诊断可供选择，即使事件与起病的时间间隔超过 6 个月，给予诊断也是可行的。

2. 除了有创伤的证据外，还必须有在白天的想象里或睡梦中存在反复的、闯入性的回忆或重演。常有明显的情感疏离、麻木感，以及回避可能唤起创伤回忆的刺激，但这些都非诊断所必需。自主神经紊乱、心境障碍、行为异常均有助于诊断，但亦非要素。

根据病程长短，PTSD 分为：①急性 PTSD：病程在 3 个月之内；②慢性 PTSD：病程在 3 个月以上；③延迟性 PTSD：在创伤事件后至少 6 个月才出现症状。

要诊断 PTSD，首先要确定应激源，如果没有应激源，不能诊断 PTSD。恶性肿瘤患者创伤后应激障碍的应激源包括恶性肿瘤的诊断，有毒副作用的治疗，外貌的变形和功能失调，身体、社会和职业功能的瓦解等。恶性肿瘤应激源有以下两个特点：一是不可回避性，恶性肿瘤位于身体内部或者是由抗癌治疗造成的，个体无法使自己摆脱应激源；二是长期性、重复性和复杂性。

恶性肿瘤患者 PTSD 最常见的表现是反复出现闯入性思维和噩梦，其中以闯入性思维为主，源自对未来健康的担心。其闯入性思维可以作为 PTSD 和心理疾病的预测指标。恶性肿瘤患者 PTSD 噩梦大多与死亡有关，可能与其"恶性肿瘤等于死亡"的认知有关。常表现为回避有关恶性肿瘤的话题，对重要活动的兴趣减退，情感疏离，无法拥有爱的感觉，表现出情感麻木。恶性肿瘤患者的情感麻木与回避症状有 3 个特点：①无法回避应激源，能回避的往往是对恶性肿瘤有关的话题；②在回避症状中"不能回忆创伤的重要方面"，恶性肿瘤患者要忘记有关恶性肿瘤的内容是非常困难的；③在情感麻木症状中"感到前途渺茫，如对工作、婚姻、子女或正常寿限感到无所期望"，这一项对恶性肿瘤患者来讲更多的是对恶性肿瘤恶化和死亡的担心。睡眠障碍也是 PTSD 的一个常见主诉。恶性肿瘤患者很少有夸张的惊跳反应。过度警觉在诊断为 PTSD 的恶性肿瘤患者中非常普遍。

（三）鉴别诊断

1. 适应障碍 在适应障碍中，应激源可以是任何严重程度或类型。当对应激源的反应符合面对极其严重创伤性事件的反应，但不符合 PTSD 的其他诊断标准（或其他精神障碍的诊断标准）时，应诊断为适应障碍。当 PTSD 的症状模式作为对那些不符合极其严重创伤性事件的应激源（如配偶离开、被解雇）的反应出现时，也应诊断为适应障碍。

2. 急性应激障碍　创伤后立即发生，持续数小时至 1 周，表现为强烈恐惧、行为盲目或兴奋及木僵。急性应激障碍和 PTSD 的主要区别在于起病时间和病程，急性应激障碍起病在事件发生 4 周内，病程短于 4 周。症状若持续超过 4 周，则应诊断为 PTSD。

3. 抑郁性障碍　创伤后出现持续的情绪低落、兴趣减退、自责、消极观念或自杀行为等症状者，应考虑抑郁发作的诊断，但单纯的抑郁障碍不存在创伤性事件相关联的闯入性回忆与梦境，也没有针对特定主题或场景的回避。

三、治疗

恶性肿瘤患者 PTSD 的治疗主要是在积极治疗恶性肿瘤的基础上，给予心理和药物治疗。PTSD 患者往往感到外部世界不安全、不可预测、无从把握，因此，稳定良好的医患关系在 PTSD 治疗中格外重要。合理的治疗可使 PTSD 相关的特异性生理及心理改变趋于正常化。研究表明，患有创伤后应激障碍的恶性肿瘤患者的术后效果更差，存活期更短，更易出现各种适应不良的问题，但若能及时给予有效的干预，就能得到良好的结果。

（一）心理治疗

对于急性 PTSD 主要采取危机干预的原则与技术，侧重于提供支持，帮助患者接受所面临的不幸与自身的反应，鼓励患者积极应对疾病，表达、宣泄恶性肿瘤带来的不良情绪，帮助患者认识其所具有的应对资源，并同时学习新的应对方式。及时治疗对良好的预后具有重要意义。慢性和迟发性 PTSD 治疗中除采用特殊的心理治疗技术外，为患者及其亲友提供有关 PTSD 及其治疗的知识也很重要。还需要注意动员患者家属及其他社会关系的力量，强化社会支持。

心理治疗主要包括认知行为疗法、应激免疫训练和眼动脱敏与再加工等。

1. 认知行为疗法　可显著减轻患者 PTSD 的症状。目前主张轻度 PTSD 可单用认知行为治疗，中或重度 PTSD 宜联用认知行为疗法与药物治疗。认知行为疗法包括焦虑管理、暴露治疗和认知重建。个体对创伤性事件的认知方式是认知行为治疗的焦点，帮助患者了解为什么个体感知到的威胁与真实的威胁相比，更能触发创伤后应激障碍的症状，重建正确的认知。暴露治疗主要是让患者集中想象和描述创伤体验的细节和对自己影响最大的方面，由此可减轻患者的闯入性症状。通过反复地重复暴露于与创伤事件有关的产生恐惧的过程，使个体的焦虑成为一种习惯，而焦虑出现之前的触发因素则可能丧失作用。

2. 应激免疫训练　包括教育阶段和应对技能训练。教育阶段使个体认识到治疗的合理性，并在开始治疗时建立信心以及与治疗者的良好关系。应对技能训练包括松弛技术训练、用于抵消负性思维反刍的思维中断技术，以及用自我对话叙述法来提高自我评价和自我控制感，这些都可以帮助患者更好地管理焦虑和恐惧。

3. 眼动脱敏与再加工（eye movement desensitization and reprocessing，EMDR）　EMDR 又称"快速眼动疗法"。该疗法融合眼动、暴露和认知加工的过程，先通过眼动脱敏，减轻创伤焦急，减少创伤伤害，再通过认知重建，向患者植入积极正性的认知和信念，从而使患者摆脱 PTSD 症状，恢复到正常状态。EMDR 治疗恶性肿瘤相关 PTSD 的疗效是肯定的，其在患者随访期的疗效优于认知行为疗法。美国精神病学协会的临床指南已将 EMDR 列为一种治疗 PTSD 的有效方法。

恶性肿瘤患者 PTSD 的心理治疗应根据患者不同的治疗阶段和症状采取有针对性的干预。恶性肿瘤确诊期的 PTSD 患者需要更多的支持性心理治疗和疾病真实信息的披露以及健康教育。对于手术前或放化疗前的 PTSD 患者，应当给予更多的健康教育和焦虑管理训练，以减缓由残疾和毒副作用可能带来的心理冲击，可采用肌肉放松、呼吸调节、自我对话和思维中断等不需要患者努力投入的干预。在放化疗期间，由于患者身体虚弱、精力不济，更适用焦虑管理的干预方法，包括放松训练、控制呼吸、引导想象和分散注意力技术等。在康复阶段，应更多地采用暴露治疗、EMDR 和认知重建等要求患者积极努力投入的干预方法，以取得良好的效果。

（二）药物治疗

药物治疗旨在减轻 PTSD 患者的核心症状，降低持续的过度警觉，缓解分离性症状，改善情绪及情感麻木状态，减少功能障碍，改善生活质量，提高对应激的抵抗力及治疗其共病（抑郁、焦虑等）。常用药物有：

1. **抗抑郁药**　选择性 5- 羟色胺再摄取抑制剂（SSRIs）是 PTSD 的一线药物，如舍曲林、帕罗西汀。SSRIs 不仅可明显改善 PTSD 的症状，还可维持疗效，预防复发。美国食品药品监督管理局（FDA）批准舍曲林与帕罗西汀用于 PTSD 一线治疗。舍曲林与帕罗西汀治疗 PTSD 6 ～ 12 周有效，连续治疗 6 ～ 12 个月能降低复发率，且不良反应少。帕罗西汀 20 ～ 50 mg/d 对慢性 PTSD 有效，能显著改善 PTSD 三方面的核心症状，12 周的治疗可显著降低失能概率。目前认为，用 SSRIs 治疗 PTSD 的剂量应比治疗抑郁症高，疗程应在 1 年以上。其他类型抗抑郁药如米氮平可以改善 PTSD 的恶心、食欲下降、失眠和焦虑症状。5- 羟色胺去甲肾上腺素再摄取抑制剂如文拉法辛、度洛西汀也可用于治疗 PTSD，可改善回避 / 麻木症状群和高度警觉性的症状。

2. **抗焦虑药**　苯二氮䓬类药物如阿普唑仑、氯硝西泮等，能降低患者的警觉程度、抑制记忆的再现过程。新型非苯二氮䓬类抗焦虑药如丁螺环酮等，能改善 PTSD 患者的核心症状、认知障碍，对精神运动功能无损害，也不导致过度镇静、肌肉松弛和停药综合征。

3. **非典型抗精神病药**　不作为 PTSD 治疗的首选药物，但可控制行为紊乱症状、情感爆发、自伤，改善恶心、食欲下降及失眠等。在 SSRIs 基础上联合奥氮平治疗 PTSD 的双盲安慰剂对照研究提示，对 SSRIs 治疗无效者可用奥氮平或其他非典型抗精神病药如喹硫平和利培酮治疗，特别是对睡眠更有益。

4. **抗惊厥药**　治疗 PTSD 有希望的药物，应用越来越广泛，目前仅对拉莫三嗪进行了随机双盲安慰剂对照研究，结果显示拉莫三嗪对于改善创伤体验重现和回避症状比安慰剂组更显著。加巴喷丁可用于改善 PTSD 的睡眠，并可显著减少梦魇的发生及与 PTSD 相关的其他症状。托吡酯对 PTSD 的梦魇和闪回症状有效。卡马西平、锂盐对情感爆发、过度兴奋、病理性重现更有效。

在药物治疗时，要注意与抗肿瘤药物的相互作用。例如，乳腺癌患者服用内分泌治疗药物他莫昔芬时，同时服用帕罗西汀和舍曲林会降低他莫昔芬的有效剂量，所以服用他莫昔芬的患者服用抗抑郁药时应选择西酞普兰、艾司西酞普兰、米氮平、文拉法辛。治疗淋巴瘤的化疗药物甲基苄肼是一种单胺氧化酶抑制剂，当与抗抑郁药联合使用时容易导致 5- 羟色胺综合征。治疗前列腺癌的药物阿比特龙是一种肝药酶 CYP2D6 的抑制剂，会增加多种通过 CYP2D6 代谢的苯二氮䓬类药、抗抑郁药和抗精神病药的血药浓度。

参考文献

［1］CORDOVA M J, RIBA M B, SPIEGEL D. Post-traumatic stress disorder and cancer ［J］. Lancet Psychiatry, 2017, 4（4）: 330-338.

［2］SWARTZMAN S, BOOTH J N, MUNRO A, et al. Posttraumatic stress disorder after cancer diagnosis in adults: A meta-analysis ［J］. Depress Anxiety, 2017, 34（4）: 327-339.

［3］鄢利福，施琪嘉，于世英，等. 住院癌症患者创伤后应激障碍发病率及影响因素 ［J］. 神经损伤与功能重建，2011, 6（1）: 39-43.

第四节 抑 郁

一、概述

抑郁（depression）一直都是肿瘤患者最常面临的困扰之一，除了可带来精神心理方面的痛苦，还会影响患者的生活质量、家庭社会功能等方面，甚至可能会通过一系列神经内分泌、炎症因子等中间因素影响肿瘤细胞和组织。然而，这一症状却经常被忽略，许多患者的抑郁症状没有被重视和干预。造成这种现象的常见原因之一是许多医疗人员认为，悲伤是晚期患者正常的情绪反应。而我们必须要认识到，抑郁是晚期肿瘤患者生存质量差的一项独立预测因素。

抑郁症又称抑郁障碍（depressive disorder），是心境障碍的主要类型，主要临床特征是显著而持久的心境低落，而且这种心境低落与其处境并不呈正相关，情绪的消沉可以从闷闷不乐到悲痛欲绝，自卑抑郁，甚至悲观厌世，可有自杀企图或行为，甚至发生木僵。部分病例有明显的焦虑和运动性激越，重者可出现幻觉、妄想等精神病性症状。每次抑郁发作持续至少 2 周以上，时间长的可能持续数年，多数病例有反复发作的倾向，每次发作大多数可以缓解，部分可有残留症状或转为慢性。

肿瘤相关性抑郁（cancer-related depression，CRD）是指由肿瘤诊断、治疗及其合并症等导致患者失去个人精神常态的情绪反应。伴随负性生活事件（如肿瘤诊断、治疗不良反应、疾病进展等）出现的情绪低落可以是正常的心理体验，但如果这一状态难以被处理，进而影响生活、工作、社会功能，甚至影响疾病的治疗过程，就必须要重视。值得注意的是，部分患者虽并未达到抑郁症诊断的症状数量、严重程度和时长标准，仍然需要注意筛查，必要时提供早期干预，以降低抑郁发生的风险。

最新数据显示，心境障碍在中国成年人群中的终生患病率为 7.4%，在肿瘤人群中患病率更高。研究显示，有 25% ~ 45% 的肿瘤患者在不同的病程和疗程中并发抑郁性障碍。我国使用诊断性访谈报告的恶性肿瘤患者抑郁发生率、重度抑郁发生率分别为 25.9%（21.9% ~ 29.9%）、12.6%（9.6% ~ 15.6%），使用不同的患者自评量表得出的抑郁症状发生率有 54.90%、66.72% 等。这一数据差异说明，有半数以上的恶性肿瘤患者存在或多或少的抑郁症状，达到抑郁障碍诊断的人约占所有癌症人群的 25%。

二、抑郁与肿瘤相互影响的机制

研究发现，长期慢性抑郁者与从未患过抑郁者患癌风险大致相同。新近发现，有抑郁症状者其 9 年内罹患肿瘤的风险可能会增加；恶性肿瘤是一种严重的应激事件，恶性肿瘤患者出现抑郁症状的风险是普通人的 3 ~ 5 倍。目前已有的研究认为，肿瘤患者抑郁风险增高的原因可能涉及神经、内分泌、免疫系统等多个方面，并且认为社会心理因素是增加癌症发病风险的重要因素。有研究阐述肿瘤和抗肿瘤治疗共同引起炎性反应和细胞因子的产生，可能与抑郁的发生相关；而长期的抑郁能对下丘脑-垂体-肾上腺素轴（HPA）产生慢性刺激，进而引起皮质醇和肾上腺素分泌紊乱、免疫功能紊乱以及细胞因子释放增加，在此基础之上可能会增加肿瘤进展的风险。

除 HPA 相关激素外，性激素或者某些分泌情绪相关神经递质的肿瘤也可影响抑郁情绪的产生。另外，一些抗肿瘤治疗方式（如化疗、脑部放疗或手术）可能损伤海马回，进而引起认知功能损伤和抑郁。导致抑郁的常见化疗药物有：甲氨蝶呤、长春新碱、天冬酰胺酶、盐酸甲基苄肼，以及白介素-2、类固醇激素、干扰素等。使用两种以上化疗药物方案的患者抑郁发生率也偏高。

三、影响肿瘤相关抑郁的因素

不同癌症类型的抑郁发生率也可能不同。加拿大一项调查研究给出的抑郁发生率由高到低的顺序依次是：肺癌、肝癌、妇科癌症、神经内分泌肿瘤。并且还发现皮肤癌患者和前列腺癌患者的抑郁发生率低于恶性肿瘤患者抑郁发生率的平均水平。国内的恶性肿瘤抑郁发生率排序是肺癌、食管癌、宫颈癌、肝癌、胃癌、头颈部肿瘤、乳腺癌、结直肠癌。

肿瘤分期、躯体症状、性别、年龄、营养状况等因素也会影响抑郁的发生率。研究发现，进展期肿瘤患者更容易发生抑郁，使用替代疗法的乳腺癌患者抑郁发生率更高，这可能与肿瘤分期较晚有关。比如，研究表明，使用促性腺激素释放激素激动剂的乳腺癌患者比采用卵巢去势治疗的患者抑郁症状更少。肿瘤或治疗引起的体象破坏、躯体不适和功能障碍也可诱发抑郁情绪。国外大样本研究中还提到，女性患者的抑郁发生率要比男性高 2～3 倍；年轻患者较年长患者更易出现抑郁，但在肺癌中并无此年龄差异；社会剥夺、缺少社会支持、经济负担、受教育程度低（也有研究结论不支持这一观点）的患者肿瘤相关抑郁发生率也较高；不良的应对方式也可能导致肿瘤相关抑郁的出现。

抑郁可增加患者心理痛苦、降低生活质量、增加疼痛敏感性、降低抗肿瘤治疗依从性、增加家属的心理负担、延长住院时间，甚至影响患者生存。并发抑郁的肿瘤患者死亡风险也成倍增加，既往有情绪问题或身体功能受限的肿瘤患者在诊断恶性肿瘤之后的 19 个月内，面临的死亡风险是其他人的 2.6 倍。而既往有情绪问题同时伴有身体功能受限的患者，这一风险将增加到其他人的 7.6 倍。挪威的一项前瞻性研究发现，达到诊断级别的抑郁症患者患癌后死亡风险增加33%。一项队列研究显示，有 10% 的恶性肿瘤患者在得到诊断时正在使用抗抑郁药物治疗，这些人的死亡率要高于其他患者，并且从开始使用抗抑郁药物到得到恶性肿瘤诊断的时间越短，死亡率越高，这一趋势与肿瘤类型无关。45 岁以下的新诊断乳腺癌患者若伴有抑郁，其死亡率明显高于无抑郁的患者。

四、诊断标准与评估工具

（一）诊断标准

在 ICD-10 中，抑郁发作不包括发生于双相情感障碍中的抑郁状态。因此，抑郁发作只包括首次发作抑郁症或复发性抑郁症。ICD-10 规定的抑郁发作一般标准有以下 3 条：

G1：抑郁发作须持续至少 2 周。

G2：在既往生活中，不存在足以符合轻躁狂或躁狂（F30.-）标准的轻躁狂或躁狂发作。

G3：需除外的最常见情况：此种发作不是由于精神活性物质使用（F10 — F19）或任何器质性精神障碍（F00 — F09）所致。

● 抑郁发作的症状分为两大类，可以粗略地将之分别称为核心症状和附加症状。

− 抑郁发作的核心症状有以下 3 条：

（1）抑郁心境，对个体来讲肯定异常，存在于一天中大多数时间里，且几乎每天如此，基本不受环境影响，持续至少 2 周。

（2）对平日感兴趣的活动丧失兴趣或愉快感。

（3）精力不足或过度疲劳。

− 抑郁发作的附加症状有以下 7 条：

（1）自信心丧失和自卑。

（2）无理由的自责，或过分和不适当的罪恶感。

（3）反复出现死亡或自杀想法，或任何一种自杀行为。

（4）主诉或有证据表明存在思维或注意能力降低，例如犹豫不决或踌躇。

（5）精神运动性活动改变，表现为激越或迟滞（主观感受或客观证据均可）。

（6）任何类型的睡眠障碍。

（7）食欲改变（减少或增加），伴有相应的体重变化。

- 轻度抑郁发作（F32.0）：具有核心症状中的至少2条，核心与附加症状共计至少4条。

- 中度抑郁发作（F32.1）：具有核心症状中的至少2条，核心与附加症状共计至少6条。

ICD-10中还列举了一系列所谓躯体综合征症状，在含义上与DSM-Ⅳ的伴忧郁或经典分类中的内源性抑郁症类似。这些症状包括：

（1）对平日感兴趣的活动丧失兴趣或失去乐趣。

（2）对正常时能产生情感反应的事件或活动缺乏反应。

（3）比往常早醒2 h以上。

（4）早晨抑郁加重。

（5）具有明显的精神运动性迟滞或激越的客观证据（他人的观察或报告）。

（6）食欲明显丧失。

（7）体重减轻（减轻上月体重的5%以上）。

（8）性欲明显丧失。

要符合躯体性综合征的条件，上述症状必须有其四。

- 重度抑郁发作分为不伴精神病性症状（F32.2）和伴有精神病性症状（F32.3）两型。其抑郁表现需具有全部3条核心症状，核心与附加症状共计8条。

伴有精神病性症状者需存在妄想、幻觉，或抑郁性木僵。但不应有典型精神分裂症性的幻觉和妄想（即完全不可能与文化相适应的妄想，跟踪性评论的幻听或第三人称的幻听）。常见的情况为带有抑郁、自罪、虚无、自我援引及被害内容的妄想；听幻觉常为诋毁或指责性的声音；嗅幻觉多为污物腐肉的气味。严重的精神运动迟滞可发展为木僵。

伴有精神病性症状者又分为与心境相协调的和与心境不协调的两类。与心境相协调的精神病性症状包括罪恶妄想、无价值妄想、躯体疾病或大祸临头（灾难）妄想、嘲弄性或谴责性的听幻觉；与心境不协调的精神病性症状包括被害或自我援引妄想，没有情感色彩的幻听。

（二）评估工具

在肿瘤患者抑郁的研究中最常用的评估工具主要包括：医院焦虑抑郁量表（HADS）、Zung氏抑郁自评量表（SDS）、患者健康问卷-9（PHQ-9）、流调用抑郁量表（CES-D）、Beck抑郁量表（BDI）等。临床上也会用这些问卷来筛查抑郁症状，需要注意自评问卷的发生率并不代表抑郁障碍的诊断率，必要时需要精神专科医生通过精神科结构性临床访谈（金标准）进行评估和诊断。以下是几个临床和研究中常用的抑郁自评量表。

1. **医院焦虑抑郁量表（hospital anxiety and depression scale，HADS）** 该问卷有14个条目，评分为0~3分，用于测查患者在过去一周内的焦虑和抑郁情绪，是较完整的评估工具，具有良好的信效度，可以推荐用于晚期恶性肿瘤或接受缓和医疗的患者。其抑郁分量表有7个条目，临界值为9分。

2. **Beck抑郁量表（beck depression rating scale，BDI）** 共21个条目，每个条目包括4个描述，根据最近一周的情况选择相应的描述。每个条目计分0~3分，总分4分以下为无抑郁，5~7分为轻度，8~15分为中度，16分以上为重度。此量表被广泛应用于临床流行病学调查，更适用于不同类型及不同分期的恶性肿瘤患者，能更好地用于筛查患者的抑郁症状。

3. **患者健康问卷-9（patient health questionnaire-9，PHQ-9）** 有9个条目，内容简单且操作性强，被广泛用于精神疾病的筛查和评估。该量表用于国内恶性肿瘤患者的抑郁筛查，且已被证实具有良好的信度和效度，是可操作性强、简单方便的抑郁筛查量表。该量表临界值为10分。

4. **Zung 氏抑郁自评量表（self-rating depression scale，SDS）**　由 Zung 于 1965 年编制，用于衡量抑郁状态的轻重程度及其在治疗中的变化。问卷由 20 个条目构成：其中 10 个条目为正性词陈述，反向计分；另 10 个条目为负性词陈述，正向计分。每个条目根据最近一周内的感受分 1 ~ 4 级评定，累积各条目分为总分，总分越高，抑郁情绪越严重。该量表在中国的应用也得到了很好的验证。

5. **流调用抑郁量表（center epidemiological studies depression scale，CES-D）**　由美国国立精神研究所 Sirodff 编制于 1977 年，原名为流行病学研究中心抑郁量表。量表主要用于流行病学调查，用以筛查有抑郁症状的对象，以便进一步检查确诊；也有人将其用作临床检查，用于评定抑郁症状的严重程度。本量表共有 20 道题目，分别调查 20 项症状。量表按过去一周内出现相应情况或感觉的频度进行评定：不足一天者为"没有或基本没有"，1 ~ 2 天为"少有"，3 ~ 4 天为"常有"，5 ~ 7 天为"几乎一直有"。总分 ≤ 15 分为无抑郁症状，16 ~ 19 分可能有抑郁症状，20 分以上为肯定有抑郁症状。

五、治疗

与我国学者调查结果类似，国外也有学者对筛查出的患重症抑郁的恶性肿瘤患者的治疗状况进行了调查，其中约 73%（1130/1538）的患者未能得到有效的抗抑郁治疗，其中抑郁治疗率以乳腺癌患者最高（32%），肺癌患者最低（19%）。研究发现，经过治疗后，患者的抑郁可以获得好转，甚至可以期待在改善肿瘤预后方面看到效果。

抑郁障碍的治疗原则有：①早期干预；鼓励治疗对象主动参与，与患者及家属建立和维持一种治疗性的协作关系；②综合干预，选择和确定最佳的药物、心理治疗或其他治疗方法，制订全面的综合性治疗计划；③个体化原则，根据不同的临床状态和个体差异，采取个体能接受的方式；④团队工作原则，组成包括内科医生、精神科医生、心理学家、社会工作者的团队，为患者提供全方位的关怀。

抑郁障碍的治疗包括药物治疗和心理治疗。对于轻到中度抑郁障碍可选择心理治疗，而重度抑郁障碍则首选药物治疗。大多数情况下可选择药物和心理干预联合治疗抑郁障碍。

（一）药物治疗

1. **治疗原则**　肿瘤患者的抗抑郁用药与其他患者类似，应考虑安全、耐受性好、疗效肯定、价廉、方便等方面，并且要注意一些特殊的药物相互作用。起始阶段、换药、合并用药、减停药物等都没有特殊之处，根据患者情况从小剂量开始，逐步滴定至合适剂量，再缓慢增加剂量，停药时逐渐减少剂量。应当在药物治疗的过程中与患者进行充分的沟通，提供心理支持，增加用药依从性。肿瘤患者使用抗抑郁药物的疗程可以短于常规抑郁的治疗，但目前仍未有统一的建议。

2. **常用药物及注意事项**　选择性 5- 羟色胺再摄取抑制剂（SSRIs）是目前肿瘤患者抗抑郁治疗的一线药物。不同 SSRIs 药物对抗肿瘤治疗的影响有所不同，需谨慎选择。半衰期长并且对细胞色素 P450 酶（cytochrome P450 或 CYP450）有强烈作用的药物（如氟西汀），应该避免与其他经 CYP450 酶代谢的抗肿瘤药物同时使用（如他莫昔芬主要通过其活性代谢产物发挥作用，其他经过 CYP2D6 酶代谢的药物可竞争性抑制他莫昔芬的代谢，进而影响其药效）。帕罗西汀有明显的 P450 酶抑制作用和抗胆碱作用，应注意避免药物相互作用。舍曲林、西酞普兰和艾司西酞普兰等药物与抗肿瘤药物的相互作用最小，可以考虑一线应用，但应注意大剂量应用时的 QT 间期延长风险，以及抗血小板不良反应。

5- 羟色胺去甲肾上腺素再摄取抑制剂（SNRI）的代表药物有文拉法辛、度洛西汀和米那普仑。低剂量的文拉法辛作为 SSRI 使用，剂量 ≥ 150 mg 时作为 SNRI 药物。去甲文拉法辛因不涉及 CYP450 酶，所以药物相互作用相对较小。度洛西汀大剂量应用时会有很小的概率出现高血压和肝毒性风险。合并有神经病理性疼痛的肿瘤患者可以优先考虑使用该类药物。

去甲肾上腺素多巴胺再摄取抑制剂丁胺苯丙酮（安非他酮）可以帮助改善肿瘤患者的疲劳和注意力下降的症状。当肿瘤患者合并恶病质时，应当慎用；因其可能会增加激动性，合并焦虑的患者禁用；因其日常剂量超过 450 mg 时可能会降低癫痫的发作阈值，也禁用于合并癫痫、颅内肿瘤、进食障碍和酒精戒断反应的患者。

米氮平是一种去甲肾上腺素能和特异性 5- 羟色胺能抗抑郁药，除了抗抑郁作用外，还具有抗焦虑、睡眠诱导、止吐和刺激食欲作用。曲唑酮和奈法唑酮具有抗抑郁和抗焦虑作用，因其不具有成瘾性，可以被应用于睡眠障碍患者和晚期肿瘤患者，但该类药物有潜在的直立性低血压风险，用于老年和虚弱患者时容易出现头晕、摔倒等不良反应。肝功能不全的患者应慎用奈法唑酮。

一些中成药，如逍遥散等常用于抗抑郁，舒肝解郁胶囊还获得了 RCT 研究的证据，显示该药物能够改善轻中度抑郁患者失眠、头晕、疲劳等各类躯体症状和焦虑、悲观等情绪症状，为医生和患者提供了更多用药选择。

3. 肿瘤患者应用抗抑郁药的建议　个体化选择使用抗抑郁药：合并焦虑或睡眠障碍的患者，可以选择具有镇静作用的抗抑郁药；合并精力下降或精神运动迟滞的患者，可以选用有激动作用的抗抑郁药。告知并确认患者知晓抗抑郁药物的起效时限（一般在 2～4 周起效，4～6 周完全起效）和可能的不良反应，以避免自行停药。抗抑郁药物的疗程应持续 4～6 个月，以减少抑郁复发或复燃的风险。对于重症抑郁患者，治疗期应考虑延长。定期监测患者的生理指标和考虑抗肿瘤的相关用药。注意监测不良反应，联合应用药物时应特别注意 5- 羟色胺综合征。减停药物时，应每两周减 50%，以减少戒断症状，而这些症状可能会被肿瘤的症状掩盖。有自杀风险的患者，应限定抗抑郁药的使用剂量，并且密切监视。肿瘤患者常用的抗抑郁药物见表 4-4。

表 4-4　肿瘤患者常用的抗抑郁药物

药物	起始剂量	维持剂量	主要不良反应	使用建议
选择性 5- 羟色胺再摄取抑制剂（SSRIs）				
舍曲林	25～50 mg	50～150 mg/d	①用药早期可能出现胃肠道反应，如恶心、呕吐等 ②抗胆碱反应，如口干、嗜睡、失眠、兴奋、焦虑等，以及性功能障碍等	①注意药物相互作用，如氟西汀可以抑制 CYP2D6 酶，将他莫昔芬转化为其活性代谢产物 ②勿与单胺氧化酶抑制剂（MAOI）合用，换药时需有足够的时间间隔 ③肝功能异常、有癫痫病史、有出血倾向者慎用
氟西汀	10～20 mg	20～60 mg/d		
帕罗西汀	20 mg	20～60 mg/d		
西酞普兰	20 mg	20～60 mg/d		
艾司西酞普兰	10 mg	10～20 mg/d		
三环类抗抑郁药（TCAs）				
阿米替林	6.25～12.5 mg，睡前	12.5～25 mg/d	强度镇静，抗胆碱相关不良反应	可用于治疗神经病理性疼痛
其他药物				
文拉法辛	18.75～37.5 mg	75～225 mg/d	恶心，高血压者慎用	对神经病理性疼痛、潮热有效
度洛西汀	20～30 mg	60～120 mg/d	恶心	对神经病理性疼痛有效
米氮平	15 mg	15～45 mg/d	镇静、体重增加	促进食欲、止吐

续表

药物	起始剂量	维持剂量	主要不良反应	使用建议
曲唑酮	25~50 mg	50~400 mg/d	头晕、恶心	常用于伴焦虑或轻、中度抑郁患者
安非他酮	50~75 mg	150~450 mg/d	禁用于癫痫	无性功能障碍不良反应，可用于改善疲乏
氟哌噻吨美利曲辛	1片（早晨或中午服用，每片含氟哌噻吨 0.5 mg 和美利曲辛 10 mg）	1~2片/天（早晨1片或早晨、中午各1片）	可引起失眠，避免睡前服用	与阿片类镇痛药、常规止吐药联用可增强镇痛、止吐疗效

（二）心理治疗

目前认为抑郁的心理治疗可以达到如下效果：减轻和缓解症状（心理和躯体症状），恢复正常心理社会功能，预防复发，改善对服药的依从性，矫正因抑郁发作所继发的后果（如家庭问题、自卑等）。可用于肿瘤相关抑郁的心理治疗涉及认知行为疗法、支持-表达疗法、心理教育、正念冥想、身心灵团体、人际关系团体、生存意义疗法、问题解决治疗等。除此之外，在晚期肿瘤患者中，可能同时存在着躯体症状的负担、人际关系的压力、死亡迫近的威胁、存在和灵性的痛苦，对于这部分患者的心理治疗可以增加积极应对，增加情感的沟通与理解，重塑生命意义，可以运用一些相对成熟的治疗模式，比如意义中心治疗（团体、个体）、尊严疗法和 CALM（managing cancer and living meaningfully）疗法等。下面简要介绍几种常用的心理治疗方法。

1. 支持性治疗　良好治疗关系的建立与保持是抑郁障碍治疗的关键。通过这种关系，治疗者能够得到患者的信任，并能在疾病的关键时期对患者进行治疗。除了单纯的心理治疗措施，这种关系还包含了一些其他重要因素，包括观察患者是否出现伤人或自杀的危险冲动，提供及时教育，掌握和反馈患者的疾病、预后和治疗，避免处于抑郁状态的患者做出对他们的一生有重大影响的轻率决定，制订现实的、可行的、具体的目标，并帮助患者从其所处的社会环境中获得其他人的支持。值得注意的一点是，在一些晚期患者的治疗过程（缓和医疗或临终关怀）中，一些肢体接触被允许出现在支持性的治疗中，这与常规的心理治疗设置有所不同。

2. 人际心理治疗　目的是为了认识并发现抑郁发生的人际因素，包括人际的丧失、角色的破坏和转变、社会性分离或社交技术的缺陷。治疗的重点在于当前患者存在的人际问题，而不是患者的童年经历，也不过分强调治疗关系的转变。对于症状相对较轻的重性抑郁障碍患者，人际交往心理治疗能够有效地缓解急性期症状。它所引起的患者社会功能改善似乎较抗抑郁药更好，这种社会功能的改善可能要经过数月的治疗之后，甚至治疗结束后数月才能表现出来。在晚期患者中，人际关系的处理也会帮助应对一些其他问题，比如家庭矛盾。

3. 认知-行为治疗　缓解抑郁的重要心理治疗方法之一，由于其操作性较强，因此获得了大量的试验结果，这些结果也包括在肿瘤患者中的一些运用。目前认为，认知-行为治疗的一项重要功能是提高患者的应对能力。认知-行为治疗通过帮助患者认识并纠正自身信念的错误，从而缓解患者的情感压力，对于症状相对较轻的重性抑郁障碍患者，认知-行为治疗也可有效地缓解其急性期症状，还可以帮助应对躯体症状（如疼痛）和不良反应（如恶心呕吐等），而这些症状可能是引起抑郁加重的重要因素。认知-行为治疗还可能减少药物治疗结束后的复发，但在终末期肿瘤患者中的应用还缺乏强有力的证据支持。

4. 婚姻治疗或家庭治疗　在抑郁障碍的患者中，经常会出现婚姻或家庭的问题，它们可能是抑郁障碍造成的后果，但也可增加患者对抑郁障碍的易感性，在某些病例还会延误患者的康复。研究发现，对于有婚姻或家庭问题的患者，婚姻和家庭治疗可以缓解抑郁症状，并且降低疾病复发的风险。研究也证实，夫妻共同参与的心理治疗对于改善乳腺癌患者焦虑抑郁的效果优于患者单独接受治疗。

5. 意义中心治疗　以意义为中心的治疗（meaning-centered therapy）包括团体治疗和个体治疗。意义中心治疗的一个理论基础是维克多·弗兰克尔关于意义的相关著作。意义中心治疗会有针对性地帮助患者从几个方面来寻找和维持意义，比如历史来源、创造性来源、态度性来源、体验性来源等。经过临床经验和研究证实，面对晚期恶性肿瘤患者所表现出来的抑郁、绝望、无望感以及寻求速死、自杀意念等问题，意义疗法会有重要作用。可以根据不同条件，选择团体形式或者个体形式的意义中心治疗。

6. 尊严疗法（dignity therapy）　尊严疗法是一种处理临终患者心理社会灵性痛苦的短程个体治疗。其核心观点是：接受缓和医疗的患者即使剩余的生命时间短暂，但仍然存在尊严或者意义，维持尊严是保持其心理舒适的主要内容。尊严疗法主要包含的主题有：自我的形成与连续，自尊与希望的维护，角色保护，缓解带给他人负担和后果的顾虑，以及缓解对获得照护的质量产生的担心。尊严疗法的模型是根据经验总结而成的，因为尊严被破坏的体验与抑郁、焦虑、求死欲望、失志、对他人的负担感、生活质量差有很大联系。尊严疗法的框架中会包含上述几个主题，一般用于预计生存期小于 6 个月的患者，在床旁进行，每次 30~60 min，需进行 1~3 次。治疗过程可以录音、转录，并制作成音频文件交给患者，以便留给其家人或朋友。目前尊严疗法在终末期肿瘤患者中的应用被一部分研究证实可以改善抑郁症状，但仍需更多的研究结果支持。

7. CALM 治疗　CALM 治疗是一种应用于预计生存期大于 6 个月的晚期疾病患者的短程个体心理治疗模式。该治疗可以改善处于肿瘤或其他疾病终末期患者的抑郁情绪和心理状态。CALM 治疗的理论主要来源于自体心理学、关系理论、依恋理论和存在主义心理治疗。它与程序化的支持表达、认知-存在、以意义为中心的团体心理治疗有共通之处。CALM 为医疗系统的症状管理提供支持，并为患者提供了一个谈论其想法和情绪的机会，关注患者在当下疾病阶段仍然可能的心理成长。CALM 治疗是在 3 个月内进行 3~6 个单元的治疗，并在接下来的 3 个月内提供两个加强单元。治疗包含 4 个主要模块，每个模块对应的目标、治疗和结果详见第六章第四节相关内容。

参考文献

［1］HUANG Y, WANG Y, WANG H, et al. Prevalence of mental disorders in China：a cross-sectional epidemiological study［J］. Lancet Psychiatry, 2019, 6（3）：211-224.

［2］CHOCHINOV H M. Depression in cancer patients［J］. Lancet Oncol, 2001, 2（8）：499-505.

［3］HONG J S, TIAN J. Prevalence of anxiety and depression and their risk factors in Chinese cancer patients［J］. Support Care Cancer, 2014, 22（2）：453-9.

［4］KREBBER A M, BUFFART L M, KLEIJN G, et al. Prevalence of depression in cancer patients：a meta-analysis of diagnostic interviews and self-report instruments［J］. Psychooncology, 2014, 23（2）：121-30.

［5］WALKER J, HANSEN C H, MARTIN P, et al. Integrated collaborative care for major depression comorbid with a poor prognosis cancer（SMaRT Oncology-3）：a multicentre randomised controlled trial in patients with lung cancer［J］. Lancet Oncology, 2014, 15（10）：1168-1176.

［6］SÁNCHEZ-TORRALVO F J, CONTRERAS-BOLÍVAR V, RUIZ-VICO M, et al. Relationship between malnutrition and the presence of symptoms of anxiety and depression in hospitalized cancer patients［J］. Support Care Cancer，2022，30（2）：1607-1613.

［7］OKATI-ALIABAD H，ANSARI-MOGHADAM A，MOHAMMADI M，et al. The prevalence of anxiety and depression and its association with coping strategies，supportive care needs，and social support among women with breast cancer［J］. Support Care Cancer，2022，30（1）：703-710.

第五节　谵　妄

一、概述

谵妄（delirium）是恶性肿瘤患者常见的一组神经精神综合征，是严重生理障碍的表现，通常涉及多种医学病因，如感染、器官衰竭，以及药物的副作用，会导致一系列负性结局，如医疗花费增加、住院时间延长、长期认知功能下降，患者、家属以及工作人员的心理痛苦。此外，谵妄的体征与症状变化很大，并常常被误认为其他症状，干扰其他生理和心理症状的识别和控制，如焦虑障碍、疼痛等。肿瘤临床工作人员必须准确诊断谵妄，评估谵妄病因以及懂得药物和非药物干预的获益与风险。

国外研究表明，谵妄的患病率和发病率的报告差异性很大。这是由于谵妄的多样性和复杂性以及样本群体的异质性。癌症住院患者的谵妄发生率为10%～30%，而谵妄在生命终末期恶性肿瘤患者中的发生率可达85%。谵妄是由显著的生理障碍导致的，对于恶性肿瘤患者通常包括多种原因，如感染、器官衰竭以及药物的不良反应。对于恶性肿瘤患者，谵妄一方面源自癌症对于中枢神经系统的直接作用（如转移性脑损害），另一方面源自疾病或治疗对中枢神经系统的间接作用（如药物、电解质紊乱、脱水、重要器官衰竭、感染、血管并发症或副癌综合征等）。此外，癌症治疗药物，如化疗和免疫治疗药物（如长春新碱、皮质类固醇和干扰素等）以及在癌症支持治疗中使用的药物（如阿片类药物、止吐药以及苯二氮䓬类药物）均可导致及加速恶性肿瘤患者的谵妄症状。其中阿片类药物、认知功能下降、肝肾功能的损害等被认为是晚期恶性肿瘤患者谵妄的主要危险因素。尽管谵妄的病因很多，但其核心症状却基本固定。

二、评估

当患者不能准确处理加工环境中的信息时，应对其进行谵妄的评估。例如，患者不能认出相识多年的老友或叫不出对方名字；患者看起来嗜睡或易激惹；回答问题时需要很长时间；需要反复重复同一个问题；言语散漫或不连贯；定向力障碍；出现幻视、幻听或妄想等。如果护士报告患者正在拔输液管或胃管，这个患者很可能出现了谵妄。应该将终末期恶性肿瘤患者的谵妄评估纳入常规的临床工作之中。

一旦发现患者出现谵妄，在积极治疗的同时，应仔细回顾其病史，进行躯体检查、实验室检查以及了解患者目前使用的药物，查找谵妄的病因。详见表4-5。

表4-5　对谵妄患者的评估

评估项目	评估内容
躯体状态	病史
	躯体检查和神经系统检查
	术后应关注麻醉记录和生命体征
	关注药物治疗的开始和终止时间

续表

评估项目	评估内容
精神检查	精神状态检查 认知测验：如 MMSE、画钟测验等
基本实验室检查	血生化检查：电解质、血糖、肌酐、尿素氮、钙、镁、血清白蛋白、肝功能检查等 全血细胞计数 血氧饱和度/动脉血气分析 血药浓度：地高辛、茶碱、苯巴比妥、环孢素等浓度检测 尿液分析和尿培养 血清/尿液的药物和酒精的筛查 心电图 胸片
其他实验室检查	脑电图 头颅 CT 或 MRI 检查 血生化：重金属筛查、叶酸和维生素 B_{12} 水平、抗核抗体、HIV

三、诊断

（一）临床特征

谵妄的临床特征是多样化的，包括多种神经精神症状。主要特征包括前驱症状（如躁动、焦虑、睡眠障碍和易怒）、快速波动的病程、突然发作的症状、注意力问题（如注意力分散）、觉醒水平的改变、精神运动活性的增加或减少、睡眠-觉醒周期的紊乱、情感症状（如情绪不稳定、情绪低落、愤怒或欣快）、知觉紊乱（如错觉和幻觉）、妄想、无组织思维和语无伦次的言语、定向障碍、记忆损害。语言障碍可以表现为命名障碍（即命名对象的能力受损）或书写障碍（即写作能力受损）。在某些情况下，讲话变得漫无目的和不相关。还可能包括运动异常，如震颤、肌阵挛、额叶释放征和肌肉张力的变化。

（二）诊断标准

ICD-10 对谵妄的诊断标准如下：

1. **意识和注意损害** 从混浊到昏迷，注意的指向、集中、持续和转移能力均降低。

2. **认知功能的全面紊乱** 知觉歪曲、错觉和幻觉；抽象思维和理解能力损害，可伴有短暂的妄想；但典型者往往伴有某种程度的言语不连贯；即刻回忆和近记忆受损，但远记忆相对完好，时间定向障碍，较严重的患者还可出现地点和人物的定向障碍。

3. **精神运动紊乱** 活动减少或过多，并且不可预测地从一个极端转向另一个极端；反应时间延长；语流加速或减慢；惊跳反应增强。

4. **睡眠-觉醒周期紊乱** 失眠，严重者完全不眠，或睡眠-觉醒周期颠倒；昼间困倦；夜间症状加重；恶梦或梦魇，其内容可作为幻觉持续至觉醒后。

5. **情绪紊乱** 如抑郁、焦虑或恐惧、易激惹、欣快、淡漠。

患者往往迅速起病，病情每日波动，总病程不超过 6 个月。

（三）类型

谵妄分为 3 个亚型，分别为兴奋型、淡漠型以及混合型。兴奋型谵妄可表现为易激惹、定向障碍、幻觉和妄想，这种类型患者的表现需与精神分裂症等精神疾病和激越型的痴呆相鉴别；淡漠型谵妄则表现为情感淡漠、过于安静和定向障碍等意识模糊状态，老年患者多容易表现为此种类型，这种患者不容易被感知，而容易被误诊为认知能力下降、抑郁或痴呆。以往认为淡漠型谵妄患者缺乏相关的情感体验，并且认为通常是不可逆的，但是最近的研究表明，淡漠型谵妄患者其实也存在难以理解的感受、强烈的情绪体验以及恐惧的感受。混合型谵妄的表现在兴奋型和淡漠型之间波动，在不同时期可有不同表现。

四、治疗

恶性肿瘤患者谵妄的管理，基于循证依据推荐如下：

- 目前的证据支持短期使用抗精神病药物治疗恶性肿瘤患者的谵妄症状，需密切监测可能的不良反应，特别是老年患者。
- 氟哌啶醇是临床和研究经验最多的药物，低剂量的氟哌啶醇仍是治疗金标准。非典型抗精神病药物的研究证据越来越多，目前对其疗效比较并没有发现哪种药物更优于其他药物。
- 强烈推荐对于存在谵妄风险的患者提供非药物干预。
- 目前没有证据支持使用胆碱酯酶抑制剂可以预防恶性肿瘤患者的谵妄。
- 可以考虑使用精神兴奋剂治疗终末期淡漠型谵妄，但目前在恶性肿瘤患者中的应用还缺乏相关研究。
- 目前的证据并不支持使用抗精神病药物预防恶性肿瘤患者的谵妄。
- 静脉使用右美托咪定预防谵妄的证据并不确定，并且仅仅局限于 ICU 的患者；目前没有证据支持其在恶性肿瘤患者中使用。

（一）非药物干预

1. 非药物干预预防谵妄　谵妄的非药物干预一直受到关注，通过干预谵妄的 6 个核心风险因素（认知损害、睡眠剥夺、活动受限、视觉受损、听觉受损以及脱水），住院老年患者的谵妄发生率、持续时间以及谵妄的发作次数显著降低。在肿瘤临床，Gagnon 等使用简化的多因素非药物干预用于终末期恶性肿瘤患者，通过对医生（关注谵妄风险因素）、患者（重新定向）以及家属（宣教）的干预，结果表明，干预组与对照组在谵妄发生率、严重程度以及谵妄持续时间上没有显著差异。研究者对此的解释为使用的干预方法过于简单，而研究对象则是终末期的恶性肿瘤患者，从而未能达到相应的效果。此外，该研究还存在很多方法学上的局限，需要更进一步的研究，特别是针对肿瘤临床特征性的风险因素进行干预。

2. 非药物干预治疗谵妄　针对老年谵妄患者开展的两项随机临床试验，使用系统监测与多学科照料，发现干预组在死亡率、功能、谵妄时间以及住院时间上与对照组相比没有显著差异，仅仅在谵妄的严重程度上比对照组好一些。在另一项观察性研究中，使用谵妄专用病房（专用的无约束以及提供 24 h 护理的病房）的患者在功能上有改善，并且在住院时间和死亡率上与非谵妄的患者没有显著差异。

3. 谵妄的非药物干预具体内容　检查药物以避免过度用药；控制疼痛；保持良好睡眠模式与睡眠节律；密切监测水、电解质紊乱；监测营养状况；监测感知缺陷，提供视觉和听觉帮助，如眼镜、眼罩、助听器等；鼓励活动（尽可能减少使用尿管、静脉输液以及躯体限制）；监测肠道及膀胱功能；经常为患者定向（如告知患者时间、地点、人物等）；鼓励认知刺激性活动（如读报、画画等）。

（二）药物治疗

首先应尽可能纠正谵妄的病因，如抗感染治疗、纠正代谢紊乱、调整抗癌治疗方案等，对酒精戒断导致的谵妄可给予氯硝西泮治疗，疼痛用阿片类药物治疗。但是，阿片类药物和苯二氮䓬类药物通过降低警觉性也可引起谵妄，如果怀疑是阿片类药物或苯二氮䓬类药物引起的谵妄，应逐步撤除阿片类药物和苯二氮䓬类药物。突然撤除可引起过度警觉，也可导致谵妄。

1. 抗精神病药　当患者表现为过度激越、精神症状突出或者对自身及他人有潜在危险时，应予药物治疗。氟哌啶醇是最常用的抗精神病药物。有报道表明，新型抗精神病药物利培酮、奥氮平、喹硫平等对谵妄亦有效。表 4-6 列举了常用于治疗恶性肿瘤患者谵妄的药物。

（1）氟哌啶醇：治疗恶性肿瘤患者谵妄的金标准药物，起始剂量多为每次 1 ~ 2 mg，每日 2 次，必要时可以每隔 4 h 重复给药 1 次，给药形式可以为口服（PO）、肌内注射（IM）、静脉注射（IV）。其中静脉注射途径是口服途径药物作用的 2 倍。氟哌啶醇耐受性较好，常见的不良反应有静坐不能及锥体外系不良反应，这些不良反应可用苯二氮䓬类及其他药物治疗。静脉注射可减少锥体外系反应的发生率，但会增加心血管不良反应的危险。老年患者应从小剂量开始，推荐 0.25 ~ 1 mg，每日 2 次，必要时可以每隔 4 h 重复给药 1 次。

一般来说，低剂量氟哌啶醇（每日 1 ~ 3 mg）通常可有效控制激越和精神病性症状。通常，24 h 内氟哌啶醇的剂量不要超过 20 mg。对于与谵妄有关的严重躁动患者，可在使用氟哌啶醇的基础上添加劳拉西泮，这种联合用药对患者快速镇静更有效，并有助于减少氟哌啶醇的锥体外系不良反应。然而，也有证据表明，苯二氮䓬类药物可加重谵妄，因此，需要谨慎使用。

（2）氯丙嗪：较氟哌啶醇的精神抑制作用更强，被认为是氟哌啶醇（有或无劳拉西泮）的有效替代品。通常，氯丙嗪给药剂量为每 6 ~ 12 h 口服或静脉注射 25 ~ 50 mg。对于激越患者快速镇静时，予 50 ~ 100 mg 肌内注射或静脉注射。氯丙嗪有显著的精神抑制及 α- 肾上腺素拮抗作用，监测氯丙嗪的抗胆碱能和降低血压不良反应非常重要，尤其是对老年患者。

（3）喹硫平：其优点在于患者若同时服用其他多种药物，合用喹硫平的安全性较高。另外，氟哌啶醇治疗效果不佳时可尝试换用经不同代谢通路代谢的喹硫平，后者不良反应较少，主要为过度镇静，与剂量相关。喹硫平起始剂量为 12.5 mg，可酌情加量至 100 mg/d。

（4）奥氮平：镇静作用较强，耐受性好于氟哌啶醇，但对淡漠型谵妄效果差。其优点在于可作用于多种受体，可能会改善患者焦虑、失眠等症状，并可有一定程度的止痛功能。对于恶性肿瘤患者所发生的谵妄治疗具有特别的意义与效果，但缺点是治疗老年患者效果不佳，特别是年龄＞ 70 岁者。奥氮平起始剂量为 2.5 mg，可酌情加量至 10 mg/d。

（5）利培酮：其优点为有多种剂型（如口服液、片剂和针剂）可供临床选择，对治疗轻度谵妄有效，特别是对老年患者，比口服氟哌啶醇的不良反应少。利培酮不用于急性激越患者。但由于其锥体外系反应等不良反应，有学者认为其在谵妄治疗中的临床应用推广价值可能不大。利培酮起始剂量为 0.5 mg/d，平均治疗剂量在 1 ~ 2 mg/d，最高剂量可加至 4 mg/d，加量时需谨慎，因其不良反应与剂量相关。

2. 苯二氮䓬类药物　苯二氮䓬类药物的主要作用为镇静、抗焦虑、肌肉松弛、抗惊厥。最常出现的不良反应包括过度镇静、嗜睡、共济失调、跌倒、虚弱、恶心、注意力不集中、运动不协调以及顺行性遗忘，并且随着使用时间的延长，可能出现戒断、躯体以及心理依赖的风险。关于苯二氮䓬类药物对治疗谵妄的作用，目前仍有争议。一些人认为，对于轻中度患者，可以给予低剂量的苯二氮䓬类药物；对于重度患者，可以给予苯二氮䓬类药物和抗精神病药物合并治疗。另一些学者则认为，苯二氮䓬类药物会加重认知损害，因而可能会使谵妄症状更重，这些学者认为苯二氮䓬类药物只能用于酒精或药物戒断所致的谵妄患者。麻醉药所致谵妄的癌症末期患者可使用苯二氮䓬类药物诱导睡眠，此时，使患者舒适是首要的目标。苯二氮䓬类药物多用于控制激越型的谵妄，是治疗酒精戒断所致谵妄的常用药。劳拉西泮与氟哌啶醇同时服用可快速控制急性激越患者，可每 30 min 调整一次劳拉西泮及氟哌啶醇的剂量，直到患者镇静。如果单独服用苯二氮䓬类药物，将加重谵妄患者的认知损害，严重时还会出现逆转兴奋作用，即激越型谵妄患者使用苯二氮䓬类药物后，不但没有起到镇静作用，反而使患者出现更加兴奋、激越的症状，临床需要特别注意。

3. 其他药物　丙泊酚是一种短效麻醉药，可达到快速镇静。对 ICU 的患者通常持续静脉滴注。丙泊酚没有安定类药物特性。

表 4-6 治疗恶性肿瘤患者谵妄的常用药物

药物	剂量范围	优缺点
抗精神病药物		
氟哌啶醇	1.0 ~ 2.0 mg PO/IM/IV q4 ~ 12 h	静脉注射是口服作用的 2 倍，副作用较少，对严重的激越患者，可在使用氟哌啶醇的基础上合用劳拉西泮
氯丙嗪	25 ~ 100 mg PO/IM/IV q4 ~ 12 h	强镇静作用；可持续静脉滴注，监测血压
利培酮	0.5 ~ 4 mg PO q12 ~ 24 h	老年患者有效，对严重激越患者无效
奥氮平	2.5 ~ 10 mg PO q12 ~ 24 h	对恶性肿瘤患者有效，镇静作用较强
喹硫平	12.5 ~ 100 mg PO q12	合并用药安全，过度镇静
苯二氮䓬类		
劳拉西泮	0.5 ~ 4.0 mg PO q4 ~ 12 h	与抗精神病药一起应用时最有效，单药可能加重谵妄
麻醉药		
丙泊酚	10 ~ 50 mg IV qh	快速起效，作用时间短，非抗精神病药物，可滴定到镇静水平

（三）终末期恶性肿瘤患者谵妄管理中的伦理问题

使用抗精神病药和其他药物管理临终患者的谵妄仍存在矛盾。有些研究表明，抗精神病药或苯二氮䓬类药物不适用于临终患者，因为他们认为谵妄应被视为死亡的一个自然过程，不应该去改变。有些临终患者的视幻觉和妄想的内容是与已经去世了的家属的交流或是欢迎患者去天堂，这些幻觉与妄想是令人高兴和舒适的，一些学者认为不需要去干预。同时，也有观点表明即使呈现出的幻觉症状是愉快的或舒适的，也应该及时使用抗精神病药处理，因为很多时候这些相对美好的幻觉可能会非常快地转变为恐惧的、糟糕的体验。

临终患者谵妄治疗的临床经验表明，使用抗精神病药治疗躁动、偏执、幻觉是安全、有效的，而且通常是相当合适的。对于一些表现为昏睡或嗜睡的谵妄患者，或者有令人愉快或安慰的幻觉的患者，可以采用"观望"的方法。然而，必须要时刻牢记的一点是，这种昏睡或淡漠型谵妄可能很快、出乎意料地转变成烦躁或兴奋型谵妄，可能威胁患者、家人和工作人员的安宁和安全。重要的是要记住，从本质上讲，谵妄的症状是不稳定的，会随着时间的推移而波动。

临床医生在治疗临终谵妄时，必须时刻谨记治疗原则和目标，并将这些目标传达给工作人员和家庭成员。临床医生在决定如何以一种维护患者和家属尊严的方式管理即将死亡的谵妄患者时，必须权衡每一个问题。

参考文献

［1］INOUYE S K，BOGARDUS S T，CHARPENTIER P A，et al. A multicomponent intervention to prevent delirium in hospitalized older patients［J］.The New England Journal of Medicine，2001，39（7）：669-676.

［2］HUI D，FRISBEE-HUME S，WILSON A，et al. Effect of lorazepam with haloperidol vs haloperidol alone on agitated delirium in patients with advanced cancer receiving palliative care：a randomized clinical trial［J］．JAMA，2017，318（11）：1047-56.

［3］BREITBART W，ALICI Y. Agitation and delirium at the end of life："We couldn't manage him"［J］. The Journal of the American Medical Association，2008，300（24）：2898.

第六节　自　杀

一、概述

（一）定义

自杀是全球重要的公共卫生问题，也是肿瘤学的重要问题。晚期恶性肿瘤患者在诊治过程中承受着身体与精神的巨大压力，已成为自杀的高危人群，给社会、家庭带来严重的负面影响。世界卫生组织于 2004 年对自杀（suicide）的定义是自发完成的、故意的行动后果，行为者本人完全了解或期望这一行动的致死性后果。

按自杀行为（suicide behavior）的结局分为自杀未遂和自杀死亡。自杀死亡（completed suicide）是指采取了伤害自己生命的行动，该行动直接导致了死亡的结局。死者在采取行动时，必须有明确的死亡愿望，才能认为是自杀死亡。自杀未遂（attempted suicide）是指采取了伤害自己生命的行动，但该行动没有直接导致死亡的结局。自杀未遂者通常存在躯体损伤，但躯体损伤不是自杀未遂的必备条件。按行动执行者不同，分为主动自杀（自己采取行动伤害或结束自己的生命）、被动自杀（拒绝接受维持生命的必要措施）和帮助自杀（在医务人员或其他人的帮助下自杀）。

自杀行为包括 4 个心理过程，分别是自杀意念、自杀计划、自杀准备、自杀行动。自杀意念（suicide ideation）是指有了明确的伤害自己的意愿，但没有形成自杀的计划，没有行动准备，更没有实际的伤害自己的行动。自杀计划（suicide plan）是指有自杀的想法，考虑了什么时候、什么地点、用什么方法自杀，有了明确的伤害自己的计划，但没有进行任何实际的准备，更没有采取任何实际的行动。自杀准备（suicide preparation）是指做了自杀行动的准备，但没有采取导致伤害生命的行动。需要注意的是，有自杀意念的人只有很小一部分最终会自杀。自杀意念产生以后，不一定有清晰的计划和准备过程，有可能在冲动的情况下采取自杀行动。

（二）发生机制和危险因素

1. 发生机制　传统上曾主要将自杀看成是人类社会的心理问题，然而自杀的生物学性质或疾病基础正越来越受到重视。自杀死亡者在自杀前常患有精神疾病，且往往患有不只一种疾病。最常见的两种精神疾病为情感障碍（包括抑郁、双相障碍）和物质使用障碍。

一些学者认为自杀行为可能有其自身的遗传规律及相对独立的神经生物学机制，影响较为广泛的是应激 - 易感模型，认为社会心理环境因素（特别是早期应激刺激因素）及遗传生物因素对于自杀意念及行为的产生、发展都起了重要作用。易感基因研究主要集中于与大脑 5-HT 能神经系统有关的基因，中枢 5-HT 能神经系统功能减退可能与自杀行为产生有关，大脑前额叶的功能不足或调控作用减弱，可能促成自杀行为的发生，中枢去甲肾上腺素（NE）能神经系统、下丘脑 - 垂体 - 肾上腺皮质（HPA）系统、中枢多巴胺（DA）能神经系统等可能也起了一定作用。

2. 危险因素

（1）人口学特征：国外研究显示，对于大多数恶性肿瘤患者，自杀的高危因素包括男性、诊断恶性肿瘤时年龄偏大、受教育程度低、未婚、农村患者。胃癌患者自杀的危险因素包括女性、年龄 ≤ 39 岁以及年龄在 70 ~ 79 岁之间。妇科恶性肿瘤患者自杀的危险因素包括诊断时年龄较小、分期晚和未行手术治疗。我国有关恶性肿瘤患者自杀的研究较少，根据普通人群的资料，总体自杀死亡率的性别比大致为 1 : 1；自杀死亡的年龄分布有两个高峰，一个是老年人的自杀死亡率最高，另一个在 25 ~ 34 岁年龄组；我国农村居民的自杀死亡率比城市居民高 3 ~ 5 倍。

（2）精神疾病：美国纪念斯隆凯瑟琳癌症中心的数据显示，存在自杀意念的恶性肿瘤患者中有 1/3 的人患有重度抑郁。通过常用于研究自杀死亡的心理学尸检（psychological autopsy）的方法，即调查分析死者临死前的精神状态以确定死因，发现自杀死亡的患者中有 90% 患精神障碍，30%~90% 的自杀死亡者生前患有抑郁障碍，重度抑郁是最常见的与自杀关系最为密切的精神障碍。通过横断面现况调查探索恶性肿瘤患者的抑郁及自杀意念的研究显示，北京市恶性肿瘤患者抑郁总体患病率为 55.8%，自杀意念与抑郁状态密切相关。

（3）躯体症状：疼痛是晚期恶性肿瘤患者常见的症状，控制欠佳的疼痛是自杀的危险因素。腹泻、脱发及疲乏是胃癌生存者自杀的独立危险因素。此外，终末期恶性肿瘤患者常出现严重衰弱、恶病质综合征、呼吸困难、大量胸腹水等痛苦病症，常会强化患者寻求死亡的决心。终末期患者躯体症状带来的痛苦以及对症状控制丧失信心，都会使患者寻求加速死亡（hasten death）。

（4）心理社会因素：无望（hopelessness）是恶性肿瘤患者自杀意念和行为的独立危险因素。心理痛苦、认为自己是他人的负担、失志（demoralization）水平高是终末期恶性肿瘤患者寻求加速死亡的危险因素。缺乏家庭和好友及社会团体的支持，较少得到家庭和社会关爱的恶性肿瘤患者寻求死亡的意愿更强烈。

（5）恶性肿瘤类型及分期：预后差、分期晚的恶性肿瘤患者自杀风险高。美国自杀率高的恶性肿瘤类型为肺癌、胃癌、口咽癌和喉癌，澳大利亚自杀风险高的恶性肿瘤是肺癌和中枢神经系统肿瘤，奥地利自杀风险高的恶性肿瘤是头颈部恶性肿瘤和肺癌。也有研究显示，前列腺癌、胰腺癌患者的自杀风险也较高。

（6）癌症确诊时间：国外研究表明，恶性肿瘤患者自杀大多是在恶性肿瘤确诊后的 1 年内发生，第 1 年内自杀死亡可占到恶性肿瘤死亡的 40%。预后较好的恶性肿瘤在诊断后 12~14 个月是自杀的第二个高峰期，男性恶性肿瘤患者诊断后 3 个月内自杀风险更高，女性恶性肿瘤患者在诊断后 3~12 个月时自杀风险更高。

（三）发生情况

国外研究显示，恶性肿瘤患者自杀的危险性是普通人群的 2 倍。美国普通人群年自杀率为 16.7/10 万，恶性肿瘤患者年自杀率为 31.4/10 万。2002—2015 年我国自杀率呈现下降趋势，2012—2015 年的平均年自杀率为 6.75/10 万，农村高于城市，男性高于女性，老年人群高于年轻人群。目前缺乏恶性肿瘤患者的自杀率数据。北京大学肿瘤医院的一项调查显示，北京市恶性肿瘤患者有自杀意念的比例为 16.6%，而中国普通人群的自杀意念比例只有 3.9%。中国妇科恶性肿瘤患者的自杀意念比例为 18.1%，卵巢癌患者自杀意念比例高达 30.16%。喝农药和上吊是中国人最常采取的自杀方法。

二、评估

（一）评估工具

1. 护士用自杀风险评估量表（Nurses' Global Assessment of Suicide Risk，NGASR）　由英国学者 Cutcliffe 等基于临床实践的基础上编制而成，用于精神科评估自杀风险的他评量表。该量表根据自杀相关的危险因素筛选出 15 项自杀风险预测因子，并且根据各自杀因子与自杀的相关性给予其不同的权重赋值。测试时只要个体存在预测因子就给予表格中的相应得分，根据总分评估决定自杀风险的严重程度以及应采取的相应处理等级。每个条目按"是/否"计分，如果答"是"，则按照条目的重要程度赋分，其中有 5 个条目（绝望感、计划采取自杀行动、情绪低落/兴趣丧失或愉快感缺乏、近亲人死亡或重要关系丧失、自杀未遂史）赋值 3 分，其余条目赋值 1 分；如果答"否"则记 0 分。量表总分范围 0~25 分。分数越高，代表自杀的风险越高，总分 ≤5 分为低自杀风险，6~8 分为中自杀风险，9~11 分为高自杀风险，≥12 分为极高自杀风险。此量表题目较少、简洁明了、耗时少，即使是初学者也能迅速掌握使用方法，因此在许多国家都得到了广泛应用。

2. 简明国际神经精神访谈（Mini-International Neuropsychiatric Interview，MINI）　自杀筛

选问卷　MINI 是由美国和欧洲的精神病学家和临床医生发明的，是针对《美国精神障碍诊断与统计手册（第 4 版）》和《国际疾病分类（第 10 版）》中精神疾病的一种简式结构式诊断访谈问卷。该问卷共有 6 个问题：①您是否觉得死了会更好或者希望自己已经死了？回答"是"计 1 分。②您是否想要伤害自己？回答"是"计 2 分。③您是否想到自杀？回答"是"计 6 分。④您是否有自杀计划？回答"是"计 10 分。⑤您是否有过自杀未遂的情况？回答"是"计 10 分。以上均为最近 1 个月内的情况。⑥您一生中是否曾经有过自杀未遂的情况？回答"是"计 4 分。以上 1~6 题回答"否"均计 0 分。将以上问题分数相加，总分 0 分为无风险、1~5 分为低风险、6~9 分为中等风险、10 分以上为高度风险。无风险及低风险界定为无自杀风险，中等风险及高度风险界定为有自杀风险。

（二）评估原则

自杀风险是指一个人采取自杀行动的可能性大小。对患者自杀风险进行评估是预防自杀的重要环节和组成部分，其主要目的是筛查出有自杀意念的高危人群，从而进行相应的预防干预。对个体自杀危险性的评估包括对自杀危险因素的评估、对自杀意念和采取自杀行动的可能性大小评估，以及对自杀态度的评估。根据评估可将自杀分为：①高危：有强烈自杀的意念和明确的自杀行为；②中高度危险：事情已安排妥当，计划好要自杀，随时都有危险；③中度危险：只是有自杀计划，还没有机会去实施；④低度危险：只有想法，暂无行动。

对有自杀意念的患者，要评定其自杀动机的程度，预测自杀危险性大小，亲友和医师不必忌讳与有自杀意念的患者直接讨论自杀问题，应坦率交谈与分析，这样会降低患者自杀的危险性而不会促进其自杀。在评定之初，至关重要的是建立相互信任的关系与自由交谈的气氛，真诚地关怀、同情与支持，尊重人格与隐私才能获得对方的信任。根据病史和访谈，特别注意患者是否患有抑郁障碍、酒精依赖和人格障碍，重视精神疾病既往史。既往有自杀行为是将来自杀行为的最佳预测因子，要注意询问患者既往有无自杀行为。

（三）评估内容

对于恶性肿瘤患者的自杀企图和自杀意念的评估，一般采用开放式的临床会谈收集资料。

1. 自杀意念的访谈

（1）询问患者是否有自杀意念："我知道，你现在这种情况肯定很痛苦。很多患者都会有消极（或自杀）的想法，这是可以理解的。你是否觉得活着没意思？你有过不想活的念头吗？你是否考虑过，病情恶化时要采取什么措施？"

（2）询问自杀意念的频度："最近几天，你也在这么想吗？想得多不多？这种想法是不是影响你休息？"

（3）询问自杀意念的强度："你这种想法是不是很强烈？强烈到什么程度呢？"

（4）自杀方法的评估："你是否想过要用什么方法自杀？你是不是为此做了准备？"

2. 与疾病和治疗相关的评估

评估患者恶性肿瘤的预后，是否存在治疗前景不乐观，是否存在尚未控制的躯体症状，如慢性疼痛或持续的剧烈疼痛、疲乏，是否并发谵妄，恶性肿瘤或相关治疗是否导致功能损害或丧失，是否导致毁形、毁容，是否造成严重的经济负担。

3. 情绪和精神状况的评估

评估患者的情感特征，如愤怒、攻击性、孤独、内疚、敌意、悲伤或失望，有严重的绝望或无助感，是否符合抑郁症诊断；是否有精神病性症状；有无社交、睡眠、饮食、学习、工作习惯的改变；有无拒绝接受帮助；是否陷于以前经历过的躯体、心理或性虐待的情结中，不能自拔；有无情绪突然好转。

4. 行为的评估

评估患者是否存在以下与自杀相关的行为：向他人表达悲观厌世，或明确表示要自杀，拒绝接受治疗和帮助，拒绝交流自己的自杀想法，交代和安排后事，突然减少和家人、朋友以及医务人员的交流，准备可能用于自杀的物品。

5. 个人特征的评估

一般从以下几个方面评估患者的个人特征：有无自杀未遂史、自杀家族史，个人的价值观念，个性特征，个人经历，近期生活事件，以前是否患有精神疾病，一般躯体状况，职业和家庭生活中存在的问题。高度重视有自杀未遂史和自杀家族史的患者。

6. 社会资源的评估　可从患者可能获得的有效社会支持、患者对社会支持的利用、患者所处社会文化的影响来评估。

三、预防

自杀问题既是个人的精神卫生问题，也是公共卫生及社会问题，对自杀行为的预防应采取综合的三级预防。总的预防方向是提高恶性肿瘤患者的心理素质，加强精神卫生服务。

（一）一级预防——预防个体自杀倾向的发展

1. 普及心理健康知识，矫正不良的认知及行为，增强对恶性肿瘤的应对能力，增强患者及家属预防自杀的意识。

2. 提高对抑郁症、精神分裂症、物质滥用、人格障碍等精神疾病的识别与防治，对恶性肿瘤患者进行心理痛苦筛查工作，增加对恶性肿瘤患者心理问题的关注和处理。

3. 加强对高危患者的心理护理，提高其心理健康水平，加强对其自杀的防范。

（二）二级预防——对处于自杀边缘的个体进行危机干预

1. 对临床肿瘤医护人员进行培训，提高对自杀危险因素的识别和正确处理的能力，积极预防患者自杀。

2. 建立自杀预防小组，或及时请精神科或心理科会诊，为处于心理危机的患者提供支持和帮助。

3. 减少自杀工具的获得。如加强病房或家庭危险物品的管理，加强病房的夜间巡视，保管好患者的药物。

4. 对精神疾病患者的自杀预防。对于有抑郁症或谵妄的恶性肿瘤患者，应评估患者的自杀风险，从而采取必要的观察和防范措施。

（三）三级预防——采取措施预防曾经有过自杀未遂的人再次发生自杀

1. 建立自杀的急诊救治系统，提高对自杀者的救治水平，降低死亡率。

2. 发现和解决自杀未遂者出现自杀行为的原因，必要时采取药物和心理治疗，消除原因，预防再自杀。

3. 同情和理解有自杀行为者，提供情感支持。

4. 医师与患者及其家属进行沟通，共同营造一个相对宽松、乐观向上的环境，减少对患者的不良刺激。

四、干预

（一）药物干预

识别患者存在的自杀危险因素有助于临床医生制订更有针对性的预防、干预和治疗计划。系统综述显示，抗抑郁药物可以降低抑郁患者的自杀率。患重度抑郁的恶性肿瘤患者是自杀的高危人群，应积极给予抗抑郁治疗。如能及时发现并早期给予治疗，可降低患者自杀率。药物干预还包括使用规范化的止痛治疗，改善恶性肿瘤患者的疼痛；使用抗焦虑药改善患者的焦虑；使用抗精神病药改善患者的谵妄或精神病性症状，如幻觉、妄想等。帮助患者减轻症状带来的痛苦，有助于降低患者的自杀风险。

（二）非药物干预

1. 一般干预措施　对于重度抑郁出现自杀意念或行为的患者建议住院治疗；当患者流露出自杀意念时就要持续对其进行监护和进一步评估，避免其住院期间或在家接触到药物或其他危险品，将自杀可以借助的危险物品移出房间或家里；就自杀意念的危险性与家属沟通，家人或朋友应密切注意并监护患者安全。

2. 心理治疗

（1）尊严疗法（dignity therapy）：该疗法认为终末期患者尊严的 3 个主要范畴包括：与疾病相关的忧虑、维护尊严的方法和社会尊严。尊严疗法可帮助晚期恶性肿瘤患者增加活着的尊严感、意义感和目标感。

（2）以意义为中心的心理治疗（meaning-centered psychotherapy）：可以帮助晚期恶性肿瘤患者维持和增强意义感，改善患者的灵性幸福，减轻患者的抑郁，减少对死亡的焦虑和渴求。

（3）癌症管理与生存意义（managing cancer and living meaningfully，CALM）：帮助患者察觉人生的意义和价值，面对死亡相关议题，CALM 治疗可改善晚期恶性肿瘤患者的抑郁症状，帮助患者做好终末期准备。

（4）其他形式的心理治疗：认知行为治疗有助于管理恶性肿瘤患者的躯体症状，纠正导致患者出现自杀意念和无望的歪曲认知。

（5）危机干预：对有自杀意念的患者，应进行危机干预。危机干预的目的是通过适当释放蓄积的情绪，改变对危机性事件的认知态度，结合适当的内部应对方式、社会支持和环境资源，帮助患者获得对生活的自主控制，渡过危机，预防发生更严重及持久的心理创伤，恢复心理平衡，从而有效地预防自杀。

五、护理

（一）评估与记录

1. 患者基本情况　评估患者性别、年龄、民族、受教育程度、生活来源、患癌类型及分期、诊断时长、疾病史、抑郁史、职业、是否独居等，并记录。

2. 患者治疗及用药情况　评估患者是否长期使用地西泮或镇痛药物或精神类药品，准确记录使用时长、使用频次、药物治疗效果并记录；重点关注治疗效果不佳、无手术机会的恶性肿瘤患者的心理情绪变化并记录。

3. 患者躯体及心理症状　评估患者是否存在躯体症状，如疼痛、入睡困难、厌食、失眠等，以及症状对患者造成的心理痛苦，并详细记录；评估患者是否有抑郁表现，如情绪低落、悲观绝望、自责、自伤等，必要时采用调查工具并记录；评估观察患者是否表现出一些言语或者行为上的自杀征兆，如将自己心爱的物品送人、开始花大多数时间谈论关于死亡的议题等，并记录。

4. 社会支持　评估患者婚姻状况、是否有人陪伴、经济情况、工作情况等并记录，关注无伴侣支持的恶性肿瘤患者的情绪变化。

5. 及时采用自杀评估量表或其他评估工具进行筛查并记录。

（二）用药指导

因自杀患者多数有抑郁史，其用药指导参照抑郁相关章节的用药指导内容。

（三）预防和教育

1. 与患者建立相互信任的关系，积极缓解患者的激动情绪　护士应全面了解患者的社会情况，如家庭、职业、经济状况、人际关系等，以及由此导致的各种心理障碍，并从整体上认识和把握患者的身心变化，与患者建立互相信任的关系，创造轻松愉快的住院环境；积极缓解患者的躯体症状，对于影响患者病情治疗的事件，如在住院期间患者发生并发症时要及时给予解释，防止增加患者不必要的心理压力。

2. 与自杀高风险患者有效沟通，积极采取心理干预　针对某些预后不佳的恶性肿瘤患者、久治不愈的重病患者以及反复住院而经济困难的患者，护士要了解患者的情感和情绪变化，及时安抚患者的情绪，通过亲人般的呵护与心灵抚慰，使者减少或放弃自杀念头。同时，护士应遵循沟通的"三要"原则，即：要倾听；要建立关系；要针对自杀患者寻找自杀的各种可能性，运用沟通技巧协助自杀高风险患者理清造成困扰的事件。

3. 对患者及家属进行疾病相关知识教育，进行心理干预　医护人员应对患者实施及时、充分、有针对性的健康教育，如疾病知识、治疗及护理过程、自我护理知识、情绪调试方法等，以提高患者应对疾病的能力，避免其因为对疾病缺乏正确的认识而产生自杀意念；医护人员要向家属讲解疾病及患者心理方面的知识，加深家属对患者的理解，促进积极沟通，减少家庭冲突等应激性生活事件的发生；做好新护士和护生的教育培养，尤其是针对自杀风险高的恶性肿瘤患者，要重点关注。

4. 保证自杀高风险患者环境安全　病房内尽可能排除能被用于自杀的设备，例如窗帘拉绳、挂架等，医护人员应了解床单位中有哪些设备可能会被用作自杀的工具，如淋浴莲蓬头、衣架等；使照顾者认识危险物品，如药物、锐利物品、锋利餐具、长围巾、塑料袋、绷带、剪刀、打火机、电源线等，勿使患者单独使用危险物品，妥善保管或及时移走危险物品；对于服用地西泮或镇痛药物的患者，确保患者服药到口，防止其累积药物；避免患者自备地西泮或镇痛药物。加强自杀好发时段的查房和有效巡视，如午夜、凌晨（3∶00～5∶00）、午休、查房结束、巡视病房后、家属外出、护士少且人力不足等时段，且一定要及时到患者床边查看。

5. 妥善安置自杀高危患者　避免患者独处，将自杀、自伤高危的住院患者安排在靠近护士站的床位，增加探视频率，家属或照顾者24 h陪护；对无陪护的患者，医院安排护工或其他工作人员24 h陪护；对于自伤患者，适当给予保护性隔离或使用约束带，或根据医嘱提供镇静剂、止痛药。

参考文献

［1］张叶宁，李金江，汪艳，等 . 北京市城六区癌症患者抑郁及自杀意念调查与相关因素分析［J］. 医学与哲学，2016，37（15）：46-49.

［2］TANG G X，YAN P P，YAN C L，et al. Determinants of suicidal ideation in gynecological cancer patients［J］. Psycho-oncology，2016，25：97-103.

［3］MARTÍNEZ M，ARANTZAMENDI M，BELAR A，et al. 'Dignity therapy'，a promising intervention in palliative care：A comprehensive systematic literature review［J］. Palliat Med，2017，31（6）：492-509.

［4］BREITBART W，ROSENFELD B，PESSIN H，et al. Meaning-centered group psychotherapy：an effective intervention for improving psychological well-being in patients with advanced cancer［J］. J Clin Oncol，2015，33（7）：749-754.

［5］RODIN G，LO C，RYDALL A，et al. Managing cancer and living meaningfully（CALM）：A randomized controlled trial of a psychological intervention for patients with advanced cancer［J］. J Clin Oncol，2018，36（23）：2422-2432.

第七节　其他类型精神障碍

其他类型精神障碍包括使用精神活性物质所致的精神和行为障碍、躯体化障碍、肿瘤并发精神分裂症、肿瘤相关人格障碍等。

一、使用精神活性物质所致的精神和行为障碍

（一）概述

精神活性物质的使用在全球范围内已成为较为严重的公共卫生问题和社会问题。与其他类型的精神疾病相比，使用精神活性物质所致的精神和行为障碍症状表现多样，病情复杂多变，且共病情况突出，因此在疾病的诊断和治疗方面存在一定的难度。虽然少有研究对恶性肿瘤患者或晚期疾病患者使用精神活性物质所致的精神和行为障碍的流行病学进行评估，但在恶性肿瘤患者和

其他晚期疾病患者中，阿片类药物或镇静催眠类药物的使用情况也在逐渐增加，而这些物质的使用所致的精神和行为障碍均可能对患者的治疗产生各个方面的影响，因此也不能忽视。

精神活性物质（psychoactive substances）是指能够影响人类心境、情绪、行为，改变意识状态，并有致依赖作用的一类化学物质，人们使用这些物质的目的在于取得或保持某些特殊的心理、生理状态。精神活性物质，又称成瘾物质、药物。使用精神活性物质所致的精神和行为障碍，其基本特征是个体表现出一组认知、行为和生理上的症状，这些症状表明尽管个体出现了严重的物质使用相关问题，但仍然持续使用该物质。特定物质引发的障碍都可以被描述为相应的物质使用障碍，如酒精、阿片类药物、镇静催眠药等。

（二）诊断

使用精神活性物质所致的精神和行为障碍分为急性中毒、有害性使用、依赖综合征、戒断状态、伴有谵妄的戒断状态、精神病性障碍、遗忘综合征等。其中比较常见的是有害性使用（或称为滥用）和依赖综合征（或称为成瘾）。有害性使用是一种适应不良方式，由于反复使用药物导致了躯体或心理方面明显的不良后果，如不能完成重要的工作、学业，损害了躯体和心理健康等。物质依赖是一组认知、行为和生理症状群，表明个体尽管明白使用成瘾物质会带来明显的问题，但还在继续使用，自我用药的结果导致了耐受性增加、戒断症状和强制性觅药行为。

根据《国际疾病分类（第 10 版）》（ICD-10）精神与行为障碍分类，有害性使用的诊断标准为：急性损害已经影响使用者的精神或躯体健康；有害使用的方式经常受到他人的批评，并经常与各种类型的不良社会后果相关联；患者的某种使用方式或对某种特殊物质的使用遭到他人或文化处境的反对或导致负性社会后果。

根据《国际疾病分类（第 10 版）》（ICD-10）精神与行为障碍分类，依赖综合征的诊断标准如下：

确诊依赖综合征通常需要在过去 1 年的某些时间内体验过或表现出下列至少 3 条：

（1）对使用该物质的强烈渴望或冲动感。

（2）对活性物质使用行为的开始、结束及剂量难以控制。

（3）当活性物质的使用被终止或减少时出现生理戒断状态，其依据为：该物质的特征性戒断综合征；或为了减轻或避免戒断症状而使用同一种（或某种有密切关系的）物质的意向。

（4）耐受的依据，例如必须使用较高剂量的精神活性物质才能获得过去较低剂量的效应。

（5）因使用精神活性物质而逐渐忽视其他的快乐或乐趣，在获取、使用该物质或从其作用中恢复过来所花费的时间逐渐增加。

（6）固执地使用活性物质而不顾其明显的危害性后果，如过度饮酒对肝的损害、周期性大量服药导致的抑郁心境或与药物有关的认知功能损害；应着重调查使用者是否实际上已经了解或估计损害的性质和严重程度。

（三）治疗

对于恶性肿瘤患者使用精神活性物质所致的精神和行为障碍，其治疗目标是保持和减少精神活性物质的使用或戒断，降低物质使用的频率和严重性，提高心理社会功能。

对于合并有物质使用障碍的恶性肿瘤患者的治疗有很大的挑战性，因为有物质使用障碍的恶性肿瘤患者通常有治疗疼痛的需求。疼痛可能作为患者物质滥用或成瘾治疗的障碍，可能使慢性疼痛的治疗更加复杂化。此外，若存在疼痛治疗不足，则滥用药物的患者滥用处方药或其他药物的风险也会增加。团队合作是重要的治疗计划之一，尽管疼痛管理在特定的情况下可能还具有一定的挑战性，但医疗团队的目标是为所有物质使用障碍的患者提供更好的人文关怀和服务。

1. 药物治疗　阿片类药物成瘾的研究较为广泛，研究发现丁丙诺啡和纳曲酮可作为恶性肿瘤患者合并阿片类药物成瘾和酒精滥用的辅助治疗药物，但也有一定的复杂性。丁丙诺啡是阿片类受体部分激动剂，具有显著的抗阿片类药物成瘾的作用，但对于疾病进展期的恶性肿瘤患者，该药物的使用可能会使疼痛的治疗更加复杂化，需要增加剂量。阿片类药物拮抗剂纳曲酮也可用于治疗酒精依赖和阿片类药物成瘾。虽然超低剂量的纳曲酮已被用于增强阿片类药物治疗恶性肿瘤相关疼痛，但很少有文献报道这种疗法用于恶性肿瘤患者的成瘾治疗。

镇静催眠药物成瘾一般采用剂量递减法，以免突然停药（特别是高剂量者）引发谵妄、癫痫发作和精神病等严重的戒断症状。也可让患者改服半衰期长的苯二氮䓬类药物如地西泮或氯硝西泮，然后逐步缓慢减量，从而降低戒断症状的发生。对于大多数苯二氮䓬类药物，最初的减药速度可以快一些，如在第一周内减少 50%，后面减药要慢（每减少 10% ~ 20% 间隔 3 ~ 5 天）。对于使用半衰期较短的药物者，建议先换成半衰期较长的药物，然后再逐渐减量。

2. 心理治疗　心理治疗是阿片类药物或镇静催眠药物使用障碍患者综合治疗计划中的有效环节。对阿片类药物和镇静催眠药物使用障碍的患者，行为疗法、认知行为治疗、精神动力疗法以及团体和家庭疗法是有效的。

二、躯体化障碍

（一）概述

躯体化障碍是一种以多种多样、经常变化的躯体症状为主要特征的神经症，属于躯体形式障碍的一种。躯体形式障碍是一类以持久地担心或相信各种躯体症状的优势观念为特征的神经症。躯体化障碍存在的症状可涉及身体的任何系统和器官，常为慢性波动性病程。其临床表现除了符合躯体形式障碍的诊断概念之外，还必须以多种多样、反复出现、经常变化的躯体症状为主。然而，躯体形式障碍的诊断在临床使用过程中存在一些问题，该术语难以被初级医疗机构的医务人员或患者理解并接受。因此，《精神障碍诊断与统计手册（第 5 版）》（Diagnostic and Statistical Manual of Mental Disorders-Ⅴ，DSM-5）提出用躯体症状障碍的诊断代替躯体形式障碍，但通用的《国际疾病分类（第 10 版）》（ICD-10）精神与行为障碍分类尚未对该诊断进行更新，仍使用躯体形式障碍进行诊断。

诊断为躯体化障碍的患者可能存在没有明确医学基础的疼痛，或者如果有明确医学基础的疼痛，但疼痛的感受可能与预期不相称。在恶性肿瘤患者中，疼痛可能与恶性肿瘤本身或恶性肿瘤相关治疗（如手术、化疗、放疗等）有关。对于恶性肿瘤患者，疾病本身或治疗的副作用也可能会导致各种躯体不适，所以必须准确识别恶性肿瘤患者的躯体症状（如疼痛、疲乏、厌食、呼吸困难等）与疾病本身的关系程度，以评估躯体化障碍。研究显示，我国一家综合医院门诊患者中躯体症状障碍的患病率为 33.8%。躯体化障碍患者有较高的疾病负担，会使用更多的医疗资源。躯体化障碍的病因是多因素的，涉及生物、心理和社会因素。因此，需要对恶性肿瘤患者的躯体症状进行全面评估。

（二）诊断

根据《国际疾病分类（第 10 版）》（ICD-10）精神与行为障碍分类，躯体化障碍的诊断标准需满足以下条件：

1. 存在各式各样、变化多端的躯体症状至少 2 年，且未发现任何恰当的躯体解释。
2. 不断拒绝多名医生关于其症状没有躯体解释的忠告与保证。
3. 症状及其所致行为造成一定程度的社会和家庭功能损害。

（三）治疗

躯体化障碍的治疗包括：评估医疗原因、建立和维持医疗合作、对共病情况给予药物或心理治疗。

1. 评估医疗原因　应考虑所有潜在的医疗原因。尤其是反复向医生寻求治疗的患者，在这些经常要求检查和治疗的患者中，可能会存在隐匿性疾病，因此需要进行医疗评估。

2. 建立和维持医疗合作　医生的目标是与患者建立有效合作，对患者观念的确认（包括情绪方面），以及强调生物、心理和社会因素之间的联系可以起到很好的治疗效果。不能直接否认患者对其症状的不合理信念，这种方式可能会使患者感到羞耻，从而降低依从性。给予患者适当的鼓励（如向患者表示虽然我们不知道症状从何而来，但这些症状也是可以改善的）会起到治疗作用，从而帮助患者提高家庭和社会功能。

3. 对共病情况给予药物或心理治疗　躯体化障碍的患者常合并有情绪问题或其他疾病。合并有重度抑郁障碍和并发疼痛症状的患者可以选择抗抑郁药，如选择性 5- 羟色胺再摄取抑制剂（SSRI）、5- 羟色胺去甲肾上腺素再摄取抑制剂（SNRI，如文拉法辛或度洛西汀）或三环类抗抑郁药（TCAs，如阿米替林），但三环类抗抑郁药会有比较明显的抗胆碱作用，因此在许多恶性肿瘤患者中要慎用。此外，应避免使用麻醉类药品，以免出现其他问题（如物质依赖等）。除药物治疗外，恶性肿瘤患者躯体化障碍的心理干预旨在让患者接受并合理化其痛苦，从而减轻症状，改善功能。在躯体化障碍的心理治疗中，认知行为疗法（cognitive behavior therapy，CBT）是非常有效的治疗方法，可以帮助患者解决围绕疾病的核心信念，识别不合理认知，改变不适当的应对策略。躯体化障碍治疗的另一个重要目标是限制治疗对患者造成的伤害。临床医生对患者存在的躯体症状的性质进行澄清是非常重要的，如果没有证据表明疾病进展或复发，应帮助患者消除疑虑并促进其合理表达情绪。认知行为疗法、放松疗法和患者教育可以帮助患者减轻焦虑和紧张。

三、肿瘤并发精神分裂症

（一）概述

精神分裂症是一组病因未明的重性精神疾病，具有认知、思维、情感、行为等多方面精神活动异常，并导致明显的社会功能损害。精神分裂症患者患癌风险的说法各有不同。有系统综述发现，患有精神分裂症的女性患乳腺癌的风险也增加，患癌因素可能包括肥胖、未生育和高泌乳素血症等。一项前瞻性研究发现，尽管精神分裂症患者的恶性肿瘤患病率较低，但死亡率明显高于没有精神疾病的患者。

（二）诊断

根据《国际疾病分类（第 10 版）》（ICD-10）精神与行为障碍分类，诊断精神分裂症通常要求在 1 个月或更长时期的大部分时间内确实存在以下 1 ~ 4 项中至少 1 项（若不明确常需 2 项或多项症状），或 5 ~ 8 项中来自至少 2 组症状群中的十分明确的症状。

1. 思维鸣响、思维插入或思维被撤走以及思维广播；

2. 明确涉及躯体或四肢运动，或特殊思维、行动或感觉的被影响、被控制或被动妄想；妄想性知觉；

3. 对患者的行为进行跟踪性评论，或彼此对患者加以讨论的幻听，或来源于身体某一部分的其他类型的听幻觉；

4. 与文化不相称且根本不可能的其他类型的持续性妄想，如具有某种宗教或政治身份，或超人的力量和能力（例如能控制天气，或与另一世界的外来者进行交流）；

5. 伴有转瞬即逝的或未充分形成的无明显情感内容的妄想、或伴有持久的超价观念，或连续数周或数月每日均出现的任何感官的幻觉；

6. 思潮断裂或无关的插入语，导致言语不连贯，或不中肯或词语新作；

7. 紧张性行为，如兴奋、摆姿势，或蜡样屈曲、违拗、缄默及木僵；

8. "阴性"症状，如显著的情感淡漠、言语贫乏、情感反应迟钝或不协调，常导致社会退缩及社会功能的下降，但必须澄清这些症状并非由抑郁症或神经阻滞剂治疗所致；

9. 个人行为的某些方面发生显著而持久的总体性质的改变，表现为丧失兴趣、缺乏目的、懒散、自我专注及社会退缩。

（三）治疗

合并有精神分裂症的恶性肿瘤患者可能存在精神病性症状和认知障碍。精神病性症状可能影响恶性肿瘤患者的决策能力，如存在幻听的患者，可能会支配患者的行为，严重的被害或关系妄想可能损害患者与医护人员的合作。认知障碍可能使患者无法清楚权衡抗癌治疗的风险和获益，从而拒绝抗癌治疗。此外，某些用于治疗恶性肿瘤的化疗药物可能存在神经精神方面的副作用。在精神分裂症患者中，临床医生需要特别关注可能导致和（或）加重精神疾病的药物，如皮质类固醇、α 干扰素等。

目前，许多非典型抗精神病药用于治疗精神分裂症，如氯氮平、奥氮平、喹硫平、利培酮、帕利哌酮、齐拉西酮、阿立哌唑等，其中氯氮平在治疗耐药的精神分裂症患者的阳性和阴性症状方面都是有效的。抗精神病药物最常见的不良反应有锥体外系不良反应，包括急性肌张力障碍、药物引起的类帕金森反应、静坐不动和迟发性运动障碍。除此之外，还有代谢综合征（高血压、高血糖、高血脂）、心律失常（QTc 间期延长）。与第一代抗精神病药物相比，上述这些药物在锥体外系反应等方面的副作用明显减少。但在晚期恶性肿瘤患者中，应用抗精神病药物需要警惕其不良反应。如长期使用氯氮平有导致中性粒细胞减少的风险，需要定期监测血常规，因此，应用氯氮平治疗的恶性肿瘤患者需要注意化疗对白细胞的影响，这可能导致氯氮平治疗或恶性肿瘤治疗的中止。此外，还要注意抗精神病药物的抗胆碱药物不良反应、药物性类帕金森反应和直立性低血压等，其中直立性低血压在 α 肾上腺素受体阻滞剂的药物使用中是显著的。因此，在治疗中需密切注意晚期恶性肿瘤患者的药物不良反应，但通常应用抗精神病药物的收益会超过精神分裂症本身的风险。合并有精神分裂症的恶性肿瘤患者在治疗过程中需全面评估治疗的利弊，以选择合适的治疗药物，不建议停用抗精神病药物。

四、肿瘤相关人格障碍

（一）概述

人格障碍是明显偏离正常且根深蒂固的行为方式，可导致严重的适应不良和显著的功能障碍。人格障碍有 3 个因素：早年开始，于童年或少年期起病；人格的某些方面过于突出或显著增强，导致牢固和持久的适应不良；为本人带来痛苦并贻害周围。许多恶性肿瘤患者在经历了患癌和治疗等过程后，可能会出现一系列的情绪、认知和社交等方面的问题。其中有些人格特质比较突出的患者，在遇到类似事件时，可能会以自我挫败、孤立、疏远等应对方式来面对这些问题，给医护人员的临床工作带来了一定的困难。因此，正确识别肿瘤相关人格障碍并给予相应的处理，可以帮助患者正确面对恶性肿瘤的诊断和治疗，提高治疗的依从性。

（二）诊断

《精神障碍诊断与统计手册》（Diagnostic and Statistical Manual of Mental Disorders，DSM）是对人格障碍比较有影响力的诊断系统，DSM-5 关于一般人格障碍的诊断标准如下：

A. 明显偏离了个体文化背景预期的内心体验和行为的持久模式，表现为下列 2 项（或更多）症状：

　　1. 认知（即对自我、他人和事件的感知和解释方式）。

　　2. 情感（即情绪反应的范围、强度、不稳定性和恰当性）。

　　3. 人际关系功能。

　　4. 冲动控制。

B. 这种持久的心理行为模式是缺乏弹性的和广泛的，涉及个人和社交场合的诸多方面。

C. 这种持久的心理行为模式引起有临床意义的痛苦，或导致社交、职业或其他重要功能方面的损害。

D. 这种心理行为模式在长时间内是稳定不变的，发生可以追溯到青少年时期或成年早期。

E. 这种持久的心理行为模式不能用其他精神障碍的表现或结果来更好地解释。

F. 这种持久的心理行为模式不能归因于某种物质（如滥用的毒品、药物）的生理效应或其他躯体疾病（如头部外伤）。

DSM-5 将人格障碍分为 A、B、C 类及其他人格障碍。A 类人格障碍包括偏执型人格障碍、分裂样人格障碍、分裂型人格障碍；B 类人格障碍包括反社会型人格障碍、边缘型人格障碍、表演型人格障碍、自恋型人格障碍；C 类人格障碍包括回避型人格障碍、依赖型人格障碍、强迫型人格障碍以及其他人格障碍，包括由于其他躯体疾病所致的人格改变、其他特定的人格障碍、未特定的人格障碍。

（三）治疗

虽然人格障碍的本质和病因尚未明确，但通过药物和心理治疗等也可以得到一定程度的改善，可以通过多种治疗方式减轻患者的焦虑和抑郁情绪，增强整体社会功能，改善社会适应性。首先，需要识别情绪和行为不稳定的生物学因素，如恶性肿瘤本身、感染、药物、失眠、营养不良等，明确情绪和心理问题，如焦虑、抑郁、绝望、情绪不稳、认知扭曲、消极抵抗等；其次，了解有无需要解决的社会问题，如法律或财务问题、家庭问题、社会问题等。

对人格障碍患者的照护更加需要耐心，在疾病的治疗过程中，人际关系问题可能较为突出。在恶性肿瘤治疗过程中，需要关注生物学、心理学和社会层面等问题。药物治疗和心理治疗可以帮助有人格障碍的恶性肿瘤患者解决情绪相关问题，如焦虑、抑郁、兴奋等。合并有抑郁症的人格障碍患者，可以应用抗抑郁药。对于情感不稳定的患者，可以应用锂盐、抗惊厥药和抗精神病药等。冥想，包括想象、放松和正念等，可以单独或与结构化心理治疗相结合应用于人格障碍的治疗。

参考文献

［1］KREEK M J, REED B, BUTELMAN E R. Current status of opioid addiction treatment and related preclinical research ［J］. Science Advances, 2019, 5（10）: eaax9140.

［2］CAO J, WEI J, FRITZSCHE K, et al. Prevalence of DSM-5 somatic symptom disorder in Chinese outpatients from general hospital care ［J］. Gen Hosp Psychiatry, 2020, 62: 63-71.

［3］GROCHTDREIS T, BRETTSCHNEIDER C, SHEDDEN-MORA M, et al. Patients with unexplained physical symptoms have poorer quality of life and higher costs than other patient groups: a cross-sectional study on burden ［J］. BMC Health Serv Res, 2013, 13: 520.

［4］BUSHE C J, BRADLEY A J, WILDGUST H J, et al. Schizophrenia and breast cancer incidence: a systematic review of clinical studies ［J］. Schizophr Res, 2009, 114（1-3）: 6-16.

［5］CRUMP C, WINKLEBY M A, SUNDQUIST K, et al. Comorbidities and mortality in persons with schizophrenia: a Swedish national cohort study ［J］. Am J Psychiat, 2013, 170（3）: 324-333.

第五章

癌症相关的躯体症状管理

第一节　失　眠

　　癌症患者在病程的各个阶段都常常伴随有不同程度的睡眠障碍，失眠是发生在癌症患者中最为常见的睡眠障碍。失眠可能会导致疲乏无力、情绪问题、免疫抑制、免疫功能降低和神经内分泌功能改变等，是影响癌症患者身心健康和生活质量的一个重要因素。

一、定义

　　失眠（insomnia）指患者对睡眠时间和（或）睡眠质量不满足，并持续相当长一段时间，以至影响其日间社会功能的一种主观体验。失眠可表现为入睡困难、睡眠表浅、频繁觉醒和（或）早醒、梦多，导致白天疲乏、困倦、萎靡等一系列神经精神症状。

二、病因

　　失眠的原因十分复杂，包括躯体因素、环境因素、精神心理因素和药物因素等。躯体症状如疼痛、喘憋以及治疗的不良反应等均有可能引起失眠。癌症患者普遍存在的对癌症的恐惧心理可能发展为焦虑、抑郁等情绪反应，也会影响睡眠。焦虑患者多为入睡困难和频繁觉醒，抑郁患者多以清晨早醒为主。许多药物如苯丙胺、盐酸哌甲酯（利他林）、咖啡因、麻黄碱、氨茶碱、异丙肾上腺素、柔红霉素、地塞米松、泼尼松等均可能引起失眠，一些镇静催眠药的撤药反应也会引起反跳性失眠。癌症患者失眠的病因有以下 3 类因素。

　　（一）易感因素

　　易感因素包括性别、年龄、既往失眠史、失眠家族史、合并焦虑或抑郁等精神障碍等。不同年龄、性别、文化程度的患者，其失眠的发生率不同。中年患者最容易出现失眠，青年次之；女性患者失眠的发生率高于男性，这可能与多数女性易受到患病现实的冲击，容易造成脑功能的超负荷运转有关。此外，既往有失眠史的患者，在诊断癌症后更容易发生失眠。

　　（二）诱发因素

　　诱发因素包括手术、住院、化疗、放疗、疼痛、谵妄、癌症的类型和分期，以及治疗的不良反应如疼痛、恶心、呕吐、腹泻、尿频等，这些均可引起失眠。一些药物，如咖啡因、茶碱、抗胆碱药、抗高血压药、皮质激素和抗肿瘤药等也可以引起失眠。

1. 手术 许多患者在围术期容易出现失眠。一项纳入 962 例癌症患者的研究发现，59% 的患者在手术前出现失眠，随着时间的推移，失眠症状有所好转。

2. 化疗 化疗的不良反应也常引起失眠。乳腺癌患者化疗后常出现更年期的血管舒缩症状如潮热、出汗等，如果这些症状发生在晚间也会影响睡眠。化疗患者常合并使用糖皮质激素来改善癌症症状和化疗导致的相关不良反应，同时糖皮质激素也会导致癌症患者失眠。

3. 放疗 有些癌症患者会进行放疗。一项纳入 160 例乳腺癌患者的研究表明，放疗也会加重乳腺癌患者的睡眠问题。

4. 疼痛 疼痛是影响癌症患者睡眠的重要因素之一。有 90% 的慢性疼痛患者会出现失眠。重度疼痛一定会影响夜间睡眠，即使患者入睡了也会被痛醒。疼痛影响睡眠的机制尚不完全明确，疼痛和睡眠相互影响，睡眠减少也会导致疼痛阈值下降。阿片类药物有镇静作用，这些药物会干扰睡眠结构；服用美沙酮和吗啡会减少快速眼动睡眠和慢波睡眠，增加夜间觉醒次数。

（三）维持因素

维持因素包括不良的睡眠习惯，如睡眠时间不规律、日间睡眠过多、睡前饱食、久坐的生活方式、睡前大量吸烟、饮酒、喝咖啡、喝浓茶等，昼夜节律紊乱，患者对睡眠的一些错误认知和观念，如对睡眠抱有不切实际的期待、不能正确看待自己的睡眠问题等。

此外，睡眠环境的改变，如住院、噪声、光线过强等也会促发失眠。对家庭的牵挂、担心被家庭和朋友抛弃、失去社会地位等也与失眠的发生有关。

三、临床表现

主要表现：入睡困难（入睡时间超过 30 min）、睡眠维持障碍（多梦、易醒、整夜觉醒次数≥2次、觉醒持续时间延长）、早醒（比往常早醒 2 h 以上和日间瞌睡增多）、睡眠质量下降、睡眠后不能恢复精力以及总睡眠时间减少（通常少于 6 h）。

四、评估

（一）评估量表

睡眠相关的评估量表有助于分析睡眠紊乱的程度和评估疗效，确定精神心理问题与失眠的关系，对失眠的诊断和鉴别诊断具有重要意义。主要包括以下自评和他评量表：

1. 匹兹堡睡眠质量指数（Pittsburgh sleep quality index，PSQI） 主要用于评估最近 1 个月的睡眠质量。PSQI 由 19 个自评条目和 5 个他评条目组成，其中 18 个条目组成 7 个因子，每个因子按 0～3 分计分，累计各因子得分为总分，总分范围为 0～21，得分越高，表示睡眠质量越差。

2. 失眠严重程度指数（insomnia severity index，ISI）量表 共 7 个题目，每项按 0～4 分评分，总分 28 分，用于评估最近两周失眠的严重程度。分数越高，表示失眠越严重。0～7 分表示无失眠，8～14 分表示亚临床失眠，15～21 分表示中度失眠，22～28 分表示重度失眠。

（二）辅助检查

多导睡眠图监测（polysomnogram，PSG） 是在整夜睡眠过程中，连续并同步记录脑电、呼吸等 10 余项指标，记录次日由仪器自动分析后再经人工逐项核实。PSG 可以为慢性失眠的诊断、鉴别诊断提供客观依据，为选择治疗方法及评估疗效提供重要参考信息。

五、诊断与鉴别诊断

（一）诊断标准

根据《国际疾病分类（第 10 版）》（ICD-10）精神与行为障碍分类，非器质性失眠症（F51.0）

诊断标准如下：

（1）主诉或是入睡困难，或是难以维持睡眠，或是睡眠质量差。

（2）这种睡眠紊乱每周至少发生3次并持续1个月以上。

（3）日夜专注于失眠，过分担心失眠的后果。

（4）睡眠量和（或）质的不满意引起患者明显的苦恼或影响患者社会及职业功能。

（二）鉴别诊断

失眠是精神障碍中常见的症状，如情感性、神经症性、器质性睡眠障碍及进食障碍、精神活性物质所致精神障碍及其他睡眠障碍等。失眠也可伴发于躯体障碍，如伴有疼痛、其他身体不适或使用某些药物时。失眠的鉴别诊断需要排除其他精神障碍或躯体疾病导致的继发性失眠。肿瘤患者的焦虑障碍多以入睡困难为主，抑郁障碍多以早醒为主，既可在疾病早期出现，也可在康复期出现，因此容易造成误诊。精神障碍的患者除了失眠的症状外，还会有其他精神症状，如抑郁症患者有"三低症状"（情绪低落、思维迟缓、意志行为减退），躁狂症患者有"三高症状"（情绪高涨、思维奔逸、意志行为增强）。失眠虽然是常见的症状，但并非主导症状，需加以鉴别。

六、治疗

尽管癌症患者失眠的发生率很高，但很多患者并没有得到有效诊治。其原因是多方面的，主要可能有以下几点：①认为治疗原发躯体或精神疾病后，睡眠问题会相应解决；②肿瘤科医生和患者过度关注镇静催眠药物的依赖性和耐受性；③过度关注药物的相互作用或不良反应，尤其是老年和慢性疾病等；④对失眠的非药物治疗缺乏认识；⑤对特殊的共患疾病的非药物治疗缺乏认识。

对癌症患者失眠的治疗首先是针对病因的治疗，在抗癌治疗的同时，对失眠症状给予必要的处理，针对不同的病因采取不同的措施，以达到缓解症状、恢复社会功能、提高生活质量、减少或消除与失眠相关的躯体疾病治疗目标。不论失眠的病因是什么，积极的治疗都可能会改善躯体疾病。癌性疼痛是晚期癌症患者失眠的重要原因，应掌握患者疼痛的部位、程度、时间等，对疼痛做出正确评估，积极治疗患者的疼痛。

（一）药物治疗

1. 药物治疗原则　使用药物治疗癌症患者的失眠常参照治疗普通人群失眠的经验，根据癌症患者的躯体情况等，适当调整药物剂量，把握获益与风险的平衡。药物治疗的原则是在病因治疗和非药物治疗措施的基础上酌情给予相应的药物治疗。

2. 常用药物分类及作用机制

（1）镇静催眠药物：根据我国成人失眠诊断与治疗指南，首选非苯二氮䓬类药物作为治疗失眠的一线药物。治疗的前几周一般采用持续治疗，在随访过程中根据患者的睡眠改善状况适时采用间歇治疗。当患者感觉睡眠情况稳定后，可考虑逐渐停药，停药要缓慢，一般需要数周至数月的时间。常用的减量方法为逐步减少夜间用药量，在持续治疗停止后，可按需间歇用药一段时间，避免突然停药引起戒断综合征。

1）非苯二氮䓬类药物：新型苯二氮䓬类受体激动剂（BZRA）主要包括唑吡坦、佐匹克隆、扎来普隆等药物，选择性拮抗 γ-氨基丁酸-苯二氮䓬（GABA-BZDA）复合受体，主要发挥催眠作用，增加总睡眠时间，而无镇静、肌松和抗惊厥作用。该类药物由于半衰期短，起效迅速，不产生蓄积，相对后遗作用少，对白天影响微弱，且基本不改变正常的生理睡眠结构，并可改善患者的睡眠结构，不易产生耐受性、依赖性，一般不产生失眠反弹和戒断综合征，为治疗失眠的一线药物。

2）苯二氮䓬类药物：非选择性拮抗 GABA-BZDA 复合受体，具有诱导入睡、镇静、抗焦虑、肌松和抗惊厥作用。通过改变睡眠结构延长总体睡眠时间，缩短睡眠潜伏期。该类药物不良反应及并发症较明确，包括日间困倦、认知和精神运动损害、失眠反弹及戒断综合征等。根据药物的半衰期，分为短效药物（半衰期＜6 h）、中效药物（半衰期6～20 h）、长效药物（半衰期＞20 h）。根据患者失眠的不同情况选用不同的药物，入睡困难及醒后难以入睡者，选择起效快、作用时间短的短效药物，以避免晨醒后药物的持续效应，如咪达唑仑等。易醒、入睡困难、早醒兼而有之者，可选用艾司唑仑、阿普唑仑、劳拉西泮等中效药物。睡眠维持障碍或入睡困难者可服用起效缓慢、作用时间持久的长效药物，如地西泮、氯硝西泮、氟硝西泮等，但此类药物容易诱发次日头晕、乏力，且容易产生蓄积。老年癌症患者常存在睡眠呼吸暂停，而且容易出现摔倒，使用时需慎重；肺癌患者以及肺功能差的患者使用时也要慎重，以免发生呼吸抑制。焦虑是癌症患者常见的症状，容易影响睡眠，也常用苯二氮䓬类药物改善，如劳拉西泮、氯硝西泮等。需要注意的是，由于苯二氮䓬类药物长期大量使用会产生耐受性和依赖性，因此服用此类药物时应在医生的指导下进行，避免长期大剂量连续使用。若需要长期服用改善睡眠的药物，可以选择非苯二氮䓬类药物或其他药物，如抗抑郁药或新型抗精神病药等。

（2）抗抑郁药及褪黑素受体激动剂：某些抗抑郁药物兼具催眠作用，也可作为治疗失眠的药物，用于治疗抑郁或焦虑患者伴发的失眠。如米氮平、曲唑酮、阿米替林等。小剂量米氮平能缓解抑郁患者的失眠症状，并能起到改善食欲的作用。曲唑酮的抗抑郁作用较弱，但催眠作用较强，可以治疗失眠，也可用于因停用催眠药物而出现的失眠反弹的治疗。阿米替林是三环类抗抑郁药，具有较强的镇静作用，临床上常用于改善癌症患者的神经病理性疼痛，同时也可以改善癌症患者的失眠。此外，褪黑素受体激动剂也可改善患者的入睡困难等症状，阿戈美拉汀既是褪黑素受体激动剂，也是5-羟色胺受体拮抗剂，具有抗抑郁和改善睡眠的双重作用。

（3）其他药物：对于癌症患者，某些具有镇静作用的抗精神病药（如奥氮平、喹硫平等）可以同时改善癌症患者的食欲和恶心呕吐等，小剂量使用可以改善癌症患者的入睡困难，延长睡眠时间。

癌症患者失眠常用药物的用法及不良反应见表5-1。

表 5-1　常用药物的用法及不良反应

药物	用法	不良反应
非苯二氮䓬类药物——新型苯二氮䓬类受体激动剂		
唑吡坦	5～10 mg，睡前口服	①可能出现头痛、头晕、嗜睡、健忘、噩梦、早醒、胃肠道反应、疲劳等 ②严重呼吸功能不全、睡眠呼吸暂停综合征、严重或急慢性肝功能不全、肌无力者禁用
佐匹克隆	3.75～7.5 mg，睡前口服	①可能出现嗜睡、口苦、口干、肌无力、遗忘、醉态、好斗、头痛、乏力等，长期服药后突然停药会出现戒断症状 ②呼吸功能不全、重症肌无力、重症睡眠呼吸暂停综合征患者禁用
右佐匹克隆	1～3 mg，睡前口服	①可能出现头痛、嗜睡、味觉异常 ②失代偿的呼吸功能不全、重症肌无力、重症睡眠呼吸暂停综合征患者禁用
苯二氮䓬类药物		
阿普唑仑	0.4～0.8 mg，睡前口服	可能出现精神紊乱、头痛、恶心、呕吐、排尿困难等，突然停药注意可能发生撤药反应
艾司唑仑	1～2 mg，睡前口服	可能出现口干、嗜睡、头晕、乏力等，大剂量偶见共济失调、震颤等
劳拉西泮	0.5～1 mg，睡前口服	可能出现嗜睡、乏力、头痛、眩晕、运动失调等；闭角型青光眼患者禁用
地西泮	5～10 mg，睡前口服	可能出现嗜睡、头晕、乏力等，大剂量可能出现共济失调、震颤等
氯硝西泮	1～2 mg，睡前口服	可能出现嗜睡、头晕、共济失调、精神紊乱、肌力减退等

药物	用法	不良反应
抗抑郁药及褪黑素受体激动剂		
米氮平	15～30 mg，睡前口服	可能出现食欲及体重增加、镇静、嗜睡等。糖尿病、急性闭角型青光眼、排尿困难者需慎用
曲唑酮	25～50 mg，睡前口服	可能出现嗜睡、疲乏、头晕、紧张、震颤、口干、便秘等。肝功能严重受损、严重心脏疾病或心律失常者、意识障碍者禁用
阿米替林	12.5～25 mg，睡前口服	可能出现视力减退、精神紊乱、心律失常、肌肉震颤、尿潴留等。严重心脏病、近期有心肌梗死发作史、癫痫、青光眼、尿潴留、甲亢、肝功能损害者禁用
阿戈美拉汀	25～50 mg，睡前口服	可能出现恶心、头晕等。乙型肝炎或丙型肝炎病毒携带者/患者、肝功能损害者禁用
具有镇静作用的抗精神病药		
喹硫平	25～50 mg，睡前口服	可能出现头晕、困倦、口干、便秘、心动过速等
奥氮平	2.5～5 mg，睡前口服	可能出现食欲、体重增加，血糖、血脂升高。已知有闭角型青光眼危险的患者禁用

（二）非药物治疗

1. 睡眠教育 失眠往往与不良的睡眠习惯有关，如在床上看书、看电视，或晚上饮酒、喝咖啡和饮茶等。不良的睡眠习惯会破坏睡眠的正常节律，导致睡眠模式的紊乱，引起失眠。睡眠教育包括帮助失眠患者建立并坚持"昼醒夜眠"的作息习惯，帮助患者认识到不良睡眠习惯对睡眠的影响，分析和寻找形成不良睡眠习惯的原因，教育患者学会控制与纠正各种影响睡眠的行为，通过营造舒适的睡眠环境、维持固定的起床时间、尽量减少卧床时间、注意饮食调节、睡前进食易消化的食物、避免过于兴奋的娱乐活动、戒烟戒酒等方式改善患者的睡眠质量，建立良好的睡眠习惯，避免不良睡眠习惯引起的失眠。

根据我国成人失眠诊断与治疗指南，关于睡眠建议：①睡前数小时（4～6 h）内避免使用兴奋性物质（咖啡、浓茶或吸烟等）；②睡前不要饮酒，因酒精可干扰睡眠；③每日规律体育锻炼，睡前避免剧烈运动；④睡前不宜进食大量食物或不易消化的食物；⑤睡前至少1 h内不做容易引起兴奋的脑力劳动或观看容易引起兴奋的书籍和影视节目；⑥卧室环境应安静、舒适，光线及温度适宜；⑦保持规律的作息时间。

2. 心理治疗 心理治疗包括放松疗法、刺激控制疗法以及认知行为治疗等。这些方法独立或组合用于成人原发性或继发性失眠的治疗。针对失眠患者的心理行为治疗方法主要是认知行为治疗，应在药物治疗的同时进行认知行为治疗。在治疗实施时必须建立良好的医患关系，鼓励癌症患者克服恐惧心理，为患者提供情感支持，树立战胜疾病的信心。

（1）放松疗法：应激、紧张和焦虑是患者失眠的常见因素，放松治疗可以缓解上述因素带来的不良影响，因此是治疗失眠常用的非药物疗法。放松治疗的目的是降低卧床时的警觉性及减少夜间觉醒。方法主要包括想象性放松、冥想放松、渐进性肌肉放松、腹式呼吸训练、自我暗示法。放松疗法初期应在专业人员指导下进行，在整洁、安静的环境中，每天坚持练习2～3次，2～4周可见效，通常连续治疗6周以上。放松疗法可作为独立的干预措施用于失眠治疗。

（2）刺激控制疗法：是一套改善睡眠环境与睡眠倾向（睡意）之间相互作用的行为干预措施，恢复卧床作为诱导睡眠信号的功能，使患者易于入睡，重建睡眠-觉醒生物节律。具体要求：只在有睡意时才上床；如果卧床20 min仍不能入睡，应起床离开卧室，等有睡意时再返回卧室睡觉；不要在床上做与睡眠无关的活动，如进食、看电视、思考复杂问题等；不论睡眠时间长短，都要保持规律的起床时间；白天避免小睡。刺激控制疗法可作为独立的干预措施应用。

（3）睡眠限制疗法：通过缩短卧床清醒的时间，增加入睡的驱动能力，以提高睡眠效率。具体方法为：减少卧床时间，以使其与实际睡眠时间相符，并且在 1 周的睡眠效率超过 85% 的情况下才可增加 15～20 min 的卧床时间；当睡眠效率低于 80% 时则减少 15～20 min 的卧床时间；睡眠效率在 80%～85% 时则保持卧床时间不变。

（4）针对失眠的认知行为治疗（cognitive behavioral therapy for insomnia，CBT-I）：是失眠心理行为治疗的核心。帮助失眠患者认识和改变错误的、导致慢性失眠的认知行为模式，重塑有助于睡眠的认知模式，消除主观努力造成的睡眠压力，建立床与睡眠的和谐关系，增强患者自我控制失眠症的信心。研究表明，认知行为治疗对癌症生存者的失眠是有效的，可以改善睡眠效率，缩短睡眠潜伏期，减少入睡后的觉醒时间，可持续有效至干预后 6 个月，因此强烈推荐对癌症生存者进行针对失眠的认知行为治疗（CBT-I）。CBT-I 包括多个治疗部分，通常是认知治疗和行为治疗（如刺激控制疗法和睡眠限制疗法）的综合，也可以增加放松疗法以及睡眠卫生教育。认知疗法侧重于改变患者对睡眠的错误认识和态度，通常连续治疗 6 周以上，与其他方法合用有助于失眠的治疗。认知行为疗法的基本内容主要有：保持合理的睡眠期望；保持自然入睡，不强行要求自己入睡；不过分关注睡眠；培养对失眠影响的耐受性。

七、小结

失眠是癌症患者的常见症状，且其发病原因与其他失眠不尽相同。长期失眠可能会影响患者疾病的治疗和康复，是影响癌症患者身心健康和生活质量的重要因素。因此，准确评估和规范治疗是帮助患者改善失眠症状、提高生活质量的重要组成部分。失眠的干预措施主要包括药物治疗和非药物治疗，急性失眠患者早期宜采用药物治疗；亚急性或慢性失眠患者，应在药物治疗的同时辅以心理行为治疗。此外，失眠的护理也很重要，通过帮助患者建立良好的睡眠习惯、增加身体的舒适度、创造良好的睡眠环境等都可以帮助患者改善失眠。

参考文献

[1] SAVARD J，IVERS H，VILLA J，et al. Natural course of insomnia comorbid with cancer：an 18-month longitudinal study［J］. Journal of Clinical Oncology，2011，29（26）：3580-3586.

[2] ZHAO J，DAI Y H，XI Q S，et al. A clinical study on insomnia in patients with cancer during chemotherapy containing high-dose glucocorticoids［J］. Pharmazie，2013，68（6）：421-7.

[3] STEINDORF K，WISKEMANN J，ULRICH C M，et al. Effects of exercise on sleep problems in breast cancer patients receiving radiotherapy：a randomized clinical trial［J］. Breast Cancer Research & Treatment，2017，162（3）：1-11.

[4] 中华医学会神经病学分会，中华医学会神经病学分会睡眠障碍学组. 中国成人失眠诊断与治疗指南（2017版）［J］. 中华神经科杂志，2018，51（5）：324-335.

[5] JOHNSON J A，RASH J A，CAMPBELL T S，et al. A systematic review and meta-analysis of randomized controlled trials of cognitive behavior therapy for insomnia（CBT-I）in cancer surviviors［J］. Sleep Med Rev，2016，27：20-28.

第二节　疼　痛

一、概述

疼痛是癌症患者所遇到的最普遍和最痛苦的症状，疼痛控制不佳可以导致患者出现不同程度的精神心理问题，因此心理社会肿瘤学家必须了解癌痛及其管理办法。癌痛治疗的精神和心理干预已成为疼痛管理综合方法的一个组成部分，因此，心理社会肿瘤学家还可以在多学科合作中发挥重要的止痛作用。

WHO 和国际疼痛研究协会将疼痛定义为：疼痛是组织损伤或潜在组织损伤所引起的不愉快感觉和情感体验。1995 年，美国疼痛学会主席 James Campbell 提出将疼痛列为心率、血压、脉搏、呼吸之外的第五大生命体征。随着基础与临床研究的进展，2016 年，有学者建议将疼痛定义更新为"疼痛是一种与实际或潜在的组织损伤相关联的包括了感觉、情绪、认知和社会成分的痛苦体验"。最主要的变化在于将"不愉快的感觉和情绪体验"变化为"感觉、情绪、认知和社会成分在内的痛苦体验"。从之前的感觉、情绪两个维度变为新增认知和社会维度在内的 4 个维度。

（一）癌痛

癌痛是指癌症、癌症相关性病变及抗癌治疗所致的疼痛。癌痛常为慢性疼痛，如果得不到及时缓解，会发展为顽固性癌痛。疼痛是癌症患者尤其是中晚期癌症患者最常见也最令患者痛苦的症状。研究表明，约 1/4 新诊断的癌症患者、1/3 正在接受治疗的患者以及 3/4 晚期癌症患者合并疼痛。也有研究显示，有 70% 的癌症患者会在疾病的某一阶段出现疼痛，50% 的终末期患者出现中重度疼痛。

（二）癌痛与心理

疼痛，特别是癌症中的疼痛，不是一种纯粹的伤害性或身体体验，而是涉及人类功能的复杂方面，包括人格、情感、认知、行为和社会关系。

1. 癌症疼痛对患者心理的影响　癌痛会引发一系列的心理反应，出现焦虑、抑郁等不良情绪。很多患者表示自己不怕死，但过分担心因疼痛引起的痛苦折磨，希望能平静地离开人世；很多患者在忍受疼痛时心情沮丧，觉得活着已经没有任何意义了，感觉痛不欲生，生不如死。癌痛还会引发精神障碍。国外研究显示，癌痛引起的精神障碍主要包括适应障碍和重度抑郁发作，有精神障碍的癌症患者中有 39% 报告重度疼痛，没有精神障碍的癌症患者中只有 19% 报告重度疼痛。

2. 癌痛体验中的心理因素　癌痛会带来多种恐惧，包括依赖性、残疾、死亡恐惧等。然而这些心理痛苦的水平是变化的，并与医疗因素、社会支持、应对能力和人格相关。有研究发现，转移性乳腺癌患者如果相信出现疼痛代表癌症的扩散，则将会报告更强的疼痛程度。情绪障碍的评估是晚期癌症患者疼痛的预测因素，焦虑、抑郁较少的患者则报告的疼痛更少。有研究表明，不良应对策略、较低的自我效能以及与治疗或疾病进展相关的痛苦可显著预测疼痛强度。

3. 疼痛与自杀　疼痛若不能被有效控制，则会成为癌症患者产生自杀观念或出现自杀行为的主要因素。有研究表明，69% 的公众相信癌痛会导致一个人产生自杀的想法。大部分出现自杀的癌痛患者均存在未能较好控制的疼痛。晚期癌症患者的自杀风险最高，并且大部分均伴有疼痛。

二、评估

综合评估癌痛的症状是癌痛处理的重要环节。在进行癌痛评估时，要相信患者关于疼痛的主诉，详细询问患者的疼痛史，评估患者的心理状态，进行详细的体格检查和神经系统查体等。疼痛是患者的一种主观感受，由于尚无准确反映疼痛程度的客观指标，患者是否疼痛及疼痛严重程度主要依据患者的主诉，相信患者确实处于疼痛状态。因此，应该主动询问癌症患者的疼痛史，仔细倾听并相信患者关于疼痛感受的主诉，全面评估患者的疼痛，并在疼痛治疗后进行动态评估，合理调整镇痛药物，以获得理想的镇痛效果。准确的癌症疼痛诊断是有效止痛治疗的前提。全面准确的疼痛性质和程度评估是开展个体化镇痛治疗的依据。癌痛诊断包括：①病因诊断：疼痛是由癌症引起，癌症治疗或临床操作引起，还是伴发疾病或非癌症引起的疼痛；②病理生理学诊断：包括伤害感受性、神经病理性或混合性疼痛。癌痛诊断包括了解疼痛的原因、部位、程度、癌痛加重或减轻的相关因素、癌痛治疗的效果和不良反应等，可以从疼痛史、心理社会因素、医疗史、体格检查和相关实验室及影像学资料等方面来评估癌症疼痛。

（一）疼痛病史

1. **疼痛发作时间及频率**　了解是持续性、间断发作性还是突发性疼痛。

2. **疼痛强度**　常用 0~10 数字分级法（numeric rating scale，NRS）评估疼痛程度，0 为无痛，10 为剧痛。应询问患者："你的疼痛有多严重？"疼痛程度分级标准为：1~3 为轻度疼痛；4~6 为中度疼痛；7~10 为重度疼痛。还可以使用痛苦面容脸谱法、根据主诉疼痛程度分级法（verbal rating scale，VRS）、视觉模拟法（visual analogue scale，VAS）评估疼痛程度。评估时不仅要了解患者就诊时的疼痛程度，还应询问患者过去 24 h 中的一般疼痛程度以及最重程度，是否对睡眠造成影响。止痛治疗过程中反复评估疼痛程度有助于安全用药。

3. **疼痛部位及范围**　了解疼痛发生的部位及范围，有无放射痛及牵涉痛。

4. **疼痛性质**　皮肤、肌肉、骨骼的躯体痛常表现为酸痛、刺痛、跳痛和压痛；内脏器官的内脏痛常表现为钝痛、锐痛、咬痛、绞痛、痉挛性痛；神经损伤引起的神经病理性疼痛常表现为刀割样痛、麻木感、封闭痛、枪击痛；有关神经病理性疼痛、躯体痛、内脏痛的描述各有特点，能为临床诊断提供有力证据。

5. **疼痛发作相关因素**　评估疼痛发作、加重及缓解的相关因素，有助于进行个体化综合镇痛治疗。疼痛加重的因素：全身不适、失眠、乏力、焦虑、精神孤独、社会隔离、恐惧、愤怒、悲观、抑郁等。疼痛缓解的因素：睡眠改善、获得理解和支持、精神放松、其他症状缓解、主动活动、焦虑减轻、情绪改善等。

6. **疼痛对生活质量的影响**　包括疼痛对生理、心理、精神、社会活动和交往的影响。睡眠障碍和抑郁是疼痛对生活质量最常见的影响。

7. **疼痛治疗史**　详细了解患者既往及目前的疼痛治疗计划，包括药物和非药物治疗。药物治疗史包括了解镇痛药物使用的种类、药物剂型、药物剂量、给药途径、用药间隔、镇痛治疗效果及不良反应等。

8. **与疼痛相关的特殊问题**　了解疼痛对患者及家属的影响，询问患者及家属对疼痛相关知识的了解和看法，了解社会文化对患者疼痛认识的影响，了解灵性或宗教层面对疼痛治疗的影响，了解患者对疼痛治疗的目标和期望，了解患者对舒适度的要求和功能要求。

（二）心理社会因素

无论患者疼痛程度如何，都需要对患者进行心理社会评估。评估患者的心理痛苦水平；评估患者目前的精神状况，是否存在精神障碍如焦虑、抑郁障碍；评估患者获得家庭和社会支持的程度；了解患者既往的精神病史；了解疼痛控制不佳的风险因素，如药物滥用史、神经病理性疼痛等。癌痛的顽固持续存在，使之比其他任何症状更易引起患者的心理和精神障碍，焦虑、抑郁等不良情绪能明显加重患者对疼痛的感知和体验。

三、治疗

（一）药物治疗

规范化疼痛处理，应持续有效地缓解疼痛，减少镇痛药物的不良反应，最大限度地减轻止痛治疗给患者带来的心理及精神负担，最大限度地提高癌症患者的生活质量。癌症疼痛的治疗包括药物治疗和非药物治疗，其中以药物治疗为主，非药物治疗为辅。

在癌痛治疗的各种手段中，药物治疗是最主要、最常用、最方便的方法，具有有效、作用迅速、风险小等优点。

1. **WHO 三阶梯镇痛原则**　20 世纪 80 年代初，WHO 总结出一套通俗易懂、符合规范的三阶梯镇痛原则。从 1990 年开始，经过慎重的考察论证，我国开始普遍推广三阶梯镇痛原则，并取得了显著效果，使数以千万计的癌症患者基本摆脱了癌痛的折磨。其基本原则是：

（1）按阶梯给药：为不同程度的疼痛选择相对应的阶梯药物。根据不同的疼痛程度采取不同的方案进行治疗，镇痛药应从低级向高级顺序提高，弱化重度镇痛药的使用是目前的趋势。

（2）口服给药或无创给药：首选的给药途径，简单、经济、易于接受，血药浓度稳定（与静脉注射同样有效），更易于调整剂量和更有自主性。口服给药时药物吸收缓慢，峰值较低，尤其对于强阿片类药物，极少产生成瘾及耐药。除口服给药途径外，其他无创性途径给药的应用也日趋广泛，如芬太尼透皮贴剂。

（3）按时（by the clock）给药：即按规定的间隔时间给药，而不是按需给药。如每隔12 h给药一次，无论给药当时患者是否发作疼痛，以此可保证疼痛持续缓解。如果患者突发剧痛，可按需给予止痛药解救。

（4）个体化给药：对麻醉药物的敏感度个体间差异很大，所以阿片类药物并无标准剂量。凡能使疼痛得到缓解并且不良反应最低的剂量都是最佳剂量。

（5）注意具体细节（attention to detail）：对应用止痛药物的患者要注意监护，密切观察其反应。目的是既要使患者获得疗效，又要使不良反应最小，并及时采取必要措施。

2. 镇痛的药物选择 药物止痛治疗的第一步是选择镇痛药，第二步是选择辅助镇痛药物。合理、综合应用镇痛药物和辅助镇痛药物，有利于最大限度地缓解癌症患者的疼痛，减少止痛治疗的不良反应，提高患者的生活质量。

（1）非甾体类药物：此类药物对轻度疼痛，尤其对骨及软组织疼痛治疗效果肯定，同时对骨膜受肿瘤机械性牵拉、肌肉或皮下等软组织受压或胸膜、腹膜受压产生的疼痛也有效果，并可作为合并用药增强阿片类镇痛药的作用。肿瘤生长可产生炎性因子，并对邻近组织产生机械性压迫刺激，邻近组织因此产生前列腺素、缓激肽和5-羟色胺等炎性因子，这些物质反过来又可刺激周围组织。非甾体类药物通过抑制前列腺素的合成，发挥其解热、镇痛及抗炎等作用。骨转移处癌细胞产生大量前列腺素，故非甾体类药物对骨转移疼痛治疗效果较好。非甾体类药物有许多潜在的严重不良反应，包括消化道溃疡及出血、血小板功能障碍、肝肾功能障碍、过敏反应等。当其用量达到一定水平时，增加用药剂量不增加镇痛效果，反而可明显增加不良反应。因此，当非甾体类药物的用药剂量接近限制用药剂量时，如果仍未能理想缓解疼痛，不应该盲目增加用药剂量，而是应该改用或合用其他类镇痛药。

（2）阿片类镇痛药：该类药物种类多，可选剂型多，无封顶效应。根据半衰期的长短可将阿片类药物分为两大类：短半衰期的药物作用时间为3~4 h，较长半衰期的药物作用时间可达8~12 h，作用时间最长者可达72 h。应用阿片类药物需考虑许多因素，如年龄、性别、全身情况、癌症类型及疼痛严重程度和广泛程度。药物应用有很大的个体差异，通常由小剂量开始，根据临床经验进行个体剂量滴定，以尽快达到无痛。给药途径以无创为主，可以选择口服、透皮贴剂等。

（3）精神科药物在癌痛患者中的应用：尽管阿片类药物是管理癌痛的主要药物，但是精神科药物在癌痛的管理中也有着重要的应用。联合应用精神科药物通常可以提高阿片类药物的疗效；通过改善导致疼痛的并发症状来管理疼痛；具有独立的止痛作用。可以在三阶梯的全部阶梯中使用精神科药物。常用的联合药物包括抗抑郁药、抗癫痫药、精神兴奋剂、抗精神病药等，其中多数是针对神经病理性疼痛的治疗（表5-2）。

1）抗抑郁药：目前的研究证据支持使用抗抑郁药作为一种止痛联合用药来管理疼痛，包括癌痛。抗抑郁药通过一系列机制，包括抗抑郁作用、增强阿片类止痛药作用以及直接的止痛作用等机制来达到止痛作用。抗抑郁药止痛的最主要途径是在5-羟色胺能与去甲肾上腺素能通路上发挥重要作用。另一个可能的机制包括肾上腺素受体与5-羟色胺受体效应、抗组胺作用以及直接的神经作用，如直接抑制神经元阵发性放电以及减少神经元上的肾上腺素受体敏感度。有证据

表 5-2　精神科药物治疗神经病理性疼痛

药物分类	药物名称	起始剂量	常用剂量
三环类抗抑郁药	阿米替林	12.5 ~ 25 mg qn	12.5 ~ 25 mg qn
5- 羟色胺和去甲肾上腺素再摄取抑制剂	文拉法辛	37.5 ~ 75 mg/d	75 ~ 300 mg/d
	度洛西汀	20 mg/d	20 ~ 60 mg/d
其他非典型抗抑郁药	安非他酮	75 mg bid	200 ~ 450 mg/d
抗癫痫药	卡马西平	50 ~ 100 mg bid	50 ~ 1200 mg/d
	加巴喷丁	100 ~ 300 mg tid	300 ~ 3600 mg/d
	普瑞巴林	75 mg 睡前	75 ~ 150 mg/d

表明，三环类抗抑郁药具有特定的止痛作用，被用于管理慢性神经痛以及非神经病理性疼痛综合征。阿米替林是研究最多的用于疼痛综合征的三环类抗抑郁药，包括神经病理性疼痛、癌痛以及纤维肌痛。其他具有止痛作用的三环类抗抑郁药还包括丙咪嗪、地昔帕明、去甲替林、多虑平等。此外，目前的 SNRI 类抗抑郁药文拉法辛、度洛西汀等均是有效的联合止痛药物。抗抑郁药具有直接的神经痛与非神经痛止痛作用，临床上通常与阿片类药物联合使用处理中重度癌痛。

2）抗癫痫药：抗癫痫药可以治疗针刺样、痛觉敏感等特征的神经病理性疼痛。目前使用最广泛的抗癫痫药为加巴喷丁，其安全性相对较高，药物交互作用小，并且不经过肝代谢。加巴喷丁起始剂量为 300 mg/d，可逐渐加至 900 ~ 3600 mg/d，分 3 次服用。

3）精神兴奋剂：常用的药物有右苯丙胺、哌醋甲酯和匹莫林。精神兴奋剂同样可以提高阿片类药物的止痛作用。同样，可以减轻阿片类止痛药镇静的不良反应，成为可能的止痛联合药物。有研究表明，每天早晨服用 10 mg、中午服用 5 mg 哌醋甲酯，可以显著改善镇静的不良反应。哌醋甲酯同样具有改善神经认知功能的作用，如注意力、记忆力。右苯丙胺与吗啡联合使用具有止痛增效作用。小剂量的精神兴奋剂可以促进食欲，使患者主观感受变好，以及改善癌症患者的虚弱感和疲劳感。

（二）非药物治疗

1. 癌痛的精神科与心理管理　晚期癌症患者疼痛管理应该是多模式的，包括药理学、心理治疗、麻醉、神经刺激以及康复的治疗方法。精神科在疼痛中的作用包括使用心理治疗、认知行为干预以及精神科药物干预。

2. 心理治疗与疼痛　心理治疗针对癌痛患者的目标是提供支持、信息和技能。治疗师可以强调患者既往的成功应对策略，并教会患者新的应对技能，如放松、认知重建、止痛药的使用、自我观察、记录、判断以及沟通技巧。除了特定的心理干预外，患者与家属还需要一个广泛、长期、支持性的关系，这是精神科医生、心理学家、社工以及医护人员可以提供的。针对终末期癌痛患者，心理治疗主要在于积极地倾听，可以有一些支持性言语，以及少量的解释。通常，在患者的多位家属和照料者中，心理治疗师是最适合让患者放松下来的，可以让患者有机会回顾自己的生活以及经历，而不仅仅关注于即将到来的死亡。允许终末期患者谈及或询问有关死亡、疼痛以及痛苦等话题，治疗师的任务就是维持一种感兴趣的、相互交流的氛围。随着疾病的进展，由于认知与言语的缺陷，针对患者的心理治疗变得局限。此时，支持性心理干预应该转移至家庭上。根据经验，在此阶段家属最关注的问题是患者的意识水平，疼痛控制的同时通常也会导致镇静，这可能会影响患者与家属之间的交流，家属之间可能会产生争论，因此需要在患者止痛与保持患者意识清晰之间寻求平衡。对于肿瘤科医生来说，尽早了解患者本人的需求可有效避免之后的矛盾。

3. **认知行为技术**　可用于癌痛管理，包括意向性想象、认知分离与认知关注、被动性放松、渐进性肌肉放松、生物反馈、催眠以及音乐治疗等。治疗目标为指导患者体验控制疼痛的感受。有些技术核心是认知，关注认知与思维过程；有些则是通过改善行为的模式来帮助患者应对疼痛。认知重建是源自焦虑、抑郁干预中的认知治疗方法，其基础是一个人如何解释其目前的状态以及感受。患者可能存在自动性负性思维，对于癌痛的负性思维与疼痛强度、心理痛苦程度以及日常功能水平的干扰显著相关。通过对这种不良负性思维的重建，使得对于疼痛的认知处于理性之中。常见的负性思维如"我的疼痛永远也消除不了"或"由于疼痛我不能活动，没人能帮助我"，我们要做的就是指导患者识别并打断这种思维。除了改善负性思维与态度，行为技术最重要的是帮助患者进行自我监测，可以让患者注意到自己对于疼痛的不良功能性反应，并学会控制他们。需要注意的是，这些技术不能作为止痛治疗的替代，而只是作为疼痛综合治疗中的一部分来开展。这类治疗没有不良反应，因而使其成为缓和医疗中非常有用的干预措施。还有一点需要注意，如果使用这些技术减轻了患者的疼痛，千万不要误以为患者的疼痛是源自心理因素，甚至认为是"不真实的疼痛"。尽管大部分癌痛患者适用于这些技术，但是最理想的还是轻、中度疼痛患者，可以获得预期的收益；重度疼痛患者预期获益有限，但是如果通过药物治疗使得疼痛降至一定的程度后再应用本技术，也可以使患者获益。患者本人往往也会对行为治疗存在不确定感。有些患者可能会问"呼吸训练如何能带走我的疼痛"？此外，他们还可能对于"镇静"充满了恐惧，因为镇静对于患者来说，会使其担心丧失控制感，担心自己完全处于别人的控制之中。根据经验，只有在与患者建立起有效的信任关系之后，才会向患者介绍这种干预方式。并且应让患者感到对这些治疗有控制感，并向他们保证可以在任何时间停止治疗。

4. **放松技术**　数项技术可用于达到精神与躯体放松状态。肌肉紧张、自主唤醒以及精神痛苦会加剧疼痛。一些特定的放松技术，包括被动式放松 - 集中注意于温暖的感受可以减少身体的紧张感、渐进性地放松肌肉（包括先主动紧张肌肉，再体验放松感）、冥想放松技术等。其他同时包括放松与认知的技术包括催眠、生物反馈、音乐治疗等。被动式放松的核心是将注意力关注于呼吸，被动肌肉放松训练包括将注意力集中于呼吸，集中于温暖的感觉和放松，以及感受身体不同部位肌肉的放松。言语指导和意向想象有助于促进放松。进行性或主动的肌肉放松包括主动肌肉紧张与身体不同区块肌肉的放松，需要将注意力关注于紧张与放松的感觉。临床上，在住院环境中，放松是最常用到的，进行性肌肉放松训练与呼吸训练联合应用，疗效更佳。一旦患者处于放松的状态之中，可以使用意向性想象技术来诱导患者进行更深入的放松，并使患者将注意力从癌症相关症状中分离出来。

四、小结

疼痛是癌症患者特别是缓和医疗中癌症患者的重要症状，给患者及家属带来极大负担，因此，良好的癌痛管理十分重要，而作为癌痛综合管理的重要组成部分，精神科药物以及心理治疗技术可从生理 - 心理 - 社会等全方位层面为患者及家属提供帮助。

参考文献

［1］WILLIAMS A C, CRAIG K D. Updating the definition of pain［J］. Pain, 2016, 157（11）: 2420-2423.

［2］GALLAGHER R M. Pain Psychology: "Psychosomatic medicine, behavioral medicine, just plain medicine"［J］. Pain Medicine, 2016, 17（2）: 207-208.

［3］SYRJALA K L, JENSEN M P, MENDOZA M E, et al. Psychological and behavioral approaches to cancer pain management［J］. Journal of Clinical Oncology, 2014, 32（16）: 1703-1711.

第三节　疲　乏

一、概述

癌症相关疲乏（cancer related fatigue，CRF）是一种最常见但又容易被忽略的癌症症状。恶性肿瘤患者在早期、进展期、终末期，甚至在恶性肿瘤被确诊之前都有可能出现疲乏，也是恶性肿瘤常规治疗过程中最常见的不良反应之一。手术、化疗、放疗、免疫治疗等都可能导致患者疲乏，且这种疲乏不能通过常规的休息和睡眠得到缓解，不但增加了患者在疾病过程中的症状负担，还降低了患者的总体生活质量。由恶性肿瘤治疗引起的疲乏有可能会随着治疗结束而逐步改善，但部分达到一定程度的疲乏症状会持续几个月或长期存在。虽然大多数研究数据显示，疲乏在恶性肿瘤临床的发生率最高，且贯穿于疾病始末，但对疲乏处理仍处于相对不足的状态。最主要的阻碍来自于各方面对疲乏症状的认识或重视不足：患者认为疲乏必然会出现；从临床角度考虑，疲乏虽可引起患者生活质量下降，但不至于导致临床急症；目前肿瘤相关疲乏的发生机制仍未完全清晰，且尚未有循证医学验证得出何种治疗措施能够对改善疲乏起到立竿见影的效果。然而，研究显示，如果对患者的疲乏进行全程管理，该症状能够获得有效改善，为临床治疗带来积极作用。

二、定义

美国国立综合癌症网络（National Comprehensive Cancer Network，NCCN）将疲乏定义为：一种痛苦而持续的主观感受，为肿瘤本身或抗肿瘤治疗所致的躯体、情感和（或）认知上的耗竭感，且与近期的活动量不符，并影响患者的日常功能。与健康人出现的疲乏相比，肿瘤相关疲乏表现更加严重，带来的痛苦更加深刻，且通过常规的休息和睡眠并不能得到有效缓解。疲乏是患者的一种主观感受，因此，临床实践中应重视患者的主诉或患者对疲乏的描述，而不能仅仅依靠医务人员对患者的外部表现来判断。另外，还要考虑疲乏给日常功能带来的影响，以及给患者带来的心理社会痛苦。

不同文献报道癌症相关疲乏的发生率在29%~100%，且女性、年轻、失业以及伴有焦虑和（或）抑郁明显的患者疲乏更加严重。一项多中心调查显示，中重度疲乏在无病生存者中的发生率为29%，接受积极治疗的患者为45%，身体状况较差或体重下降明显的患者疲乏较重。近期美国的一项针对大样本门诊患者（n=3106）进行症状调查的结果显示，在所有13条核心症状（疲乏、睡眠紊乱、疼痛、口干、痛苦、麻木感、气短、食欲下降、悲伤、便秘、腹泻、恶心、呕吐）中，无论对于乳腺癌、结肠癌、前列腺癌还是肺癌患者，无论疾病发展处于哪个阶段，或对抗肿瘤治疗反应如何，疲乏发生率均居首位，且接受积极抗肿瘤治疗的患者比未接受治疗患者疲乏发生率高；与无症状生存以及对治疗完全应答相比，疾病进展、患者对治疗反应较差的情况下，疲乏发生率明显增加。疲乏会对患者日常生活的各个方面造成严重的影响，大部分患者反映"正常"生活受阻，日常安排需要重新调整，参加社会活动出现困难，甚至工作岗位需要调整，增加了家属的照顾负担，且给患者的总体生活质量带来了严重的负面影响。

三、病因或发生机制

癌症相关疲乏的发病机制目前尚未完全清晰，不同系统的失调，包括生理因素和心理因素都会引起疲乏，也有学者将这些因素分为中枢机制和外周机制：中枢性疲乏源于中枢神经系统功能改变，运动神经元兴奋性传导受阻；而外周性疲乏源于肌肉和相关组织的协调性下降。有学者认为持续的疲乏与大脑通路改变有关，包括大脑前额叶皮质、运动前区默认模式通路（default mode network，DMN）联结加强以及前额叶灰质双侧减少等。大部分学者认为疲乏由多种因素引起，与细胞因子失调、下丘脑 - 垂体 - 肾上腺轴（hypothalamic-pituitary-adrenal，HPA）功能紊乱、5- 羟色胺神经递质（5-HT）失调、昼夜节律被打乱、三磷酸腺苷（adenosine triphosphate，ATP）代谢失调、骨骼肌萎缩、迷走神经传入激活等因素有关，但对于上述理论尚需更多研究证实。

四、筛查和综合评估的原则

根据评估的方式和难易程度分为初级筛查和综合评估。筛查工作可以通过常用量表在门诊和病房工作中大规模展开，也可以在患者返回社区后进行随访。优势在于所有工作人员都可以使用，患者可以自行填写或在工作人员和家属的协助下填写，工具简单、便于操作，如果将筛查工具纳入电子系统，可以节约大量时间，且在必要的情况下随时可以重复测试。同时也可以引起工作人员和患者家属对于疲乏症状的关注，对后续的干预有一定指导意义。缺点是评估结果不够详细和深入，比如不能直观了解患者目前疲乏出现的具体原因和影响因素，指导干预的作用有限。

（一）初步筛查

1. 初步筛查的原则和流程　多部指南统一推荐所有癌症患者都应被筛查是否存在疲乏以及疲乏的严重程度。对于无疲乏或者轻度疲乏的患者和家属，需要接受关于疲乏管理相关知识的教育，但之后还需要对患者进行周期性的筛查。NCCN 指南推荐住院患者应该每天进行一次疲乏筛查，门诊患者在后续就诊和随访中进行筛查。需要强调的是，完成抗肿瘤治疗后的生存者也需要监测疲乏状况，因为疲乏不只出现在接受治疗的过程中。筛查结果提示中度到重度疲乏的患者，建议对其进行有针对性和综合的评估，尤其完善对引起疲乏的相关因素的评估。所有指南均推荐对所有癌症患者的疲乏进行多次筛查，尤其是正在接受抗肿瘤治疗的患者，也包括随访时对生存者和生命终末期接受安宁疗护的患者进行常规筛查。

2. 筛查工具的选择　指南中推荐最简短的筛查方法为 0~10 分筛查工具，便于临床操作且能达到筛查严重程度的初级目标。0 分代表无疲乏，10 分代表最严重的疲乏，1~3 分为轻度疲乏，4~6 分为中度疲乏，7~10 分为重度疲乏。进一步筛查可以选择目前已经有研究证实其心理测量学数据的量表。简明疲乏量表（Brief Fatigue Inventory，BFI）是一个多维度量表，筛查内容包括疲乏的严重程度和为生活带来的影响。该量表的结构效度及内部一致性较好，已在多个国家不同癌种患者中得到数据证实。癌症治疗功能评估 - 疲乏量表（Function Assessment of Cancer Therapy-Fatigue，FACT-F）是一个仅针对疲乏严重程度的单一维度量表，包括 13 个条目，Yellen 一项纳入 50 名癌症患者的研究显示，FACT-F 的重测信度（0.90）及内部一致性（0.95）较好，可以用于肿瘤临床。以下就多维度量表和单一维度量表分别举例说明。相比单一维度量表，多维度量表尤其是包含疲乏对日常生活影响的量表更有优势，因为影响程度对于 0~10 量表区分轻度、中度、重度疲乏有非常重要的意义。目前临床中还有其他量表可供选择，每个量表都有其自身独特之处，根据临床工作需求可以考虑不同选择。具体量表内容及评价见表 5-3。

表 5-3　癌症相关疲乏的常用筛查工具

量表	注释
单一维度量表	
NCCN 问题列表	①1 个条目，二分量表，来自 NCCN 痛苦温度计和问题列表（Distress Thermometer and Problem List，DT and PL） ②仅回答"有"或"无"，使用简单 ③中文版：有，信效度得到验证
癌症治疗功能评估 - 疲乏量表（Function Assessment of Cancer Therapy-Fatigue，FACT-F）	①13 个关于疲乏的条目。0 分（无疲乏）~4 分（非常疲乏）评分法，仅适用于治疗中的患者 ②维度：疲乏的严重程度 ③中文版：有，信效度已验证

续表

量表	注释
欧洲癌症治疗与研究组织生活质量问卷（EORTC QLQ C30）	①30个条目，其中有3个条目组成了疲乏亚量表，1分（无疲乏）~4分（非常疲乏）计分方法，分数越高，疲乏越重 ②作为单独的疲乏量表效度指标较弱，但该量表简单、易于操作 ③维度：疲乏的严重程度 ④中文版：有，不同癌种的信效度研究得到验证
多维度量表	
简明疲乏量表（The Brief Fatigue Inventory，BFI）	①9个条目；在混合的癌种群体中效度得到证实，通过临界值区分轻度、中度、重度疲乏，仅作为筛查目的的使用 ②维度：条目1~3评估疲乏严重程度；条目4中有6个问题评估疲乏对生活造成的影响 ③中文版：有，且效度得到证实
Chalder疲乏量表	①11个条目 ②一般人群中效度得到证实，但广泛应用于慢性疲乏综合征患者中，简单且易于操作 ③维度：躯体疲乏和精神疲乏 ④中文版：尚无
疲乏症状量表（Fatigue Symptom Inventory，FSI）	①13个条目 ②在乳腺癌和混合癌种患者中效度得到证实，但是其重测信度尚存质疑 ③维度：疲乏严重程度、持续时间、对日常生活的影响 ④中文版：有，有信效度研究
多维度疲乏评估量表（Multidimensional Fatigue Inventory，MFI-20）	①20个条目 ②专为癌症患者设计，效度得到证实 ③维度：一般疲乏、躯体疲乏、精神疲乏、动力和活动能力 ④中文版：有，且信效度得到验证
多维度疲乏症状量表（Multidimensional Fatigue Symptom Inventory，MFSI-30）	①30个条目 ②乳腺癌和混合癌种有研究证实其测量学数据 ③维度：一般疲乏、躯体疲乏、情感疲乏、精神疲乏和活力 ④中文版：有，信效度在肿瘤患者中得到验证
修订版Piper疲乏量表（Revised Piper Fatigue Scale，RPFS）	①将原始量表修订为22个条目 ②0~10数字评分法：0表示无疲乏；1~3表示轻度疲乏；4~6表示中度疲乏；7~10表示重度疲乏；10表示非常疲乏 ③在乳腺癌生存者中得到效度验证 ④维度：行为/严重程度、情感意义、感觉、认知/心境 ⑤中文版：有，恶性血液病得到信效度数据
Schwartz癌症疲乏量表（Schwartz Cancer Fatigue Scale，SCFS）	①28个条目 ②在接受治疗的混合癌种患者中得到效度验证 ③维度：躯体、情感、认知、疲劳形式4个方面 ④中文版：目前中文文献有使用报道，但无正式信效度研究文献

（二）综合评估

鉴于上述量表的局限性和筛查原则，各指南推荐在筛查程序完成后，针对筛查阳性（如加拿大指南推荐初步筛查疲乏得分中度到重度）的患者需要进行详细的评估，评估结果可以指导下一步的具体干预措施。筛查后的综合评估更加具有针对性，比如需要评估所有可能会促使患者出现疲乏的影响因素、病史、实验室检查结果等，必要时还会对患者的体质状况和活动能力进行检查。此外，评估还包括：患者目前的疾病状况、治疗的种类和持续时间、疾病和治疗导致疲乏的可能性、患者对治疗的反应、疲乏给身体功能带来的影响、疲乏出现时间 / 出现形式 / 持续时长 / 随时间的变化情况 / 可加重或减轻疲乏的因素等。对引起疲乏的心理社会影响因素也需要进行评估，主要包括：焦虑、睡眠障碍、营养状况、活动水平、药物、酒精 / 物质滥用、贫血以及其他共患病。

五、癌症相关疲乏的综合干预

疲乏的干预措施应首先考虑改善导致疲乏的潜在因素，如改善疼痛、焦虑 / 抑郁、睡眠紊乱等症状。在此基础上针对疲乏给予综合干预，干预内容包括药物干预和非药物干预。非药物干预主要分为：一般处理，躯体活动 / 锻炼，教育和心理社会干预。在干预后需给予积极随访，及时评估治疗是否有效并了解患者的需求。

（一）药物治疗

一项关于疲乏药物治疗的系统回顾纳入了 31 项随机对照研究（n=7104），分析中枢兴奋剂（哌醋甲酯、莫达非尼）、造血生长因子、抗抑郁药与安慰剂、常规治疗或者非药物治疗方法的对照。结果显示，哌醋甲酯在一部分小样本和一项大样本的 RCT 研究中与安慰剂对照可以获益，但大样本研究显示该药物对疲劳治疗收效甚微，特别是对于进展期癌症患者，因此并不推荐哌醋甲酯的广泛使用，且将来尚需更多大样本 RCT 研究给予证实。而莫达非尼因会引起明显的不良反应（如眩晕、恶心、呕吐），与安慰剂对比仅显示出微弱的治疗优势。同样，造血生长因子也由于明显的不良反应而未被指南列入常规治疗癌症相关疲乏的药物。由于当前现存关于癌症相关疲乏的文献存在较大异质性，尚不能为临床工作提供有力的循证医学数据。

1. 哌醋甲酯 一种拟交感中枢神经兴奋剂或精神兴奋剂，可以提高精神活动，改善抑郁症状。目前国内用药适应证为儿童注意缺陷多动障碍（attention deficit heperactivity disorder, ADHD）、发作性睡病、遗传性过敏反应等。目前国内尚没有应用于癌症相关疲乏治疗的文献报道。近期国外 RCT 研究评估了与安慰剂对照哌醋甲酯对癌症相关疲乏的干预效果，结果显示，对于病情较严重患者的效果明显。该药物的使用需考虑平衡预期的副作用和尚未严格证实的获益。制定治疗决策需要考虑患者的身体状况、治疗目的和维持时间等。

2. 莫达非尼 一种神经精神兴奋剂，主要用于发作性睡病、阻塞性睡眠呼吸暂停引起的睡眠过多、ADHD、抑郁障碍和多发性硬化患者的疲乏。有研究显示，与安慰剂组相比，莫达非尼对于化疗期间癌症患者出现的严重疲乏有显著的改善作用；也有研究得到与安慰剂对照无明显差异的结果。鉴于关于该药物的研究数量较少，且结果尚存异质，该药物未被指南纳入常规治疗药物中。

3. 激素治疗 糖皮质激素类药物具有抗炎和抗病毒、减少过敏反应的作用，也是肿瘤临床常用的辅助药物。其在人体的分泌受到下丘脑 - 腺垂体系统的调节，同时对该系统又具有反馈作用。虽有随机对照研究显示糖皮质激素对于中重度疲乏有改善作用，但鉴于此类药物长期使用的毒性问题，因此指南建议此类药物仅限于疾病晚期存在疲乏和厌食症的患者，或有头部及骨转移引起疼痛的患者。

4. 抗抑郁药 疲乏患者可能会伴发抑郁，且当患者出现抑郁时也会存在精力下降的表现。指南推荐在疲乏伴随抑郁出现时，需积极按照抑郁障碍诊疗标准改善抑郁症状。但目前多数研究结果显示，典型的抗抑郁药（如 5- 羟色胺再摄取抑制剂）可以有效改善抑郁，但并不能缓解癌症相关的疲乏，在疲乏患者伴有抑郁时可考虑使用。安非他酮通过阻断去甲肾上腺素和多巴胺再摄取从而达到抗抑郁的效果，对于低动力抑郁症患者有独特的优势，可以起到精神兴奋性作用。考虑其可能在癌症相关疲乏中有治疗作用，但目前仅有少数开放性实验得出的获益较弱的研究，临床应用尚需更多严谨设计的 RCT 研究提供证据。

5. 补品或替代药物 有研究提到一些补品或替代药物（如人参、维生素 D 等）可以改善 CRF。用西洋参持续治疗 8 周可以改善患者的疲乏症状，中医传统方剂研究显示，人参养荣汤能够改善非贫血性疲乏症状。近年来，一些中成药在治疗肿瘤相关疲乏方面以及提高患者生活质量方面取得了一定的进展。尤其是含有人参皂甙类成分的中药得到认可，如正元胶囊可作为放化疗的联合用药，可有效减轻癌症相关性疲乏的程度，改善神疲乏力、少气懒言、呼吸气短、纳谷少馨、腰脊酸痛、自汗、体重减轻等肾气虚证的症状，提高患者生活质量。相比西药，中医药在治疗肿瘤相关疲乏方面具有整体调节作用，副作用较少，患者容易接受，因此祖国医药在该领域具有较为广阔的前景。

上述药物简介见表5-4。神经兴奋剂目前在国内尚未广泛应用于肿瘤临床，激素类药物也未用作常规用药，抗抑郁药在伴随抑郁症状时才考虑使用，具体在使用过程中需进行详细的多学科评估，权衡药物利弊进行处方。

表 5-4　用于 CRF 的治疗药物列表

药物分类	药物名称	用法与用量	主要副作用	注意事项	备注
神经兴奋剂	哌甲酯 & 哌醋甲酯	5 ~ 20 mg/d，早晨口服	失眠、眩晕、头晕、头痛、恶心、厌食、心悸等	青光眼、激惹性抑郁、过度兴奋以及对本品过敏者禁用；癫痫、高血压及运动员慎用；可产生依赖性	建议进展期癌症患者或接受积极抗肿瘤治疗过程中的患者考虑使用
	莫达非尼	50 ~ 200 mg/d，早晨口服	恶心、神经过敏和焦虑，加量、过快服药可出现轻至中度头痛	严重肝损害的患者剂量减半，肾功能不全和老年患者服用剂量要酌减，左室肥大、有缺血性心电图改变、胸痛、心律失常或有临床表现的二尖瓣脱垂患者及近期发生心肌梗死、不稳定型心绞痛或有精神病史者禁用或慎用	① NCCN 指南认为证据不足，尚未纳入推荐药物 ②有文献建议重度疲乏患者可考虑使用
类固醇激素类药物	地塞米松	0.75 ~ 8 mg/d	①长期使用可出现物质代谢和水电解质代谢紊乱、消化道溃疡、骨质疏松、并发感染等 ②精神症状：欣快、激动、烦躁、失眠、谵妄等	①对本品及肾上腺皮质激素类药物有过敏史患者禁用 ②高血压、血栓症、胃十二指肠溃疡、精神病、电解质代谢异常、心肌梗死、内脏手术、青光眼等患者一般不宜使用 ③并发感染、糖尿病、骨质疏松症、肝硬化、肾功能不全、甲状腺功能减退症患者慎用	因该类药物长期使用产生的严重副作用，对于疲乏的治疗建议在进展期或晚期患者中使用
	甲基泼尼松龙	2 ~ 32 mg/d	①长期使用可出现物质代谢和水电解质代谢紊乱、消化道溃疡、骨质疏松、并发感染等 ②精神症状：欣快、激动、烦躁、失眠、谵妄等	①对本品及肾上腺皮质激素类药物有过敏史患者禁用 ②高血压、血栓症、胃十二指肠溃疡、精神病、电解质代谢异常、心肌梗死、内脏手术、青光眼等患者一般不宜使用 ③并发感染、糖尿病、骨质疏松症、肝硬化、肾功能不全、甲状腺功能减退症患者慎用	
抗抑郁药	安非他酮	75 ~ 450 mg/d	临床常见的不良反应有激越、口干、失眠、头痛/偏头痛、恶心/呕吐、便秘和震颤	癫痫、易怒及失眠、心肌损伤及心脏疾病、肝损伤、肾功能障碍、对本品过敏患者慎用或禁用	尚缺乏高质量循证医学证据，建议在疲乏合并抑郁的情况下考虑使用

其他典型抗抑郁药，见第四章第四节"抑郁"相关内容

（二）非药物治疗

1. 一般处理 当患者出现疲乏时，通过自身调节和外界的帮助来保存精力是很重要的，尤其对于进展期癌症患者。保存精力就是维持日常活动时间和休息时间的平衡，这样可将节约的能量用于一些更加有意义且必要的活动。NCCN 指南推荐保存精力的具体方法包括：

（1）日常活动区分主次，调整期望值。

（2）调整日常活动的节奏，学会记录活动日记。

（3）在一天中精力最旺盛的时候安排活动。

（4）减少非必要的活动，每天午休时间 < 1 h 且不影响夜间睡眠质量。

（5）使用转移注意力的方法：游戏、音乐、阅读、社交活动。

（6）辅助工具：浴后穿浴袍代替毛巾擦干，助步，抓握工具，床旁洗漱台。

2. 躯体活动 / 锻炼 系统回顾和 Meta 分析显示，不同形式的活动可以帮助患者改善疲乏，但没有文献报道具体哪种活动形式与其他形式相比存在优势。一篇 Meta 分析文献提到活动项目持续时间对于疲乏缓解程度的影响，结果显示，干预时间 ≤ 8 周时，疲乏缓解比较明显且有统计学意义，但时间 > 8 周时疲乏缓解效果则不明显。

鼓励所有患者在抗肿瘤治疗过程中和结束后进行轻到中等强度的躯体活动，每周进行 150 min 限制性的有氧运动，比如快步走、骑自行车、游泳等。此外，根据个人情况，在排除禁忌证的基础上每周增加 2 ~ 3 次力量训练，如肌肉拉伸。一些观察性和干预性研究结果推荐癌症患者应该每周至少参加 3 ~ 5 h 中等强度的躯体活动，以减少治疗引起的不良反应，包括疲乏。一般情况下，散步适合大部分癌症患者；如果患者需要进行专业评估和制订特别的运动方案时，需要转诊到专业运动机构。美国运动医学会（American College of Sports Medicine，ACSM）制订了详细的癌症患者评估和运动方案指南，其中强调如果存在以下问题必须进行评估：①合并症如心血管疾病或慢性阻塞性肺疾病；②近期做过大手术；③特定部位功能缺陷，如头颈部淋巴结清扫导致的颈部活动受限等。以下情况的患者进行运动时需谨慎：①骨转移；②血小板下降；③贫血；④发热或感染活动期；⑤因转移或其他伴发疾病导致的活动受限；⑥存在摔伤风险。该指南指出，制订运动方案必须个体化，考虑患者的年龄、性别、癌症类型、身体状况等；且起始阶段必须从少量、低强度运动开始（如散步、骑自行车等），缓慢增加，根据患者自身情况进行调整。

3. 患者教育 / 心理社会干预 疲乏和心理痛苦在发生机制上存在多个相似点，比如 HPA 轴的功能紊乱、5-HT$_3$ 神经递质的变化等。心理社会干预可以通过使患者放松来减少应激以及 HPA 轴的激活，这是目前较为认可的干预发挥作用的机制。认知行为干预是针对癌症相关疲乏研究较为成熟的干预方式，主要内容聚焦于心理教育及症状应对策略，建议患者在接受干预前由专业人员进行评估，如同时伴有焦虑 & 抑郁等情绪问题，应将干预纳入情绪应对策略的内容。Goedendorp 等发表在 Cochrane 数据库的文章是目前对于心理社会干预改善 CRF 最全面的一篇综述，结果显示，纳入的 5 项专门针对疲乏的随机对照研究（randomized controlled trial，RCT）中有 4 项效果显著，且有 3 项 RCT 研究疲乏缓解持续到随访阶段。这 5 项 RCT 研究干预方法主要是由护士实施的 3 节简短的个体干预课程，包括：提供疲乏的教育、讲授疲乏自我管理和应对技巧、让患者学习如何平衡休息时间和活动时间等。患者教育包括为患者提供 CRF 相关信息，如躯体活动、疼痛控制、痛苦管理、睡眠卫生、营养和能量保存等可以改善癌症生存者的疲乏症状。近些年临床干预及研究着眼于更丰富的身心干预措施，如压力管理、正念干预、自我照护等，或多种方法联合使用，对于疲乏伴随焦虑、抑郁、失眠都有改善作用。具体心理干预策略详见第六章癌症患者的心理干预。NCCN 关于 CRF 的临床实践指南提到，有证据显示，可以改善疲乏的其他心身干预方法包括：瑜伽、气功 & 太极、按摩、电针针灸治疗等。

4. 亮白光治疗 亮白光治疗（bright white light therapy，BWLT）或称为光照疗法（phototherapy），

本身是治疗季节性情感障碍、季节性抑郁障碍及失眠的一种方法，目前有研究显示其对 CRF 有改善作用。其原理在于亮白光可以刺激下丘脑视交叉上核，从而达到调节机体昼夜节律的作用。该疗法便于操作，光源盒可以居家放置使用，但并非普通居家光照灯，需照度达到 10 000 lx 以上的亮白灯光源。虽然目前对于 BWLT 疗法的使用时长仍未有统一建议，但大多数学者建议在早晨使用，照射时间控制在 30 ~ 90 min。如患者存在白天睡眠的情况，治疗时间可以适当调整。

六、小结

CRF 发生率在癌症患者中最高，但在肿瘤临床尚未引起广泛关注，虽然有系统的 CRF 相关指南发布，但 CRF 筛查和干预仍未纳入肿瘤临床常规诊疗。CRF 管理需要多学科团队参与，如肿瘤科医生和护士、精神科医生、心理治疗师、物理治疗师、营养师以及其他内科医生等，多学科团队合作目前在讨论肿瘤治疗方案过程中有所开展，但对于症状的管理尚需更多投入；专职于疲乏管理的队伍明显缺乏，主要由兼职人员在日常工作之余处理这些问题，因此对于疲乏的管理尚不能达到系统、全面、及时、合理的目标。鉴于 CRF 发生率较高以及对癌症患者日常生活的影响显著，需要引起医疗机构和医务人员的关注，以期逐渐成立专业队伍，根据权威指南的诊疗步骤对该症状进行积极处理。

参考文献

［1］National Comprehensive Cancer Network：NCCN Clinical Practice Guidelines in Oncology：Cancer-Related Fatigue. Version 2.2022. Fort Washington，Pa：National Comprehensive Cancer Network，2022［DB/OL］. Available online with free registration. https：//www.nccn.org/guidelines/guidelines-detail?category=3&id=1424.

［2］CHARLES S C，FENGMIN Z，VICTOR T C，et al. The symptom burden of cancer：evidence for a core set of cancer-related and treatment-related symptoms from the Eastern Cooperative Oncology Group's Symptom Outcomes and Practice Patterns Study［J］. Cancer，2013，119（24）：4333-4340.

［3］MINTON O，RICHARDSON A，SHARPE M，et al. Drug therapy for the management of cancer-related fatigue［J］. Cochrane Database of Systematic Reviews，2010，（7）：CD006704.

［4］ZOU L Y，YANG L，HE X L，et al. Effects of aerobic exercise on cancer-related fatigue in breast cancer patients receiving chemotherapy：a meta-analysis［J］. Journal of Tumor Biology，2014，35（6）：5659-5667.

［5］GOEDENDORP M M，GIELISSEN M F，VERHAGEN C A，et al. Psychosocial interventions for reducing fatigue during cancer treatment in adults［J］. Cochrane Database of Systematic Reviews，2009，（1）：CD006953.

［6］SCHELL L K，MONSEF I，WOCKEL A，et al. Mindfulness-based stress reduction for women diagnosed with breast cancer［J］. Cochrane Database Syst Rev，2019，（3）：CD011518

［7］JOHNSON J A，GARLAND S N，CARLSON L E，et al. The LITE study：rationale and protocol for a randomized controlled trial of light therapy for cancer-related fatigue in cancer survivors［J］. Contemp Clin Trials，2016，49：166-173.

第四节　恶心呕吐

一、概述

（一）定义

恶心呕吐是一种复杂的神经性躯体现象，包括一系列中枢神经系统和胃肠道反应，是癌症患者的常见症状。有 40% ~ 70% 的癌症患者会出现恶心呕吐，其原因有多种。研究表明，癌症治疗所致（化疗、放疗）的恶心呕吐比疾病本身导致的恶心呕吐更为常见，且程度也更为剧烈。

由化疗导致的恶心呕吐被称为化疗所致恶心呕吐（chemotherapy-induced nausea and vomiting，CINV），其发生率高达 54% ~ 96%。CINV 可引起患者厌食、营养缺乏、代谢失调、精神状态改变、自我护理能力及生活质量降低，甚至可导致患者过早停药以及对抗癌治疗依从性的下降。

CINV 中有一种特殊类型与精神心理因素高度相关，也是本章关注的重点，称为预期性恶心呕吐（anticipatory nausea and vomiting，ANV），其定义是：患者已经历 2 个以上周期的化疗，在下一次化疗药物使用前即开始发生的恶心呕吐。ANV 的特点是会被一些与化疗有关的环境因素诱发，例如闻到医院的味道、看到装有化疗药物的治疗车、听到化疗药物的名称、甚至看到化疗期间为自己输液的护理人员都会出现恶心呕吐的反应。一旦发生 ANV，常规的镇吐治疗，如 5-HT$_3$ 拮抗剂也几乎起不到缓解作用。

（二）病因或发生机制

导致癌症患者恶心呕吐的治疗相关原因包括使用化疗药物和其他药物（如阿片类药物、抗生素），或接受放疗。疾病相关的原因包括代谢因素（如高钙血症、尿毒症）、颅内压升高（可能由颅内肿瘤所致）、胃肠道因素（如胃排空障碍、肠梗阻）、精神心理因素（如焦虑、恐惧）（图 5-1）。

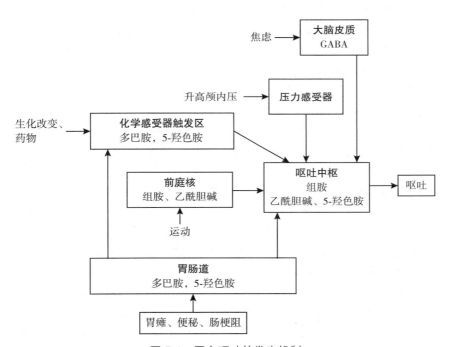

图 5-1 恶心呕吐的发生机制

关于化疗所致呕吐的病理生理机制目前研究得较为清楚，呕吐中枢和化学感受器触发区（chemoreceptor trigger zone，CTZ）可能是产生恶心和呕吐的中枢机制。除 CTZ 的传入信号之外，化疗药物刺激胃和近段小肠黏膜，肠嗜铬细胞释放神经递质刺激肠壁上的迷走神经和内脏神经传入纤维，将信号传入到脑干直接刺激呕吐中枢的神经核，或间接通过 CTZ 启动呕吐反射。中枢神经系统受到直接刺激时，前庭系统的传入信号也可以诱导呕吐。神经递质及其受体在呕吐形成中也发挥着重要作用。与 CINV 关系最密切的神经递质为 5- 羟色胺（5-hydroxytryptamine，5-HT）、P 物质和大麻素，其他还包括多巴胺、乙酰胆碱和组胺等。近年来认为，5-HT 是 CINV 特别是急性呕吐发生机制中发挥重要作用的递质，在迷走神经传入纤维、CTZ 及孤束核中均有多种 5-HT 受体。P 物质属于激肽家族的调节多肽，能够结合神经激肽（neurokinin，NK）受体，在急性和延迟性呕吐中产生重要作用。不同神经递质在不同呕吐类型中的作用和重要性存在差别。如用顺铂化疗后 8~12 h 的 CINV 主要由 5-HT 介导，而延迟性 CINV 则以 P 物质起主导作用。化疗导致的细胞损伤以及炎症因子的释放，在延迟性 CINV 中也起到重要的作用，故临床上常利用糖皮质激素的强大抗炎效应来防治延迟性 CINV。恶心的机制可能与呕吐不完全一样，可能有不同的神经通路，但其确切的机制仍不清楚。

ANV 的发生机制又有其特殊性，目前最为认可的是条件反射假说，一些人口统计学因素、心理社会因素也会对 ANV 的发生产生影响。

1. **经典条件反射假说**　很多患者在接受化疗后都会发生恶心呕吐，因此化疗药物是导致患者发生恶心呕吐的非条件刺激。而患者化疗时所处的环境（包括护士、病房 / 治疗室的一些细节、化疗药的名称等）原本属于中性刺激，但因其反复与导致恶心呕吐的化疗药物同时出现，便会建立起条件反射，成为诱导恶心呕吐的条件刺激，使患者发生 ANV。化疗后恶心呕吐控制越不好的患者，越容易发展成 ANV。另外，随着化疗周期的增加，ANV 的发生率也会增加，这两点均符合经典条件反射的理论。临床上发现对于接受相同化疗药，疗程相同，且化疗后恶心呕吐程度也类似的患者，只有一部分会发生 ANV，其他人则不发生。由此提示，除了经典条件反射理论，还有其他的因素在 ANV 的发生过程中起着中介或调节作用。

2. **心理社会因素**　很多心理因素与预期性恶心呕吐的发生有关，比如情绪和人格特质等。国内外很多研究发现，焦虑、抑郁情绪与 ANV 的发生显著相关，但大部分研究是横断面研究或回顾性研究，因此很难说明焦虑、抑郁情绪与 ANV 之间的因果关系。国外研究发现，具有焦虑特质、悲观绝望、社会疏远和压抑拘谨人格特点的人容易发生预期性恶心呕吐。国内研究发现，焦虑、担忧、忧郁不乐、情感反应强烈等神经质（属情绪不稳定个性）与预期性恶心呕吐的发生有关。

最近有研究关注患者对于症状发生的信念与 ANV 的发生关系，形成了一个 ANV 发生的患者信念模型。在这一模型中，当患者对医护人员诉说对治疗的恐惧和期望时，医护人员以告知患者治疗不良反应的方式做出回应，医患之间的这种沟通在患者"反应性预期"（response expectancies）形成的过程中起到了非常关键的作用。这种反应性预期会影响患者在治疗过程中所产生的躯体及情绪反应，其在 ANV 发生中所起的预测作用甚至超出药物本身的致吐性、患者年龄、性别等其他预测因素。有研究表明，那些相信自己"非常有可能"发生严重恶心的患者发生严重恶心的概率是那些相信自己"非常不可能"发生严重恶心的患者的 5 倍。患者对呕吐预期的产生来源有两个：一是源自本身以往的经历，比如患者以往有过严重的孕吐或晕动症；二是源自接触的外界信息，比如医护人员、亲友、病友，甚至电视、广播等外界信息渠道，使患者知道化疗后非常有可能产生强烈的恶心呕吐。这种因预期到自己可能会产生某种治疗不良反应而导致不良反应真的出现的现象，被称为反安慰剂效应，其形成机制与安慰剂效应类似。

3. **人口统计学及治疗相关因素**　有研究发现，年轻患者（年龄在 50 岁以下）更容易发生 ANV，可能与一些神经递质和化学感受器的敏感性会随着年龄增长而衰退有关；女性比男性更容易发生 ANV；患有晕动症也是发生 ANV 的一个独立危险因素，说明 ANV 的发生或许并不是单纯的条件反射机制，还与前庭功能相关。自主神经反应性（autonomic reactivity，AR）也是预期性恶心呕吐发生的一个中介变量，AR 高的人更容易发生预期性恶心呕吐。另外，预期性恶心呕吐的发生还与患者体内的激素水平相关，研究发现，预期性恶心呕吐组唾液皮质醇显著高于未发生组。2014 年，Kamen 等在一篇关于预期性恶心呕吐的综述中罗列了目前所知的与 ANV 相关的人口统计学因素及治疗相关性因素（表 5-5）。

表 5-5　与 ANV 相关的人口统计学及治疗相关性因素

序号	因素
1	年龄小于 50 岁
2	女性
3	容易晕车
4	自主神经反应性高，反应时长
5	怀孕期间晨起呕吐
6	前一个疗程化疗结束后出现恶心呕吐
7	前一个疗程化疗结束后感到浑身发暖或发热
8	前一个疗程化疗结束后容易出汗
9	前一个疗程化疗结束后全身乏力
10	注入化疗药的过程中紧接着出现恶心
11	前一个疗程化疗结束后出现眩晕
12	头晕眼花
13	治疗后恶心呕吐的潜伏期较长
14	使用的化疗药物具有潜在的止吐作用

（三）分类

根据以上病因可以将恶心呕吐分为药物相关恶心呕吐和疾病相关恶心呕吐。药物相关恶心呕吐又分为 CINV 和非化疗所致的恶心呕吐。CINV 又可根据恶心呕吐发生的时间和特点分为急性、延迟性、预期性、爆发性及难治性恶心呕吐 5 种类型。急性恶心呕吐一般发生在给药数分钟至数小时后，并在给药后 5 ~ 6 h 达高峰，但多在 24 h 内缓解。延迟性恶心呕吐多在化疗 24 h 之后发生，常见于顺铂、卡铂、环磷酰胺和阿霉素化疗时，可持续数天。预期性恶心呕吐的发生时间和特点在前文定义部分已经介绍。爆发性呕吐是指即使进行了预防处理但仍出现的呕吐，并需要进行"解救性治疗"。难治性呕吐是指以往的化疗周期中使用预防性和（或）解救性止吐治疗失败，而在接下来的化疗周期中仍然出现的呕吐。

二、评估

在评估癌症患者恶心呕吐，特别是晚期患者的恶心呕吐时，有两个关键性的问题需要考虑：①导致恶心呕吐发生的最可能的机制是什么？②哪些受体最可能受到影响？要记住癌症患者的恶心呕吐可能由多原因造成，因此要全面评估患者目前的用药情况、恶心呕吐发生的时机、有无消化不良或胃瘫、肠道蠕动的情况（有无便秘或梗阻）以及神经系统症状，特别是有无头痛或昏迷。需要进行细致的体格检查，包括口腔和咽部的检查（是否有口咽部念珠菌感染）、有无肝大、触摸腹部有无膨胀或包块、听肠鸣音，必要时还需要进行神经系统检查（如果怀疑恶心呕吐与前庭功能或脑部因素有关）。当患者出现恶心呕吐时，一些实验室检查也需要考虑，比如血常规（如果考虑恶心呕吐可能由感染引起）、尿常规和电解质（用于评估患者脱水的情况）、肝功能检查、腹部影像学检查（用于评估是否有肠梗阻）。如果怀疑是颅内压增高或颅脑转移癌导致的恶心呕吐，还需要进行头部对比——增强 CT 的检查。如果考虑是腹腔内肿瘤或肿大淋巴结导致的肠梗阻，可能还需要做腹部 CT 来明确疾病进展的情况。此外，还需要评估哪些引起恶心呕吐的原因是可逆的，如果是药物（如化疗药物、阿片类药物、抗胆碱药物）引起的，可以考虑调整药物用量或给予对症的止吐药物；如果是电解质紊乱（如高钙血症）所致，需要调节电解质；如果是咳嗽引起的呕吐，可以考虑镇咳药；如果是便秘引起的呕吐，可以考虑轻泻剂；如果是肿瘤或腹腔肿大淋巴结压迫引起的梗阻，可以考虑局部的放疗。如果患者恶心呕吐同时伴有焦虑或恐惧等情绪问题，且排除了以上疾病或药物所导致，就要考虑患者是否有 ANV。但目前对于 ANV 的评估还只是关注症状发生的时间和强度，尚没有可同时评估症状和相关心理因素的专门针对 ANV 的评估工具，特别是缺乏在 ANV 发生前就能预测其发生的评估工具。

三、ANV 的诊断

目前对于 ANV 的诊断主要根据患者的临床表现。如果患者之前接受过化疗，且化疗后出现过恶心呕吐，且在下一次化疗前就会被化疗相关因素（如走进医院、住进病房、听到化疗药的名称等）所诱发，产生恶心呕吐并伴有焦虑或恐惧情绪，在排除疾病因素和药物因素的前提下，就可以考虑诊断为 ANV。

四、改善恶心呕吐的精神科药物

改善恶心呕吐的药物除了 5-HT$_3$ 受体拮抗剂（如昂丹司琼、格拉司琼）、糖皮质激素（如地塞米松）、NK-1 受体拮抗剂（如阿瑞匹坦）、多巴胺受体阻滞剂（如甲氧氯普胺）之外，还包括一些精神科药物。精神科药物可考虑用于不能耐受阿瑞匹坦、5-HT$_3$ 受体拮抗剂和地塞米松或呕吐控制不佳的患者（表 5-6）。

表 5-6　治疗恶心呕吐的常用精神科药物

药物名称	作用机制及用法	备注
丁酰苯类抗精神病药		
氟哌啶醇	阻断脑内多巴胺受体发挥作用 用于化疗所致恶心呕吐的解救治疗 口服 1～2 mg，每 4～6 h 1 次	主要不良反应为锥体外系反应
非典型抗精神病药		
奥氮平	对多种受体有亲和力，包括 5-HT$_2$ 受体、5-HT$_3$ 受体、5-HT$_6$ 受体、多巴胺受体（D$_1$、D$_2$、D$_3$、D$_4$、D$_5$、D$_6$）、肾上腺素和组胺 H$_1$ 受体 用于化疗所致恶心呕吐的解救性治疗，口服 2.5～5 mg，每日 2 次	镇静作用较强
苯二氮䓬类药物		
劳拉西泮	预防低中高度催吐化疗药物所致呕吐及解救性治疗，预防预期性恶心呕吐，口服 0.5～2 mg	镇静作用 无代谢方面不良反应，可用于肝肿瘤或转移瘤
阿普唑仑	用于预期性恶心呕吐，口服 0.5～2 mg，每日 3 次	
抗抑郁药物		
米氮平	有止吐作用 可改善食欲	镇静作用，少见粒细胞缺乏症（检测白细胞数量和中性粒细胞绝对值），增加脂肪。苯丙酮尿症患者禁用

五、ANV 的预防和治疗

（一）药物治疗

当 ANV 发生时，快速起效、短效的苯二氮䓬类药物有助于控制恶心呕吐的症状。2019 年肿瘤治疗相关呕吐防治指南中也推荐使用苯二氮䓬类药物降低预期性恶心呕吐的发生，可用药物有阿普唑仑和劳拉西泮等，同时指出其有效性随化疗的持续而倾向于下降。第二代抗精神病药奥氮平能够有效缓解其他常规镇吐药无法控制的化疗引起的恶心呕吐，从而有效预防预期性恶心呕吐的发生。

肿瘤治疗相关呕吐防治指南（2019 版）中提到，患者接受中、高致吐风险药物化疗时，可使用含有奥氮平的三联方案用于恶心呕吐的预防，口服 5～10 mg，每日 1 次。大样本（n=380）随机双盲安慰剂对照研究显示，对于接受高致吐性化疗药物治疗的患者，首次化疗第 1 天到第 4 天每天给予患者 10 mg 奥氮平能够显著降低恶心的发生率，且没有患者因为不耐受奥氮平的不良反应而退出研究。奥氮平在预防化疗引起的恶心呕吐方面明显优于其他镇吐药物，在剂量方面，每天 5 mg 与 10 mg 未显示出明显的效果差异，而为了降低药物不良反应，推荐使用 5 mg。

（二）非药物治疗

1. 心理干预 系统脱敏最早用于治疗恐惧症，而 ANV 的发生机制和表现特征与恐惧症有很多相似之处，因此系统脱敏也能被广泛用于缓解 ANV。系统脱敏疗法会使用渐进性肌肉放松训练以及引导想象的技术。

催眠疗法是最早用于治疗 ANV 的心理治疗方法。催眠疗法首先是运用一定的技术使患者达到一种特殊的意识状态，然后通过暗示性的语言，帮助患者消除一些躯体或心理症状。目前关于催眠疗法在预防 ANV 中的作用尚缺乏大样本的随机对照研究。催眠疗法常常被用于儿童和青少年患者，因为青少年更易于被催眠。

生物反馈疗法主要是利用现代生理科学仪器，通过人体内生理或病理信息的自身反馈，使患者在经过训练后，能有意识地控制自己身体的一些生理活动（如呼吸、心率、血压、胃肠道活动等），从而消除病理过程，恢复身心健康。利用生物反馈疗法来缓解 ANV 的严重程度，主要是通过使患者达到一种放松状态来实现的。

引导想象疗法是在化疗过程中，治疗师通过描述一些画面，将患者的注意力从输注化疗药物的场景中转移，聚焦到一些积极的想象中（如温暖的海滩、宁静的草地），从而达到一种放松状态。

2. 其他干预 除心理干预外，一些针灸法或耳穴压豆法也可以用来缓解化疗引起的恶心呕吐。2015 年，Rithirangsriroj 等对 70 例化疗的妇科肿瘤患者进行的随机对照研究发现，针灸治疗组（针灸刺激）延迟性恶心呕吐的发生率及严重程度要低于常规药物治疗组（昂丹司琼）。国内有文献报道，耳穴压豆疗法配合积极的心理暗示，治疗预期性呕吐的有效率达 87%。某些中药制剂也可以缓解化疗引起的恶心呕吐，其中研究最多的是姜，有一项大样本（n=576）研究发现，在化疗前 3 天患者每天服用 0.5～1.0 g 姜，能够有效减少化疗引起的急性恶心呕吐，从而减少 ANV 的发生。

六、小结

恶心呕吐是癌症患者常见的躯体症状，治疗引起的恶心呕吐较疾病引起的恶心呕吐更为常见，特别是化疗引起的恶心呕吐最为常见。一些精神科药物可直接作用于大脑中枢，用于化疗引起恶心呕吐的预防和解救治疗。预期性恶心呕吐是一种特殊类型的化疗引起的恶心呕吐，其形成与条件反射的建立密切相关，受心理、精神因素的影响。预期性恶心呕吐的管理以预防为主，常规止吐治疗对预期性恶心呕吐无效，但精神科药物（如劳拉西泮、阿普唑仑、奥氮平）和心理治疗（如系统脱敏疗法、催眠疗法、音乐疗法）能够有效缓解预期性恶心呕吐。

参考文献

［1］GORDON P，LEGRAND S B，WALSH D. Nausea and vomiting in advanced cancer［J］. European Journal of Pharmacology，2014，722（2）：187.

［2］中国临床肿瘤学会指南工作委员会 . 中国临床肿瘤学会（CSCO）抗肿瘤治疗相关恶心呕吐预防和治疗指南

2019〔M〕.北京：人民卫生出版社.2019.

〔3〕QURESHI F, SHAFI A, ALI S, et al. Clinical predictors of anticipatory emesis in patients treated with chemotherapy at a tertiary care cancer hospital〔J〕. Pakistan Journal of Medical Sciences，2016，32（2）：337-40.

〔4〕KAMEN C, TEJANI M A, CHANDWANI K, et al. Anticipatory nausea and vomiting due to chemotherapy〔J〕. European Journal of Pharmacology，2014，722：172-9.

〔5〕庞英，唐丽丽.癌症患者化疗相关的预期性恶心呕吐（综述）〔J〕.中国心理卫生杂志，2017，31（7）：505-510

〔6〕HUNTER J J, MAUNDER R G, SUI D, et al. A randomized trial of nurse - administered behavioral interventions to manage anticipatory nausea and vomiting in chemotherapy〔J〕. Cancer medicine（Malden, MA），2020，9：1733-1740.

第五节　厌食及恶病质

一、概述

（一）定义

厌食（anorexia）是指因食欲下降或消失，导致进食量下降和体重减轻，是晚期恶性肿瘤患者的常见症状。恶病质（cachexia）是指进行性的骨骼肌量减少（伴有或不伴脂肪量减少），常规营养支持治疗无法完全逆转，最终导致进行性功能障碍的一种多因素作用的综合征。晚期恶性肿瘤患者常出现无食欲和体重减轻的症状。然而，与热量不足为特征且可以通过恰当喂食而逆转的单纯性饥饿不同，恶病质患者出现的重度体重减轻不能完全归咎于热量摄入不足，而且不能通过补充热量逆转。恶性肿瘤恶病质主要表现为体重减轻和骨骼肌量减少，但体重减轻并不能完整反映恶病质的病理生理改变和临床影响。

厌食和恶病质常同时出现，临床上也统称为癌症厌食恶病质综合征（cancer anorexia cachexia syndrome，CACS）。CACS具有病因病理机制复杂、发病率高、危害大的特点，以恶性肿瘤患者食物摄入减少、异常高代谢导致的负氮平衡及负能量平衡为病理生理特征，因为缺乏统一的筛查工具和有效的治疗手段，目前临床上CACS诊断和治疗存在很多不足。厌食和恶病质会影响患者的治疗、增加治疗不良反应，降低患者的生活质量。恶病质会严重影响患者的生活质量，缩短患者生存期，影响抗癌治疗的疗效，增加医疗费用。

（二）病因

厌食受多种因素影响，恶性肿瘤患者常会出现厌食，这是由于肿瘤的生长，产生大量的代谢产物，如酮体、乳糖、多肽等物质，这些物质可造成患者恶心。还有一些脑部肿瘤压迫下丘脑，也会反射性地引起食欲下降；一部分患者因情绪紧张、焦虑而出现食欲下降，抗肿瘤治疗如放化疗的毒性也会引起厌食。目前公认的调控肿瘤患者食欲下降的介质包括激素、下丘脑弓状核调节、细胞因子和神经递质，从而使肿瘤患者食欲减退，造成其营养不良，成为恶病质发生的基础。

（三）发病情况

约有50%新诊断的恶性肿瘤患者和70%的晚期肿瘤患者存在厌食。CACS困扰着至少50%~80%的恶性肿瘤患者，尤其常见于上消化道肿瘤患者，如胃癌、胰腺癌和食管癌患者中出现CACS者占80%，头颈部肿瘤中占70%，肺癌、结直肠癌和前列腺癌中占60%。恶性肿瘤恶病质的总发生率在临终前1~2周可达86%，约45%的恶性肿瘤患者在整个疾病过程中丢失10%以上的体重。

二、评估

（一）评估工具

1. 患者主观整体评估（Patient-Generated Subjective Global Assessment，PG-SGA） 专

门为恶性肿瘤患者制订的营养筛查工具。美国膳食协会认定 PG-SGA 可作为肿瘤患者营养评价的标准，用以明确造成摄入不良的其他可逆因素。PG-SGA 的特点是内容简单、易于理解，可通过 PG-SGA 全面评估患者的疼痛、食欲减退、呕吐、腹泻、便秘等症状。在临床工作中也会使用其他营养不良评估工具来评估厌食和恶病质，如营养风险筛查 2002 评估表（Nutritional Risk Screening 2002，NRS2002）、微型营养评估表（Mini Nutritional Assessment，MNA）等。

2. **埃德蒙顿症状评定量表（Edmonton symptom assessment scale，ESAS）**　一种晚期恶性肿瘤患者的症状评估工具，简便易行。包含 10 项条目，分别是疼痛、疲乏、恶心、抑郁、焦虑、嗜睡、食欲、幸福感、气短以及可选症状"其他"。该量表可以用于评估厌食，因为疼痛、疲乏、恶心、抑郁、焦虑这些症状都会导致食欲下降，且均属于可治疗的病因症状，有助于临床医生发现厌食的病因并加以纠正。该量表不包括其他 CACS 相关的症状，例如便秘、早饱感或者味觉障碍，但可以在可选症状中添加这些症状，方便评估患者。

3. **恶病质评分表（the cachexia score，CASCO）**　用于恶病质分期。内容包括体重下降和去脂体重的变化（40 分）、炎症 / 代谢紊乱 / 免疫抑制（20 分）、体能状况（15 分）、厌食（15 分）、生活质量（10 分）。根据 CASCO 总分进行分期：早期 0 ~ 25 分、中期 26 ~ 50 分、晚期 51 ~ 75 分、终末期 76 ~ 100 分。分数越高，说明恶病质越严重。

4. **双能 X 线吸收法（dual energy x-ray absorptiometry，DEXA）**　目前常用的检测身体成分的方法。身体成分包括肌肉、脂肪、体液等的含量。体重增加可能是功能性肌肉质量增加，也可能是脂肪甚至是体液成分的增加。DEXA 测量结果较为准确，但价格高昂，花费时间长。

5. **计算机断层扫描（x-ray computed tomography，CT）或磁共振成像（magnetic resonance imaging，MRI）**　CT 或 MRI 可以早期发现肌肉减少的患者，可以准确区分脂肪和其他组织，从而识别出恶病质前期的患者，尽早开始临床干预。

6. **生物电阻抗分析法（bioelectrical impedance analysis，BIA）**　利用生物组织及器官的电学特性来提取生理信息的无创检测技术。该方法所需仪器设备较为简单，操作简便，且安全无创，能反复使用，人们易于接受。但在有液体潴留、巨大肿瘤及肥胖（超重）的情况下，测量准确性差。

7. **C 反应蛋白（c-reactive protein，CRP）**　目前性价比最高、最实用的恶病质生物标志物。CRP 联合体重减少和营养摄入情况能够识别恶性肿瘤恶病质高风险患者。其他标志物包括：血清甲状旁腺激素相关蛋白、胰岛素、肾上腺皮质激素、肿瘤活检组织中的 IL-6 水平等。

（二）评估原则

中国临床肿瘤学会（CSCO）《肿瘤恶病质诊疗指南 2021》推荐从肿瘤状态、药物的不良反应、营养筛查和评估、影响营养的症状、代谢状态、机体功能、生命质量这些方面进行恶病质的评估（中国临床肿瘤学会指南工作委员会，2021）。首先，评估患者的营养状况，所有肿瘤患者应定期进行营养筛查和评估。可以通过 PG-SGA 或 ESAS 等量表来评估患者的食欲及饮食摄入情况，通过筛查 CRP 来监测系统性炎症反应，但恶病质有时无显性的系统炎性反应，所以可以通过间接的方法，如观察对化疗的敏感程度和进展的速度来评估。其次，评估患者厌食的原因，鉴别可干预的因素，分析恶病质的可能原因。此外，也应评估厌食和恶病质对患者的心理社会影响因素。

（三）评估内容

根据国际恶病质专家共识，评估恶性肿瘤恶病质的重要指标为体重，每个月体重下降 > 2.75% 已经被作为判断恶性肿瘤患者预后的重要指标，并提出荷瘤状态下的体重减轻完全不同于慢性饥饿、普通厌食症所引起的体重下降。恶性肿瘤恶病质的体重下降是以骨骼肌量减少为主，伴或不伴有脂肪量减少，甚至肌肉和脂肪丢失出现在进食下降之前。因此，当体重下降相同时，恶性肿瘤恶病质丢失的肌肉量大于神经性厌食丢失的肌肉量。

恶病质的全面评估应包括3方面内容：①身体成分：可以通过CT、MRI、DEXA或BIA来评估身体成分；②生活质量：可以采用生活质量评估量表；③生理功能：包括体能状况、手握力测定、起立行走计时测定、6分钟步行测试和体动记录。其中，握力是评价肌力的重要指标，可有效应用于营养评估，一般以kg为单位，国际标准测量握力的工具是Jamar握力器。

根据CASCO可以对恶病质进行分期评估，了解患者的体重下降情况、炎症/代谢紊乱/免疫抑制状态、体能状况、厌食及生活质量的状况，从而对恶病质进行分期。评估患者进食相关的痛苦时，可以通过常规询问如下问题："对于无法进食，你感到有多痛苦？""对于食物摄入和体重下降，你体验到压力、内疚或紧张吗？"等等。

三、诊断

目前较公认的是2011年以Fearon等为代表的多个学会联合发布的《肿瘤恶病质的定义和分期国际共识》中提出的恶性肿瘤恶病质的诊断标准：①近6个月非自主体重下降＞5%；②体重指数（BMI）＜18.5（中国人）kg/m^2及体重下降＞2%；③四肢骨骼肌指数符合肌肉减少症（男性＜7.26 kg/m^2；女性＜5.45 kg/m^2）及体重下降＞2%；符合上述任一条即可诊断恶病质。

四、治疗

对于厌食患者，应根据预期生存期的不同，给予不同的治疗指导。推荐早期和多模式干预，仅靠肿瘤科医师是远远不够的，应该寻求包括疼痛专业医师、精神科医师、缓和医疗医护人员、营养师、理疗师以及其他相关专业的专家，共同制订最有效的治疗方案。一旦确诊为恶病质，应采用多模式管理，针对可控病因进行治疗，给予营养治疗、药物治疗（包括精神科药物）、心理治疗等，肿瘤恶病质多模式管理团队应时刻关注抗肿瘤治疗和多学科综合治疗对患者的积极意义，告知患者可选择的治疗方式，以及患者可能获得的支持，使患者参与治疗决策的制订。

（一）病因治疗

疼痛、肿瘤治疗引起的恶心呕吐、疲乏等均会导致患者出现厌食，应积极控制疼痛，改善放化疗引起的恶心呕吐，改善疲乏等。评估患者是否伴有口腔问题，如口腔溃疡、口腔念珠菌感染，并给予对症治疗。抑郁患者会出现食欲减退，应转诊到精神科或请精神科医生会诊，若符合抑郁诊断标准，应给予抗抑郁治疗。

晚期恶性肿瘤患者常有胃瘫和胃动力障碍，甲氧氯普胺有助于胃容纳更多食物、改善胃动力，缓解早饱感症状。便秘可引起早饱感，使用阿片类或昂丹司琼等药物会加剧便秘，应使用通便药进行缓解。此外，性腺功能减退、甲状腺功能障碍和维生素B_{12}、维生素D缺乏等代谢异常都可能导致疲乏和食欲下降，应给予对症处理。如果患者因胃肠道梗阻造成进食困难，食欲下降，可考虑内镜或手术治疗，如食管梗阻时可行支架放置。

（二）营养治疗

对厌食的恶性肿瘤非终末期患者，凡存在营养不良或营养风险者，均应给予营养支持治疗。为恶病质患者提供单纯的营养治疗对延长生存期无明显帮助，但可维持患者的营养和功能状况，对改善生活质量有积极意义。如果肠道功能存在，则肠内营养支持的效果较好，且肠内营养的成本低而并发症少。患者的恶病质状态越严重，生存时间越短，从营养支持中获益的可能性就越小。对于恶性肿瘤终末期的恶病质患者，原则上不考虑给予系统性营养支持治疗，这时营养治疗带来的负担和风险可能超过潜在益处。

（三）药物治疗

治疗药物包括孕激素、糖皮质激素等，还包括精神科药物如米氮平、奥氮平和喹硫平。表

5-7 列出了一些治疗恶性肿瘤厌食和恶病质的药物。

表 5-7　治疗恶性肿瘤厌食和恶病质的药物

药物	剂量范围	备注
孕激素类		
醋酸甲地孕酮	160 ~ 800 mg/d	大剂量时易出现呼吸困难、水肿、尿失禁、血栓栓塞性疾病等不良反应
糖皮质激素		
地塞米松	4 ~ 6 mg/d	起效快，长期使用会导致库欣综合征、高血糖、肾上腺功能不全、感染、骨质疏松和焦虑抑郁等
泼尼松	20 ~ 40 mg/d	患者可出现精神症状：欣快感、激动、不安、谵妄、定向力障碍，也可表现为抑制。精神症状易发生于患慢性消耗性疾病的患者及以往有过精神不正常者
抗精神病药		
米氮平	7.5 ~ 30 mg/d	常见的不良反应包括口干、日间困倦和便秘
奥氮平	2.5 ~ 10 mg/d	禁用于已知有闭角型青光眼危险的患者
喹硫平	12.5 ~ 100 mg/d	常见的不良反应包括困倦、口干

1. 非精神科药物

（1）孕激素：是治疗恶性肿瘤厌食和恶病质的一线药物，能有效减轻食欲下降，醋酸甲地孕酮是研究最广泛的黄体酮制剂。此类药物可能会增加恶性肿瘤患者的体重，但并不增加肌肉重量或延长生存。这类药物的不良反应如静脉血栓、外周水肿、阴道出血、男性勃起功能障碍、肾上腺功能不足等限制了该药物的使用。醋酸甲地孕酮的常规起始剂量为 160 mg/d，可逐渐加量到 800 mg/d。使用孕激素时应权衡利弊，患者应被充分告知可能的严重不良反应，临床使用时应从小剂量开始。

（2）糖皮质激素：也被用于刺激食欲，包括地塞米松、甲泼尼龙、泼尼松。因为长期使用糖皮质激素会导致一系列并发症，如库欣综合征、高血糖、肾上腺功能不全、感染、骨质疏松和神经心理症状如焦虑和抑郁，故推荐短期使用，一般不超过 4 周。短期应用激素可改善厌食、减少疲劳，但尚无研究证明激素使用有利于肌肉组织生成。因此糖皮质激素适用于期望短期受益的人群，或者是预计生存时间短的肿瘤患者。

（3）中成药：一些含有茯苓、白术等健脾养胃成分的中成药，如养正消积胶囊有改善患者厌食的作用，尤其是对于化疗所致的厌食，能够缓解恶心，改善食欲，建议在中医指导下使用。

2. 精神科药物

（1）米氮平：是去甲肾上腺素和特异性 5- 羟色胺能抗抑郁药的代表药物。米氮平可以改善患者的很多症状，包括抑郁、皮肤瘙痒、厌食、失眠和恶心，常见的不良反应包括口干、日间困倦和便秘。米氮平的药物相互作用较少，但要避免与能增加 5- 羟色胺综合征风险的药物联合使用。当米氮平每日剂量大于 15 mg 时，其抗组胺作用被去甲肾上腺素的传递所抵消，可减少镇静、嗜睡的作用。在 2020 年 NCCN 缓和医疗指南中，米氮平用于厌食 / 恶病质的推荐剂量为 7.5 ~ 30 mg/d，可每晚 1 次服用。肝、肾损害患者及老年患者因清除率下降，服用米氮平时应酌情减量。

（2）奥氮平：是一种非典型抗精神病药物，在精神科临床主要用于治疗精神分裂症、躁狂发作及预防双相情感障碍复发，在肿瘤临床用于处理恶性肿瘤患者的失眠、焦虑和谵妄。在 2020年 NCCN 缓和医疗指南中，奥氮平用于厌食 / 恶病质的推荐剂量为 5 mg/d。奥氮平的不良反应包括短期的轻度镇静、体重增加，持续使用 6 个月以上患糖尿病的风险会增加。

奥氮平在预防化疗引起的恶心呕吐方面要优于其他镇吐药物。鉴于奥氮平良好的预防和治疗恶心呕吐的作用，有学者推荐将其作为化疗所致恶心和晚期恶性肿瘤相关恶心的一线药物，推荐用于治疗恶性肿瘤恶病质，改善患者的恶心，增加患者食欲。

（3）喹硫平：是一种非典型抗精神病药物，在精神科临床的作用与奥氮平相同，在肿瘤临床可用于处理恶性肿瘤患者的失眠、焦虑、抑郁和谵妄。FDA 推荐用于精神障碍患者的剂量范围为 150～800 mg/d。用于恶性肿瘤或老年患者起始剂量为 25 mg/d，如果患者躯体状况差，起始剂量为 12.5 mg/d。喹硫平常见的不良反应为困倦、头晕、口干、轻度无力、便秘、心动过速、直立性低血压及消化不良，在治疗的前几周有 1%～10% 的患者出现体重增加。低剂量喹硫平常见的不良反应包括困倦、口干，体重显著增加，严重的不良反应包括肝毒性、不宁腿综合征、静坐不能。鉴于喹硫平有增加体重的作用，因此临床上也用喹硫平来改善厌食患者的体重下降。但目前缺乏喹硫平改善厌食的研究证据，尚需进一步的研究证实。

在使用药物治疗厌食和恶病质时，应指导患者正确用药，监测不良反应的发生：①应用大剂量孕酮制剂时，监测患者生命体征变化，向家属做好宣教，与家属共同观察患者的异常情况；可指导患者适当增加简单活动，如床上翻身、四肢活动等；②对于有精神异常病史的患者应用泼尼松药物时，尤其要观察患者有无精神异常情况，如不安、激动、定向力障碍等；③应用抗精神病药物如米氮平、奥氮平时，向患者解释此类药物可有效改善其恶心、呕吐、厌食等不适，以提高其依从性，避免患者对服用抗精神病药物产生怀疑、恐惧心理。

（四）非药物治疗

心理治疗可以促进患者与家属的沟通，因为双方对饮食的冲突是最常见也最令人痛苦的问题，常常碰到厌食的患者食欲缺乏，被家属催促进食而感到很有压力，家属会认为患者没有努力进食。家属与患者对进食的认识差异，是导致恶病质患者情绪低落的原因之一，如患者说"我不想吃，我被迫进食"，而家属或照顾者说"他根本不愿意尝试进食"等。做好家属的心理工作，向其说明患者的不舒适，尽量理解并接受患者。心理治疗师需要帮助患者和家属认识在进食问题上的误区，可以建议患者到营养科进行饮食咨询。

对于终末期难治性恶病质患者，帮助患者和家属理解终末期肠外营养获益十分有限，而且存在感染、液体超负荷以及加速死亡的风险，帮助家属接受终末期撤除肠内外营养的决定。厌食或恶病质的患者因为体力状态差，有时不方便到门诊接受心理治疗，需要多样化的方式。还可以通过音乐放松等方法来调节厌食患者恶心呕吐后的不良体验，同时帮助患者转移注意力，增强患者应对问题的能力。冥想可用来缓解厌食患者的焦虑情绪。

五、护理

（一）评估与记录

1. 评估患者营养状况　使用恰当的筛查工具评估患者的营养状况，包括饮食变化、饮食摄入量、体重变化情况、体质指数、功能状态，并记录。

2. 评估并确定导致患者厌食的原因　如肿瘤治疗引起的恶心、呕吐等不适，患者是否存在焦虑、抑郁情绪等，并记录。

3. 评估患者的家庭社会支持情况并记录。

（二）做好基础护理

对于厌食、恶病质患者，由于受到病情影响，自理能力较差，机体的防御功能也会下降，容易出现皮肤问题和口腔问题，因此做好皮肤和口腔护理至关重要。

（1）保持皮肤清洁、干燥，预防压疮：可根据患者病情及客观条件选择盆浴、淋浴、床上擦浴等；给予预防压疮的相关宣教，使其了解产生压疮的原因、压疮的好发部位和预防方法。

（2）有效的口腔护理：唾液是一种天然的冲洗液，能冲刷、稀释和清洁口腔内的细菌，厌食或恶病质会导致患者唾液分泌减少。①每日评估口唇、黏膜、牙龈、牙齿、舌、上颚、口腔气味、牙菌斑等。②根据患者自理能力，协助患者完成口腔清洁；根据患者口腔情况选择不同的口腔护理溶液。③对于可以自理的患者，鼓励使用软毛牙刷刷牙，使用牙线清洁牙齿；无法完全自理的患者需要护士或家属协助完成口腔清洁。

（3）排便护理：对于便秘的患者，护士指导家属帮助患者养成良好的排便习惯，遵医嘱正确使用缓泻剂。

（三）饮食指导

对于可进食的患者来说，鼓励其进食高蛋白、高维生素、多元化食物，当患者表现为低摄入量以及代谢异常，需要增加能量及营养素摄入，以纠正能量及蛋白质的负平衡。

对于采用其他肠内营养途径（鼻胃管、空肠造瘘管、胃造瘘管）的患者，向患者和家属讲解管路维护相关知识。护士还要熟悉患者所用营养液的主要成分、每日摄入量、液体出入量；调节恰当的喂养速度、温度、角度，观察患者摄入营养液后有无不适。肠外营养输注途径主要有中心静脉和外周静脉两种，根据计划选择相应输注方法，做好静脉管路的护理。当患者胃肠道功能恢复时，鼓励患者经口进食或改行肠内营养，以降低和防治肠外营养相关并发症。制订个体化的营养指导方案。

（四）教育

1. 做好宣教 向厌食、恶病质的患者及家属宣教厌食、恶病质相关知识，提供信息，是缓解恶性肿瘤患者厌食情绪的重要部分。向患者说明体重下降的原因，给予必要的饮食建议。

2. 做好患者心理护理 厌食、恶病质的患者可能存在失眠、对生活失去兴趣、焦虑、易激惹和注意力不集中等症状，护士在护理恶病质患者的过程中，要善于与患者沟通，建立信任关系，了解患者的心理问题，协助解除其顾虑，必要时请精神科医师会诊。经常给予鼓励和支持，指导患者进行冥想、音乐治疗等，缓解其焦虑等不良情绪。

3. 提供良好的社会支持 医护人员向患者家属或照顾者讲解肿瘤患者厌食、恶病质相关知识，使其更好地与医护人员配合，减少其顾虑；鼓励体力允许的患者参加一定的社交活动，鼓励患者的家属、朋友、社会团体给予患者鼓励和安慰，有利于缓解患者焦虑及紧张情绪，增进食欲，提高生活质量。

六、小结

厌食是指因食欲减低或消失，导致进食量下降和体重降低，是晚期恶性肿瘤患者的常见症状，常和恶病质同时出现。厌食和恶病质会严重影响患者的生活质量，甚至缩短患者生存期，也会造成不良的心理社会影响。在临床上应使用评估工具对恶性肿瘤患者特别是晚期患者进行厌食和恶病质的筛查和评估。对于厌食和恶病质患者，推荐多模式管理，由临床肿瘤、缓和医疗、临床护理、临床营养、临床药学、康复医学、心理学等多学科组成专家团队，与患者及其家人共同协作，通过营养、心理干预、症状管理以及药物治疗等措施，达到减轻厌食和恶病质相关症状、提高生活质量、延长生存时间、改善预后的目的。

参考文献

［1］中国临床肿瘤学会指南工作委员会.中国临床肿瘤学会（CSCO）肿瘤恶病质诊疗指南2021［M］.北京：人民卫生出版社，2021.

［2］FEARON K，STRASSER F，ANKER S D，et al. Definition and classification of cancer cachexia：an international consensus［J］. Lancet Oncology，2011，12（5）：489-495.

［3］ANDERSON L J，ALBRECHT E D，GARCIA J M. Update on Management of Cancer-Related Cachexia ［J］. Current Oncology Reports，2017. 19（1）：3.

［4］VAUGHAN V C，PETER M，LEWANDOWSKI P A. Cancer cachexia：impact，mechanisms and emerging treatments ［J］. Journal of Cachexia Sarcopenia & Muscle，2013，4（2）：95-109.

［5］National Comprehensive Cancer Network（2020）.NCCN Clinical Practice Guidelines in Oncology，Palliative Care. Version 1.2020.

第六节　性相关问题

一、癌症患者性相关问题（sexual problem）

性的问题一直是人们较少提及的话题，恶性肿瘤的诊断、治疗以及并发症、药物不良反应都会在患者心理、人际关系、生理和精神领域产生影响，这些影响都有可能进一步影响患者的性生活。癌症患者不管是在治疗期还是在康复期，都将面临性功能改变的挑战。亲密关系可能是生活质量的一个重要组成部分，将在癌症诊断和治疗过程中被打乱和改变。有文献估计，亲密关系受影响的发生率从30%到90%不等。癌症幸存者最常见的性功能改变包括性欲丧失或减退、女性性交疼痛（性交困难）或男性勃起功能障碍。尽管有这些重大的变化，但还是有办法帮助性功能康复的。然而，法国的 Ben Charif 等在一项调查研究中发现，4181 名回应者中，54.7% 表示没有人向他们提出讨论性的问题，21.9% 表示不想讨论，23.4% 曾有过讨论。女性与卫生保健提供者也很少讨论性问题，但是相对于男性，女性提出讨论性问题需求的可能性更大一些。前列腺癌和宫颈癌患者更常讨论性问题，但患者年龄越大，越不愿意讨论此问题。不仅患者对于性的问题有些难于启齿，医生护士也存在很多困扰，许多人不知道该如何提起有关性的讨论。由于对感情和性生活的满意有助于患者的身体放松、缓解压力、改善睡眠、缓解疼痛等，所以临床医师对性相关问题进行关注也是非常重要的，可以帮助患者及其伴侣降低对性的不良恐惧、应对疾病和治疗带来的性生活困难。

在中国，关于癌症幸存者的性相关问题研究主要集中在 3 个方面：①癌症患者存在关于性行为的误解和缺乏相关教育或信息；②对整体健康和福祉的关切以及身体和心理变化可改变癌症患者的性欲和行为；③缺乏性活动和亲密行为可造成关系问题。影响癌症后性生活质量的因素有很多，包括生物因素（如年龄、是否绝经、癌症分期、癌症部位、手术、放疗、化疗、合并症或合并疾病、抗抑郁药物的使用等）、心理社会因素（如抑郁、焦虑、压力、丧失生殖能力带来的意义危机、对待压力的反应或应对方式、自我认同、自信或自我效能感、身体形象评价、以往的问题、创伤经历、缺乏性经验、文化信仰和禁忌等）、人际关系因素（如伴侣关系的质量、伴侣应对压力的反应和应对方式、人际关系非性方面的满意程度、未解决的冲突、性欲水平的差异、缺乏刺激或技巧）、过度重视某些体验（如阴道性交、性高潮）、性协调问题、时间安排问题等。但不论是何种躯体疾病，性生活困难中的沟通模式、应对策略和情感支持的成功与失败都起重要作用。

二、男性癌症幸存者的性问题

对于男性癌症患者来说，性功能障碍是一个普遍存在的问题，无论是否有伴侣，都会对生活质量产生负面影响。除了生殖相关的恶性肿瘤（如阴茎癌、睾丸癌、前列腺癌、直肠癌、膀胱癌等），造口患者也是被这一问题困扰的主要人群。总的来说，性行为不仅包括性交，也包括身体形象、身份、浪漫和性吸引力，以及性的认知和幻想。癌症影响患者的多个生理和心理社会领域，这种变化也会影响男性幸存者的性功能。因此 Katz-Dizon 提出了一种新的模型，这种生物心理社会模型的目的是扩大对男性性行为的理解，超越纯粹的生物医学模型。参与研究的患者大多是有前列腺癌病史的人，尽管有其他数据表明，患有其他类型恶性肿瘤的男性也受到类似的影响。调查中男性的性行为问题常常被归结为勃起和性表现方面。对男性手术治疗后的一些定性研究揭示了比较糟糕的心理结局，如前列腺癌和阴茎癌术后男性气概、自我意识和身体良好形象减弱。此外，一些心理因素也会加重性困扰，比如焦虑、抑郁、不现实的期待、伴侣要求再次开启性生活、是否愿意接受性生活方面的药物或器械帮助等。这种生物心理社会模型可能成为癌症患者性问题干预的基础。具体模型如图 5-2 所示。

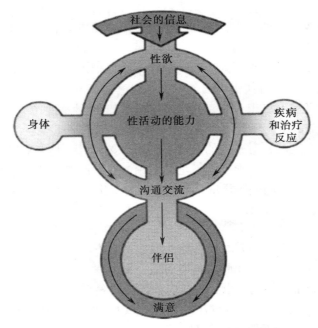

图 5-2　Katz-Dizon 男性癌症患者性行为模式

这个模型表明，性冲动受社会信息的影响，通常表现为男性气概和男性性生活的表现。性冲动被认为与性行为密切相关，性行为反过来又要求性伴侣对性体验做出贡献，而性伴侣是决定性行为是否满意的至关重要的因素。然而，在罹患癌症之后，男性会经历身体形象的改变和治疗，这会导致性冲动和性行为的改变，并会影响患者及其伴侣（或潜在伴侣）的性交流方式。

社会的信息：一些价值观、态度和信仰可能深深扎根于患者的心灵之中，尽管医务人员做出了有说服力的努力来教育患者，使其知道自己的信仰不是基于事实，或者大多是虚构的，但这些价值观、态度和信仰仍然有可能不会改变。

性欲：根据这个模型，性冲动会影响性行为，并与交流有关。对欲望的误解会对男性及其伴侣在癌症后适应变化的能力产生负面影响。例如，如果这名男性和他的伴侣认为性行为只能发生在其性欲存在的时候，而他是大多数性活动的发起者，这样夫妻二人就会因男性性欲下降而失去性生活。此时，沟通是至关重要的，这种交流包括来自卫生保健提供者的预期指导和鼓励，以及夫妻之间关于开启性生活的方式的讨论。

性行为：在这个模型中，性行为受到男性身体和身体形象变化的影响。这是医疗人员可能进行干预的另一个领域，使其伴侣参与到讨论中会很有帮助。人们常常是自己最严厉的批评者，患者的伤疤、体重增加或减少并不意味着对伴侣不再有吸引力，这对那些在接受治疗后可能认为自己没有吸引力的男性来说是一种鼓励。关于上述问题，可以从医疗人员处寻求帮助，也可以通过锻炼来改善自我态度。

疾病和治疗反应：治疗对性功能的影响不应被忽视，这往往是寻求帮助的诱发因素。并且，这通常是卫生保健提供者最常给予的指导。勃起功能障碍（erectile dysfunction，ED）的治疗通常从口服药物（如西地那非、他达拉非和伐地那非等磷酸二酯酶 5 型抑制剂）开始逐步进行。更进一步的替代方法包括阴茎泵、前列地尔球或阴茎自注射。阴茎植入物通常是最后的治疗选择。

沟通交流：伴侣需要参与所有的讨论，这样与患者之间就不会有秘密或失去讨论观点、需求和愿望的机会。更重要的是，双方可以得到相同的信息，这样误解就会被最小化，猜测也会被打消。此外，伴侣可能会尽量避免表达其对这些变化的感受，以避免为患者造成额外的不安或压力。可以为患者伴侣提供一个安全的环境，鼓励伴侣表达自己在性生活变化之后的想法和感受等。伴侣的角色也适用于单身或正在约会的男性，而不仅适用于那些已经建立关系的人。对于单身男性来说，交流性欲改变、性行为、身体改变以及治疗反应的需求可能更加迫切和困难，这些男性可能需要更多的支持和指导，因为他们处于关系不确定的情况下。在沟通方面，卫生保健提供者的沟通和信息提供也是至关重要的，因为这能帮助伴侣之间进行有效沟通，并为他们提供进一步的医疗干预，以及告诉这对伴侣可以如何帮助自己。通常，沟通和讨论对夫妻的帮助更大。他们想要确认其问题的正常化（其他关系的伴侣也会发生这种情况），同时可能不想使用药物或支持性的解决方案，除非其卫生保健提供者给予他们确定的说法。

满意度：满意度是主观的，对不同的人有不同的含义。对一些人来说，性满足意味着相互的性高潮。对另一些人来说，这可能根本就不是性高潮，而是性伴侣的性愉悦。在这一领域最重要的是阐明满意的含义，以及在癌症的背景下，如何接受变化，重新定义性满足的标准。

三、女性癌症幸存者的性问题

接受癌症治疗的女性也经常遇到与性健康和亲密关系有关的问题，这些问题经常被列为关注的领域，甚至在长期幸存者中也是如此。不幸的是，有数据表明，卫生保健提供者很少讨论这些问题。在特定的文化背景下，性的问题，尤其是女性的性健康问题更加得不到重视。美国麻省总医院 Dizon 教授等回顾了当代对女性性健康的认识，以及治疗对性功能和亲密关系的影响。并根据最新的诊断分类——美国精神病学协会的《精神障碍诊断与统计手册（第 5 版）》（DSM-5）回顾了相关的评估和可能的治疗方法，包括接受内分泌治疗和非内分泌治疗的患者，都有可能与她们的肿瘤科医生讨论性的问题。

乳腺癌患者，尤其是年轻乳腺癌患者的性困扰非常常见，主要问题集中在性欲降低、身体形象改变、阴道干涩、性活动安全性等方面。性交疼痛是女性患者面临的一个常见困扰，手术、化疗、放疗和激素治疗都会影响性功能，并可能通过多种机制引起性交疼痛，具体取决于治疗类型。由卵巢损伤、解剖结构改变、神经学、肌筋膜或盆腔器官损伤引起的不良性影响可能影响一半以上的癌症患者。如果通过有效方法来改善或治疗性交痛和性交困难，可以提高潜在的数百万受癌症影响的女性的生活质量。

对于女性的性相关问题，也可以参考男性患者性行为的模式进行分析和处理。除此之外，对于女性来说，恢复阴道健康的第一步是使用水基阴道润滑剂、非激素阴道湿润剂，以及盆底运动。阴道扩张器在治疗阴道性交困难时，可用于治疗阴道狭窄和粘连，并且将扩张器疗法和盆底运动结合起来，以获得两者的潜在益处。然而，尴尬和恐惧会降低扩张剂治疗的依从性。在大多数情况下，需要通过心理教育和支持来提高使用辅助器械和技术的依从性。

四、性少数群体癌症幸存者的性问题

因为性少数群体患者在患癌后也会面临亲密关系和性方面的困扰，所以在此简单提及。尽管性少数群体的心理社会方面相关的文献数据较少，但这并不意味着这部分人群不需要被关注。但在当前的社会发展阶段，性取向的披露仍然是很困难的一件事情，所以医生大都默认他们是异性恋群体，因此也无法给出合适的交流和建议。

性少数群体的癌症患者和幸存者经常面临的特殊需求包括青少年抑郁和自杀、收养、性健康和实践、艾滋病毒感染、代孕父母、心理健康问题、跨性别健康问题、亲密伴侣暴力和亲密伴侣丧失等问题的相关信息和应对策略。在临终关怀期间，对这部分患者及其同性伴侣的法律、经济和歧视问题的关注变得至关重要。在性少数群体患者及其伴侣能够方便地获得所需相关信息的情况下，提供所需信息并制订相关计划，可能有助于改善这一缺乏关注的人群的生活质量。

当然，有许多适用于普通人群的方法同样适用于这部分人群。曾有研究提示，一些性少数群体中的女性（如女同性恋者、双性恋女性以及偏爱女性伴侣的女性）有很大可能会伴有超重、肥胖和精神健康问题。而一项横断面研究显示，85 例有乳腺癌病史（病例）的性少数群体女性的健康行为、体重指数、生活质量、焦虑和抑郁与其他女性相似。所以改变生活方式以降低癌症后不良预后的风险，在这一人群中同样适用。

无论是普通人群，还是性少数人群，情感支持都是癌症患者心理调整的一个关键有益因素，而情感上的回避和回避讨论癌症体验已被确定为重要的负面因素。所以关注这部分人群的心理需求和支持需求同样是重要内容。

五、心理教育与干预

良好的医患沟通是帮助患者应对性困扰的重要方法，医疗服务提供者应当学习医患/护患沟通和性健康相关的知识，通过对话或者发放学习材料的方式进行科普宣传教育，或者推荐可靠的问题解决途径，比如推荐性方面或性心理方面的专业人员等。网络资源和形式也可以被用于性健康方面的指导和教育。性心理咨询师、心理治疗师或心理咨询师都可以为遇到困扰的患者提供帮助。而且研究发现，当夫妻共同参与治疗时，会取得更好的效果，可以改善性生理、性功能、性自我形象、性关系等。信息提供和心理教育还可以增加药物及相关器械的使用依从性，减少参与者对性活动的恐惧。一般来说，大多数患者可以从简短的性心理干预中获益，包括教育、咨询/支持和症状管理。如 Robinson 等所述，有效可行的干预措施已被证明可通过提供信息和支持来增加阴道扩张的依从性；Ganz 和他的同事报告了另一个简短的性干预来解决症状管理的例子。这项干预的重点是为乳腺癌患者提供信息、支持和症状管理。除了改善性功能外，还能显著改善更年期症状，包括潮热和阴道干涩等。感觉聚焦方法是一种广泛使用的性治疗技术，旨在增强性接触，而不是把重点放在物质接触上，从而在亲密的环境中产生更多的关系。这项技术已经被 Leslie Schover 和其他治疗癌症患者的性治疗师采用，以期帮助夫妇发现更多的感官接触和扩大性技能，同时消除焦虑和痛苦。

六、小结

当癌症患者遇到性相关的困扰时，首先要求助于泌尿科或妇产科医师的帮助，考虑器质性问题的影响。除了应用药物或者器械的帮助外，还可以求助于专业人士，比如性治疗师、心理医生等。如果这些困扰更多地与夫妻关系有关，并且在癌症诊断之前就存在，那么治疗可能最好从一般的夫妻治疗开始。当这种困扰与夫妻关系不和无关时，就可以从性生活开始。咨询或治疗开始时，就可以分清楚这些困难是与性问题有关，还是与更大的关系问题有关。不管是什么原因，性困扰的解决一定需要亲密伴侣和家人的情感支持。而相关医疗人员也需要掌握相关的知识。

参考文献

[1] JIMMIE C H, WILLIAM S B, PHYLLIS N B, et al. Psycho-oncology [M]. 3rd ed. New York: Oxford University Press, 2015.

[2] BEN C A, BOUHNIK A D, COURBIERE B, et al. Patient discussion about sexual health with health care providers

after cancer-a national survey［J］.J Sex Med，2016，13（11）：1686-1694.

［3］KATZ A，DIZON D S. Sexuality after cancer：a model for male survivors［J］.J Sex Med，2016，13（1）：70-78.

［4］SMITH A. A workshop for educating nurses to address sexual health in patients with breast cancer［J］.Clin J Oncol Nurs，2015，19（3）：248-250.

［5］CARROLL A J，BARON S R，CARROLL R A. Couple-based treatment for sexual problems following breast cancer：A review and synthesis of the literature［J］.Support Care Cancer，2016，24（8）：3651-3659.

［6］CHAN A，CHANG H R，ALANANZEH I，et al. A systematic review：Sexual well-being and perceived barriers to seeking professional help among Chinese adults living with cancer［J］.Eur J Cancer Care（Engl），2021，30（6）：e13519.

［7］LOH-DOYLE J C，BHANVADIA S K，HAN J，et al. Patient reported sexual function outcomes in male patients following open radical cystoprostatectomy and urinary diversion［J］.Urology，2021，157：161-167.

第六章

癌症患者的心理干预

罹患癌症对于患者及其家属都是一个巨大的挑战，往往会影响他们的情绪、认知、灵性、人际交往及社会功能。因此，高质量的、综合的肿瘤照护应当包括对患者心理、社会及灵性层面的关注和照护。心理干预的目的是减轻患者的负性情绪反应，提高患者对疾病的应对能力，调动其自身的积极性，帮助患者更快适应目前患病和接受治疗的状态，减少、减轻患者的躯体症状，提高患者的生活质量。本章将从心理干预的原则和证据、痛苦筛查和转诊、一般性心理干预方法和针对特定癌症人群开发的心理干预模型 4 个层面对癌症患者的心理干预进行讲解。

第一节　心理干预的原则和证据

一、心理干预的现状

在临床医疗中，对于心理干预似乎还没有形成一个清晰统一的概念，而心理干预的内容也不尽相同。关于心理干预的概念，目前较为普遍的描述是一种将患者教育、社会支持、心理治疗、技能培训和放松训练结合在一起的干预模式，其过程是系统的或预设的，其目标是结果导向的。典型的心理干预包括认知行为治疗、应对技巧训练、信息传递和（或）支持表达小组活动，用以改善患者的焦虑、抑郁等症状，增强患者的适应性功能，调整患者与癌症症状相关的感知。

心理干预的介入时间多集中于患者术后或放化疗住院期间，也有针对出院康复期患者进行的心理干预。根据治疗阶段的不同，Razavi 等将应用于癌症患者的临床心理干预划分为五类：①预防性干预：常用于避免由疾病治疗或疾病本身并发症而导致的心理问题的发生和发展；②早期干预：在明确癌症诊断和开始治疗时即对患者进行早期干预，研究发现，早期干预的效果优于延迟干预，尤其在生活质量和生存期方面；③恢复期干预：应用于很可能被治愈的患者，在所有积极的抗癌治疗结束之后，也就是在康复期进行心理干预，目的是控制和减轻仍存留的因癌症引起的心理和生理不适；④支持性干预：目的是减轻与慢性疾病有关的不适，这些慢性病多是在恶化及进展期积极治疗时所引起的；⑤姑息性干预：应用抗癌治疗可能不再有效果，以对症治疗来维持病情和以改善不适为主要目的时，对患者进行的心理干预。

从治疗方法和内容来看，支持性心理治疗是最常采用的治疗方法之一。在支持性治疗中，治疗师的干预主要包含 5 种成分：解释、鼓励、保证、指导和促进环境改善。广义的支持性治疗还包括心理健康教育等相关信息的提供。此外，行为治疗技术的应用也非常普遍，行为治疗可以有效帮助患者应对治疗过程中的各种不良反应，具体内容包括放松训练、意向想象、生物反馈、冥想、正念心理治疗等。目前在心理治疗领域得到广泛关注的认知疗法也逐渐被应用于癌症患者的心理治疗，通过改变患者不合理的认知来改善各种情绪反应，并协助患者适应由疾病引发的变化。新兴的治疗方法还包括家庭治疗、音乐治疗、叙事疗法、静观疗法等。具体的治疗方法会在后文进行介绍。

从形式上看，个体和团体心理干预都已广泛用于国内外肿瘤临床。其中团体心理治疗以其高效和便捷的特点得到很多临床心理学家的推崇。目前，团体心理治疗已成为一种比较认可的形式，其治疗重点在于小组内聚力、相互支持、共同分担烦扰、自我宣泄及患者在小组外的交流。随着人们对癌症与家庭关系的更多理解，以家庭为治疗单位的家庭治疗也被越来越多地使用。

心理干预的方案有很多，但当心理治疗师试图将心理干预服务于所有类型的癌症人群时（如乳腺癌、黑色素瘤和肺癌患者），会很难决定哪种方法是最适合的。很多研究者认识到癌症是由许多不同的疾病过程组成的，而且不同人口统计学和心理社会特点的患者会有很大差别。因此，不同特点的个体所适合的心理干预也有所不同。特定人群的选择可能是干预有效的关键因素。针对某一类人群的干预相对于针对广泛人群（如所有癌症患者）的干预效果更为明确。

除了针对患者心理状况的干预外，改善患者社会支持也是心理干预的重要内容。社会支持是指社会各方面，包括家属、朋友、同事、伙伴、团体、工会等个人或组织给予个体精神和物质的支持和帮助，反映了一个人与社会关系密切的程度和质量。良好的社会支持有利于健康，社会支持可为应激下的个体提供保护，对应激源起到缓冲作用，有助于维护良好的情绪体验。除了医护人员和亲友的支持以外，各种癌症患者团体也是重要的支持来源。国内外相继成立了"癌症俱乐部""癌症康复会"等，旨在帮助癌症患者营造一个"群体抗癌"的氛围和环境，让一些已经获得显著临床效果的患者，以自己的亲身经历和感受为其他患者"现身说法"，相互渲染积极的心境，坚定与癌症抗争的信念。

我国心理社会肿瘤学的发展相比于国外而言尚处于起步阶段。基于 WHO 的指导原则，我国对于癌症的策略重在预防和治疗，同时重视患者及其家庭的生活质量。中国抗癌协会肿瘤心理学专业委员会成立于 2006 年，致力于癌症患者心理社会干预方面的研究和实践。在中国的心理社会干预体系中，社会工作者和灵性方面的支持还很欠缺。现有的干预主要体现在提供心理社会评估、心理治疗、缓和医疗和症状管理。对肿瘤患者的心理干预还没有充分与临床治疗相结合，系统性常规化的治疗还不足。如何针对中国的文化背景提供个性化的、系统的心理干预服务，还是一个有待深入研究的课题。

二、心理干预的原则

1. 以患者需求为导向的原则　不同疾病分期、不同部位和类型的肿瘤，以及不同的肿瘤治疗方法给患者带来的心理影响不同。作为心理治疗师，应当对这些基本的知识有所了解，例如胰腺癌患者常常会有抑郁的问题，而头颈部肿瘤的患者常常因为疾病或治疗破坏容貌，出现低自尊或体象方面的问题。除此之外，治疗师还应当对不同类型的肿瘤患者可能会接受哪些抗肿瘤治疗有所了解。这些必要的知识有助于心理治疗师成为肿瘤患者多学科照护团队的一部分，理解患者的病情以及他们的担心，在医疗决策上给予他们支持和帮助。

肿瘤患者的心理干预可以根据结构、频率和深度划分为不同的层次，包括最基本的支持性心理教育、短程心理咨询以及专业的系统心理治疗。支持性心理教育一般聚焦于现实层面，目的是提高患者的应对技能，帮助患者减轻压力，改善人际沟通，提高生活质量，这种干预一般不需要严格的设置或结构化的治疗方案，以信息提供和一般技能及策略的讲授和建议为主。非心理治疗专业人员在经过一定的培训后也能够为患者提供这种最基本的心理干预。短程心理咨询也聚焦于现实层面，一般是以具体的现实问题为导向，有明确的咨询目标，很少会触及患者深层的心理冲突或防御机制。专业的心理治疗则是根据特定的理论框架和结构进行，需要较为严格的设置，治疗师与患者建立良好的治疗联盟，不仅关注现实问题，还关注患者的成长史、现实问题背后的心理病理机制，处理患者较为深层的心理冲突。具体给予患者何种层次的心理干预以及具体干预的内容要以患者需求为导向，同时治疗师还要综合考虑患者的病情及生存期等因素来为患者制订具体的干预方案。

2. **制定有弹性的治疗框架**　与健康人不同，癌症患者的心理状态会受到病情变化、治疗因素、与治疗团队和照护者关系的影响，因此治疗目标和治疗框架会根据这些因素的变化而做出相应的调整，例如当患者病情进展或面对较为艰难的治疗抉择时，常常需要将患者的家人也纳入到治疗中来。患者可能会要求治疗师帮助他们改善与配偶或子女之间的沟通，治疗师有时也会被患者的医疗照护团队邀请一起讨论患者的照护目标。另外关于治疗内容，治疗师需要与患者确认，哪些内容是患者希望治疗师分享给医疗照护团队的，哪些信息需要保密。治疗师要允许患者引导治疗的进程，并在治疗过程中不断评估患者对治疗的需求，以便做出相应的调整。

3. **全面了解患者生命的故事**　治疗师需要对患者有全面的了解，包括患者的出生及成长的文化背景、家庭背景，患者的世界观、价值观、信仰以及个人对于疾病的理解、看法和解释。因此，治疗师如果能够丰富自己对于其他文化、习俗、信仰的知识，会有助于在治疗过程中更好地理解患者。很重要的一点是，治疗师在治疗过程中要对患者的价值观保持尊重和好奇心，这样才有利于治疗联盟的建立。

4. **治疗的设置**

（1）时间设置：时间设置对于治疗的进行非常重要。对于门诊患者而言，治疗通常固定在每周同一时间，因为癌症本身具有很多不可预测性，会给患者带来很多的不确定感，而维持心理治疗日程的稳定可以在一定程度上给患者的心理带来一种可控制感和稳定感。当然，有时会因为患者病情进展或住院不得不修改治疗的日程，即使患者在治疗师所在的医院住院，也应尽量提前和患者约好治疗时间，有任何日程上的改变都应该尽早通知患者，清晰而稳定的日程安排能够在一定程度上缓解患者的焦虑。

（2）对治疗的投入：有时患者会觉得对心理治疗的内容完全提不起兴趣，甚至想要退出治疗。当患者在治疗中表现得不那么投入时，治疗师首先应当评估患者无法投入的原因，如果患者不是只对心理治疗没有兴趣，而是对其他的人或事情都提不起兴趣，那么就要评估患者是否出现了抑郁。询问患者"是否想要更有精力一点"，如果患者表示自己想要更有精力一点，这样才能更好地投入生活和与家人、医护人员互动，那么可以考虑给予患者一些行为治疗或精神科药物治疗，以改善他们的情绪和精力；如果患者表示这种状态自己感觉很平静，很舒适，并不希望变得更有精力，那么这时可以帮助患者家属去理解患者的这种顺其自然的心态。

（3）治疗空间：当患者状态较好时，可以步行或在他人协助下或借助轮椅进入心理治疗室接受治疗；但当患者病情进展或需要住院时，如果每次还要求患者去到心理治疗室，可能会给患者和家人增加负担。因此，有时候安静的化疗输液室、病房都可能会成为心理治疗的场所。当患者的居所离治疗师非常远、交通不方便时，以视频或电话的方式与患者进行治疗沟通也是可以考虑的。

5. **治疗内容和治疗过程的特殊性**　大部分癌症患者从得知肿瘤诊断起就会强烈地感受到自己的生命被缩短了，由此出现对时间的紧迫感。因此，在心理治疗过程中，需要给患者一个反思空间去考虑过去、现在和未来，在这样的空间中让患者拥有对生与死的双重觉察，即"尽管死亡有可能发生，但我现在还活着，生的希望还存在"。治疗过程中生与死的叙事交替出现，治疗师应当对这两种谈话内容都保持开放和接纳的态度。

离别、失落和哀伤也是在肿瘤患者心理治疗中经常出现的主题。治疗师应当允许患者展开这些主题，并探索患者的文化背景、家庭背景、以往的经历和应对离别、失落以及哀伤的方式。治疗师要根据自己的经验对患者进行评估，及时发现那些有较高风险会发展为焦虑、抑郁或病理性哀伤的患者。

6. 治疗关系的特殊性　良好的治疗关系会给患者带来安全感和稳定感，也会让患者感到有希望。与其他心理治疗一样，移情和反移情都有可能出现。治疗关系的结束有时是因为到了治疗计划设置的终点，也有时是因为患者的病情恶化或去世导致的突然的治疗中断。选择合适的时间来终止治疗关系是对治疗师临床经验和工作能力的挑战，因为有些时候治疗的结束也意味着意识到患者的生命即将走到终点。这个时候治疗师可以诚实地表达自己对离别的悲伤，也要给患者充分表达悲伤的机会和空间，但不强求患者表达悲伤。如果患者并不想表达悲伤，还是要尊重患者的选择。

三、心理干预的证据

相对于恶性肿瘤影响因素的研究，对肿瘤患者进行心理干预的研究更晚一些。国际上对于肿瘤患者的心理干预越来越趋向于标准化，近年来有大量针对某一心理干预模型的高质量研究证据出现，如意义中心团体/个体心理治疗（meaning-centered group/individual psychotherapy）、正念癌症康复治疗（mindful-based cancer recovery）、战胜恐惧疗法（conquer fear therapy）、CALM 治疗（managing cancer and living meaningful）、尊严疗法（dignity therapy）等。这些干预方法均有较为明确的试用人群，有手册指导的标准化的干预流程，并且有设计严谨的大样本随机对照研究验证干预效果并随访效果的持续时间。

我国对肿瘤心理干预的研究主要集中于近几年。很多研究显示，各种形式的心理干预都能够缓解患者的心理痛苦、改善患者情绪状态、减少其功能损害和躯体症状，但干预的标准化和研究设计的科学性还较为欠缺。

总体来说，心理干预更倾向于提供心理社会功能上的改善，对情绪的改善基本肯定。目前的研究显示，心理干预中度有效，且当干预聚焦于特定问题时，效果会更好。所以根据患者的需求选择和提供特定治疗元素的模式将成为心理社会干预未来发展的趋势。

如何提高研究的效度？首先，取得适当的样本规模对于充分提高检验力十分重要，增加多中心研究的数量也非常必要；研究对象选择存在特定问题和症状的患者要优于兼容并收；针对不同的治疗方式并考虑不同的观点；使用最有效的指标来测量特定的治疗效果也很重要。因此，还需要使用癌症特异性的测量工具，并采用质量控制，也就是确保干预能够按照预想的那样得以实施，为治疗实施者制作手册和指南，以便能够分享彼此的经验，并对研究结果进行重复性验证。

尽管没有一种治疗方法能够满足所有的需求，但目前所知，有效的、有证据支持的治疗通常包括以下特点：结构化、问题聚焦、采用有经验的治疗师、治疗内容意在增强患者的自我效能感并针对于疾病过程中某些特定的需求。

参考文献

［1］TEO I，KRISHNAN A，LEE G L. Psychosocial interventions for advanced cancer patients：A systematic review［J］. Psycho-oncology（Chichester，England），2019，28：1394-1407.

［2］DIMITROV L，MOSCHOPOULOU E，KORSZUN A. Interventions for the treatment of cancer - related traumatic stress symptoms：A systematic review of the literature［J］.Psycho-oncology（Chichester，England），2019，28：970-979.

［3］BREITBART W，PESSIN H，ROSENFELD B，et al. Individual meaning - centered psychotherapy for the treatment of psychological and existential distress：a randomized controlled trial in patients with advanced cancer［J］. Cancer,

2018，124：3231-3239.

［4］HOLTMAAT K，VAN DER SPEK N，LISSENBERG-WITTE B，et al. Long-term efficacy of meaning-centered group psychotherapy for cancer survivors：2-Year follow-up results of a randomized controlled trial［J］. Psycho-oncology（Chichester，England），2020，29：711-718.

［5］COMPEN F R，BISSELING E M，SCHELLEKENS M P J，et al. Face-to-face and internet-based mindfulness-based cognitive therapy compared with treatment as usual in reducing psychological distress in patients with cancer：a multicenter randomized controlled Trial［J］. Journal of clinical oncology，2018，36：2413-2421.

［6］BEITH M N，THEWES B，TURNER J，et al. Long-term results of a phase II randomized controlled trial（RCT）of a psychological intervention（Conquer Fear）to reduce clinical levels of fear of cancer recurrence in breast，colorectal，and melanoma cancer survivors［J］. Journal of Clinical Oncology，2017，35（15_suppl）：LBA10000-LBA10000.

［7］RODIN G，LO C，RYDALL A，et al. Managing cancer and living meaningfully（CALM）：A randomized controlled trial of a psychological intervention for patients with advanced cancer［J］. Journal of clinical oncology，2018，36：2422-2432.

［8］XIAO J，CHOW KM，LIU Y，et al. Effects of dignity therapy on dignity，psychological well - being，and quality of life among palliative care cancer patients：a systematic review and meta - analysis［J］. Psycho-oncology（Chichester，England），2019，28：1791-1802.

第二节 痛苦筛查和转诊

一、概述

20 世纪 70 年代，随着心理社会肿瘤学学科的建立，肿瘤临床对患者心理社会问题的关注逐渐增强。然而将心理社会关怀融入肿瘤临床常规诊疗当中仍面临一系列的障碍，尤其是当时患者及家属对于心理社会问题的"病耻感"。直到 1997 年，美国国立综合癌症网络（National Comprehensive Cancer Network，NCCN）建立了痛苦管理多学科小组，首次使用"痛苦（distress）"这一中性词代替癌症患者存在的所有心理、精神及社会、实际问题。这个词组不仅涵盖了癌症患者心理、社会、精神等各个层面，而且容易让人接受并进行评定，为肿瘤临床和科研工作带来了便利。美国医学研究所（Institute of Medicine，IOM）强调"高质量照护"要最大程度达到患者期望的健康结局，必须以患者为中心，即治疗应该尊重患者的选择、需求和价值观，确保由患者的价值观主导医疗决策。IOM 出版的《癌症的全人照护：满足患者的心理社会需求》（*Cancer Care for the Whole Patient：Meeting Psychosocial Health Needs*）一书中建议标准的肿瘤治疗应该将心理社会支持纳入肿瘤临床常规照护模式中，包括识别患者的心理社会需求；将患者和家属转诊至所需的服务部门；在患者疾病管理过程中提供支持；整合心理社会支持和生物医学治疗；对所有治疗进行随访，评估治疗效果。美国食品药品管理局（U.S Food and Drug Administration，FDA）自 2006 年起要求在药品开发过程中必须将患者报告的结局（patient-reported outcome，PRO）纳入评估系统，并指出治疗获益（treatment benefit）应该包括治疗方法对患者生存、感受和功能的改善，既要体现治疗效果的优势，也要体现安全性的优势。简言之，如果药物的开发仅仅延长了患者的生命，但给患者带来更多的痛苦，同样不能获得 FDA 的批准，该要求一直沿用至今。对患者报告结局（PRO）进行评估指的是对直接源于患者本身健康状况的任何方面的评估，包括健康相关生活质量的各个维度。FDA 对于上述内容的最新阐述直接影响药物临床实验的实施。继疼痛成为第五大生命体征后，加拿大首先提出将痛苦列为第六大生命体征。近几年来肿瘤临床实践及研究对于 PRO 的关注，为痛苦筛查纳入肿瘤实践提供了更多循证医学证据。Basch 等发表的一项 RCT 研究显示，通过 PRO 的方式对患者的症状进行管理与常规治疗组相比，患者生活质量下降的程度减缓，急诊及再入院的次数减少，对化疗的依从性增加，生活质量提高后的生存期延长。随访 7

年后，Basch 等发表在 *JAMA* 杂志的结果显示，在总生存期方面，干预组较对照组延长 5.2 个月。全面改善癌症患者的生活质量，需要关注患者的心理痛苦，及时筛查、识别、评估患者的痛苦水平，并及时将显著痛苦的患者转诊给相应的专业人员，这种模式的建立可以优化目前肿瘤临床的诊疗流程，确保患者能够获得高质量的诊疗服务。

二、心理痛苦的定义和来源

（一）定义

NCCN 心理痛苦研究小组将心理痛苦定义为：由多重因素引起的一种不愉快的情绪体验。本质上源于心理（认知、行为和情感上的）、社会、灵性和（或）躯体的变化。这种情感体验能够明显地干扰患者对癌症、躯体症状以及治疗的应对，并对治疗效果产生负面影响。心理痛苦是一个连续谱，范围从正常的情绪到脆弱、悲伤、害怕等，再到引起各种功能减退的严重表现，如抑郁、焦虑、恐慌、社会孤立感、生存意义和精神危机等。NCCN 痛苦管理指南指出，选择"痛苦"一词的优势在于：①比"精神的""心理社会的""情感的"等词汇更容易让患者接受且无病耻感；②使患者感觉比较"正常"；③可以被定义并通过自评量表进行评估。由于患者自身情况的不同，心理痛苦水平会处在不同的谱系位置，并且随着病情的不断变化，所处的谱系位置也会出现波动。图 6-1 可以形象地说明癌症患者心理痛苦存在的谱系位置。

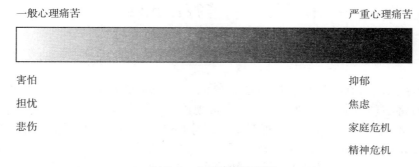

图 6-1　心理痛苦连续图

（引自 Jimmie C.Holland "心理痛苦的处理标准和临床实践指南"，IPOS 网路在线课程。）

尽管各个国家的社会文化、人们教育水平和心理素质都有所不同，但癌症患者出现心理痛苦都是正常的，就像所有人在面对意外的生活事件时都会产生心理反应一样，不能被认为是异常。在我国确诊为癌症对多数人来说仍然是一个灾难性的打击，可以表现出从轻到重的各种痛苦，如担忧、害怕、失眠、哭泣等。癌症病程中随时可能会出现坏消息，如：病情进展、预后不良、出现并发症、治疗失败、不可逆的不良反应等，这些问题都会加重患者的心理痛苦，甚至使患者出现精神障碍。接受安宁疗护的患者和 ICU 的患者心理痛苦最为严重，会出现焦虑、抑郁障碍甚至谵妄、自杀倾向等。

（二）痛苦的来源

无论是由恶性肿瘤本身引起，还是肿瘤治疗所致，患者的痛苦基本源于以下 4 个方面。

1. 躯体症状　无论是疾病发展过程中，还是在接受抗肿瘤治疗过程中，大部分患者都会出现各种不同的躯体症状，对生活质量造成严重影响。疼痛是癌症患者最常见和最严重的症状之一。国外数据显示，进展期住院癌症患者疼痛发生率在 67% 以上。我国的数据显示，癌症患者中到重度疼痛发生率达 88%，且近 80% 的临床医生对疼痛管理的培训不足，84% 的临床医生对疼痛严重程度的报告与患者实际体验不符。同文献报道，癌症相关疲乏的发生率在 29%～100%，且女性、年轻、失业以及伴有明显焦虑 & 抑郁的患者疲乏更加严重。美国的一项针对门诊患者进行的大样本（*n*=3106）症状调查结果显示，无论何种肿瘤以及处于疾病何种分期，在所有症状中，疲乏发生率均居首位。临床治疗期间，无论手术、化疗还是放疗，都可能会带来治疗的不良反应。如果仅仅关注临床治疗效果而忽略造成痛苦的各种症状，显然不符合高质量照护原则的要求。随着肿瘤进展，因肿瘤侵袭所致的症状更加复杂，影响也更加严重。

2. 心理及精神症状　焦虑和抑郁不仅影响患者的社会功能、工作能力、自杀观念以及患者的生存，还会影响患者的整个家庭。肿瘤疾病及治疗带来的身心影响使得肿瘤患者成为焦虑和抑郁的易感人群。有文献报道，2016年北京市城六区癌症患者抑郁总体发生率为55.8%，中度及以上抑郁发生率为17.8%，且自杀意念的总体发生率为16.6%，而且与无伴侣、无手术治疗机会有关。肿瘤临床工作人员临床工作负担较重、对精神心理问题的辨别未经过系统培训，以及患者和家属回避面对负面情绪等因素，都使得肿瘤临床精神心理问题的识别率较低。

3. 社会问题　恶性肿瘤是一个家庭事件，对患者及其家庭的日常生活也会造成严重影响。社会问题主要涉及3个方面：①个人活动能力：如是否能独立行走，保持基本日常生活能力，是否需要他人照顾，是否能够维持一定的娱乐或社交活动等；②经济状况：是否有稳定的工作和收入，医疗负担是否较重，是否有医疗保险或社会商业保险，对于家人未来经济负担是否存在忧虑等；③自我以及与他人相处、与家人和亲友间沟通是否存在问题，是否存在体象问题的顾虑，是否有社会孤立感，等等。研究显示，社会困难评估量表得分对恶性肿瘤生存者的躯体及精神健康状况有预测作用。

4. 灵性问题　灵性（spirituality）健康已被世界卫生组织（World Health Organization，WHO）列为健康的重要组成部分。目前尚没有对灵性的明确定义，美国高质量缓和医疗国家共识项目（National Consensus Project for Quality Palliative Care，NCP）指出，灵性是个体寻求并表达人生意义和目的的方式，以及体验自身与当下、自我、他人、自然和信念之间联系的方式。研究显示，绝大部分癌症患者存在灵性需求。尤其晚期及终末期癌症患者，当面对更多躯体症状时，死亡不可避免地迫近，对于生命的控制力逐渐减弱，很多患者找不到生存的意义，而家属也在慌乱中不知如何帮助患者。灵性照护是晚期患者安宁疗护的重要内容。一项纳入12项研究的Meta分析显示，灵性干预可以明显提高患者的生活质量。

三、癌症患者心理痛苦的筛查和转诊

自从NCCN提出癌症患者痛苦筛查（distress screening）建议以来，很多国家都在逐步尝试将此项工作融入肿瘤临床实践，也总结了很多成功或失败的经验。心理社会肿瘤学研究者指出，如果想改善肿瘤的临床结局，必须在痛苦筛查之后给予合理的心理社会干预，简单筛查并不能为患者以及临床工作带来明显的获益，反而会引起患者对填写报告的反感情绪。目前更多学者倾向于采用综合的筛查项目：应用合理的筛查工具以及系统的筛查管理，识别筛查结果，实施进一步评估，及时转诊，使患者及时接受合理的干预。癌症患者照护的整个团队都应该接受培训，了解如何进行痛苦筛查及转诊、如何为患者提供支持。多学科团队的建立非常重要，包括肿瘤临床医生、护士、心理医生、精神科医生、社会工作者、患者家属及患者权益的倡导者，从而针对筛查出的不同问题给予相应的支持。

（一）筛查工具

肿瘤临床医护人员识别患者痛苦的能力参差不齐，尤其对精神症状的识别更是受到专业培训的限制。然而肿瘤患者对于他们的信任程度是其他专业人员无法代替的，因此也决定了肿瘤临床医护人员在痛苦筛查多学科队伍中的重要作用。指导肿瘤临床医护人员合理使用筛查工具是提高痛苦识别率最直接和最有效的方式，此方式对于我国忙碌的临床现况具有更大的现实意义。目前为止，用于肿瘤临床痛苦筛查的工具很多，根据筛查维度不同大致分为：总体痛苦量表、肿瘤相关症状量表、精神症状量表、生活质量及躯体功能量表、患者需求及社会问题量表等。根据工具的设计角度可分为：单一条目量表、多条目量表、访谈条目量表等。各类量表优劣共存。单一或

极简量表适用于初步粗略筛查，省时省力，容易操作，但因其内容简单，对进一步心理社会支持指导意义较弱；复杂的多维度量表涵盖内容丰富，对于转诊及进一步的心理社会支持指导意义较大，劣势是不便于大规模的临床筛查，对于施测的工作人员以及患者填表负担较重，患者对条目内容理解存在一定困难，工作人员需进行较多的解释。表6-1对文献中有使用并有中文版问卷的筛查量表进行了汇总及优劣分析。

表 6-1　痛苦筛查量表汇总

领域	量表名称	条目及时效	得分范围及临界值	总体评价
痛苦	痛苦温度计（Distress Thermometer，DT）	单一条目 / 过去 1 周	0 ~ 10 分 临界值 4 分（个别肿瘤建议 5 分）	优点：条目最少，操作简单，容易实施 缺点：筛查笼统，不易明确痛苦中具体的症状
肿瘤相关症状	M.D.Anderson 症状量表（M.D.Anderson Symptom Inventory，MDASI）	13 个条目 / 当前状态	每个条目以 0 ~ 10 分单独计分 临界值 4 分以上为中度、7 分以上为重度	分别对肿瘤患者常见症状进行评估，包括精神症状以及对日常活动的影响程度，临床医生易于理解
	埃德蒙顿症状评估系统（Edmonton Symptom Assessment System，ESAS）	10 个条目 / 当前状态	每个条目以 0 ~ 10 分单独计分 临界值 4 分以上为中度、7 分以上为重度	条目适中，与 MDASI 相比少了某些症状，更加简便
	Memorial 症状评估量表（Memorial Symptom Assessment Scale，MSAS）	32 个条目 / 过去 1 周	24 条症状的频率（1 ~ 4 级评分） 8 条评估症状严重程度和引起痛苦的程度（0 ~ 4 级评分） 无临界值，分值越高越严重	条目较多，评估复杂，对筛查人员需进行深入培训，在国内临床较少应用；无分界值
	症状痛苦量表（Symptom Distress Scale，SDS）	13 个条目，11 个症状（恶心、食欲、失眠、疼痛、疲乏、肠型、注意力、外表、呼吸、外表、咳嗽）	13 个条目，每个 1 ~ 5 分 无临界值，得分越高、越严重	缺少焦虑、抑郁等常见精神症状； 无临界值参考
精神症状量表	广泛性焦虑障碍问卷（General Anxiety Disorder-7，GAD-7）	7 个条目 / 过去 2 周，每个条目 0 ~ 3 分	0 ~ 4 分正常 5 ~ 9 分轻度 10 ~ 14 分中度 15 ~ 21 分重度	根据 DSM-Ⅳ 广泛性焦虑障碍条目拟定，对评估焦虑障碍有针对性；但肿瘤临床工作人员需要接受培训，适合初步筛查后的进一步评估
	9 条目患者健康问卷（Patients Health Questionnaire，PHQ-9）	9 个条目 / 过去 2 周，每个条目 0 ~ 3 分	0 ~ 4 分正常 5 ~ 9 分轻度 10 ~ 14 分中度 15 ~ 19 分中重度 20 ~ 27 分重度	根据 DSM-Ⅳ 的抑郁障碍诊断条目拟定，肿瘤临床工作人员需经过培训，适合初步筛查后的进一步评估。自杀条目对于肿瘤患者评估有优势

续表

领域	量表名称	条目及时效	得分范围及临界值	总体评价
	医院焦虑抑郁量表（Hospital Anxiety and Depression Scale, HADS）	14个条目/过去1周，每个条目0~3分	7个条目评估焦虑0~21分，8分为临界值 7个条目评估抑郁0~21分，8分为临界值	综合医院较常用，有临界值供参考
	焦虑自评量表（Self Anxiety Scale, SAS）	20个条目/最近1周，每个条目1~4分（现在或过去1周）	临界值为50分 50~60分轻度 61~70分中度 71分以上重度	条目较多，不适用于初步筛查，某些条目对于肿瘤患者不易理解
	抑郁自评量表（Self Depression Scale, SDS）	20个条目/最近1周，每个条目1~4分（现在或过去1周）	临界值为53分 53~62分轻度 63~72分中度 72分以上重度	条目较多，不适用于初步筛查，某些条目对于肿瘤患者不易理解
生活质量	世界卫生组织生活质量测定量表（WHOQOL-100）	100个条目/当前状况，总体健康4个条目以及生活质量的6个领域（躯体、心理、自主性、社会关系、环境、灵性）96个条目，每个条目1~5分	无临界值	内容涵盖广泛，条目过多，不易操作，筛查人员需要接受严格培训，填表过程中需详细解释。WHOQOL-BREF版有26个条目，可用于筛查，但对于大规模日常筛查仍存在一定困难
	欧洲癌症研究和治疗组生活质量核心问卷（EORTC Quality of Life Questionare-Core30, QLQ-C30）	30个条目/躯体功能为当前状态，其余为过去1周；1个整体健康和生活质量量表（1~7分）、5个功能量表、3个症状量表和6个单项测量项目（1~4分）	无临界值，分数越高，症状越严重	详细评估患者全面生活质量；但条目众多，工作人员及患者填表负担较重，无临界值参考
	Karnofsky功能状态评分（Karnofsky Performance Status, KPS）	11个条目/当前状态，0分（死亡）~100分（正常）	60分以下说明身体健康状况较差	操作简单、容易理解；总体评价躯体功能状态，不能对具体症状进行细化
	美国东部协作组体力状况ECOG评分标准	6个条目/当前状态，0分（正常）~5分（死亡）	3~4分以上患者不适宜进行肿瘤相关治疗	操作简单、容易理解；总体评价躯体功能状态，不能对具体症状进行细化
	慢性疾病治疗功能状态评估[The Functional Assessment of Chronic Illness Therapy（FACIT）Measurement System]	普适版FACIT-G有27个条目/过去7天：躯体功能7条；社会/家庭状态7条；情绪状态6条；功能状态7条；分别计0~4分	无临界值；得分越高，症状越严重	评估全面，且FACIT还有不同版本，包括不同疾病类型、不同肿瘤类型、不同症状的独立问卷；对于肿瘤患者总体的躯体常见症状纳入不够详细，无临界值参考

续表

领域	量表名称	条目及时效	得分范围及临界值	总体评价
心理社会需求	支持治疗需求调查问卷简版（The Supportive Care Needs Survey Short Form，SCNS-SF34）	34个条目：躯体方面和日常生活方面的需求（5条）；心理需求（10条）；医疗和支持的需求（5条）；对卫生系统和信息的需求（11条）；性需求（3条） 每条目0~5分	无临界值，分数越高，需求越强烈	量表条目较多，填表负担较重。不适用于初步筛查，可用于进一步评估
	社会困难问卷（The Social Difficulties Inventory-21，SDI-21）	共21个条目，每个条目0分（无困难）~3分（非常困难）包括三个分量表：日常生活、经济问题、自我及周围其他人	任何一个分量表≥10分提示显著社会困难	条目较多，填表负担较重。我国临床肿瘤患者对社会困难理解较差，需辅助解释；或认为与疾病关系较小，应答率较低
	NCCN推荐问题列表（Problem List，PL）	中文版40问题（实际问题、交往问题、情绪问题、身体问题、信仰/宗教问题5个维度），"是"或"否"计分	无临界值	与DT联合使用提高转诊的指导意义。但每个问题仅从"是"或"否"两个程度表示，无法独立显示某个条目的严重程度

美国医学研究所（Institute of Medicine，IOM）建议，痛苦筛查工具应该能够综合识别引起痛苦的各种问题和担忧。所选筛查工具应该有效、稳定，并且对于临床工作人员来说简便易行，可以通过临界值来判断患者是否存在痛苦。能同时评估患者是否存在躯体症状/情绪负担/社会问题等，且能评估患者上述症状的严重程度，这样能够帮助和指导其他专业人员有效地对患者的痛苦程度做出应答，包括将有痛苦且有心理社会支持需求的患者转诊给专业的心理治疗师/精神科医生/社工等。心理痛苦温度计（distress thermometer，DT）是NCCN推荐使用的筛查工具，包括单一条目的0~10分痛苦量表，以及包含5个维度的问题列表（problem list，PL）：实际问题、交往问题、情绪问题、身体问题、信仰/宗教问题（图6-2）。近年来有多项研究报告了痛苦筛查实施的依从性、临床应答以及可接受性，结果显示，应用痛苦温度计患者的依从性为47%~73%，筛查可以提高心理社会支持和转诊的比例，且肿瘤科医生对于痛苦筛查的评价比较积极。自2007年被引入国内后，DT在中国癌症患者中的信效度得到验证，且确定4分为显著痛苦的分界点。截至目前，DT在国内多家肿瘤中心以及肿瘤科室已得到广泛应用。

（二）科学的筛查-转诊流程

因用于肿瘤患者痛苦筛查的工具大多为患者自评量表，故可由患者自行填写，但如果仅仅把痛苦筛查工作简化为患者填表过程，则临床获益将明显受限。全面的筛查工作需要系统、科学的筛查流程。①首先需要对筛查流程中的所有人员（筛查协调员、临床医生、护士、心理医生、精神科医生、社工等）进行相关培训，设定专门负责筛查的协调员具体实施筛查，指导肿瘤科医生及护士如何解读筛查结果，设定具体转诊流程，对心理医生、精神科医师及社工进行肿瘤患者心理社会支持的相关培训。②目前最常见的筛查形式为由筛查协调员协助患者自行填写纸质版问卷，但纸质版量表筛查耗时耗力，对于临床普及有一定的困难；电子化设备的应用能够解决上述困难，患者容易填写，节约时间，且方便数据管理，但受到患者电子设备操作技术的限制。目前成功的案例多是通过软件版本进行，如MD Anderson癌症中心的症状筛查项目及加拿大玛嘉烈公

姓名：＿＿＿＿＿　　病区：＿＿＿＿＿　　病历号：＿＿＿＿＿　　填表日期：＿＿＿＿＿

尊敬的患友：您好！

首先感谢您对我院的信任，选择到我院进行治疗。我们全体医护人员衷心希望与您携手共抗病魔，并祝您早日康复！

在疾病的治疗和康复中，您可能会因为一些身体或心理上的不适而产生痛苦的体验。比如睡眠问题、疼痛、食欲不振、心烦、心慌等。作为医护人员，我们非常希望能够了解您的痛苦并提供专业的服务。

请认真填答这份短小的问卷，如实告诉我们是什么原因或哪儿不舒服使您感到痛苦，以及痛苦的程度，只要您告诉我们，我们会在医疗中尽力减轻您的痛苦，给予您更多的人文关怀。

首先，请在最符合您近一周所经历的平均痛苦水平的数字上画"〇"。

极度痛苦

```
10
9
8
7
6
5
4
3
2
1
```

没有痛苦

```
0
```

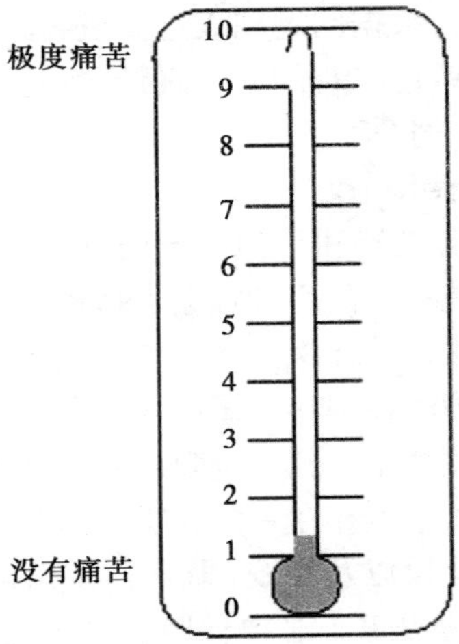

接着，请指出下列哪些选项是引起您痛苦的原因？并在该项目前打"√"。

实际问题
□无时间精力照顾孩子／老人
□无时间精力做家务
□经济问题
□交通出行
□工作／上学
□周围环境

交往问题
□与孩子／老人相处
□与伴侣相处
□与亲友相处
□与医护人员相处

情绪问题
□抑郁
□恐惧
□孤独
□紧张
□悲伤
□担忧
□对日常活动丧失兴趣
□睡眠问题
□记忆力下降，注意力不集中

其他问题：＿＿＿＿＿

身体问题
□外表／形体
□洗澡／穿衣
□呼吸
□排尿改变
□便秘
□腹泻
□进食
□疲乏
□水肿
□发烧
□头晕
□消化不良
□口腔疼痛
□恶心
□鼻腔干燥／充血
□疼痛
□性
□皮肤干燥
□手脚麻木
□身体活动受限制
□信仰／宗教问题
信仰／宗教问题

图 6-2　心理痛苦温度计 - 中文版

主癌症中心的痛苦评估及应答项目都是将问卷条目整合入软件系统，通过iPad等电子化设备对患者进行筛查，易于操作，而且医患双方可同时快速得到筛查结果及分析建议等。③用于筛查的量表存在简易版本和综合版本，各种量表优劣共存，为体现不同量表的优势，同时规避劣势，有学者建议对肿瘤患者的痛苦进行分步筛查。首先通过极简短量表在繁忙的临床工作中进行初步筛查，对于存在一定问题的患者进行进一步综合评估，如通过DT进行初步筛查，对于痛苦筛查结果DT≥4分患者，根据问题列表选项进行进一步评估，如使用广泛性焦虑量表（General Anxiety Disorder-7，GAD-7）或9条目患者健康问卷（9 item Patients Health Questionnaire，PHQ-9）对患者的焦虑或抑郁进行评估。

（三）转诊（referral）

接受心理社会支持和干预对于筛查和评估后有问题的患者进行心理社会支持是筛查成功的关键步骤，筛查流程中的心理社会支持提供者需要接受专门针对肿瘤患者开展的心理社会支持培训。尽管目前有很多临床医护人员或心理治疗师/咨询师投入肿瘤临床的心理社会干预工作，但由于心理社会肿瘤学在国内发展尚未完善，缺乏肿瘤临床背景的心理治疗师及精神科医师，因此使与癌症患者建立关系受到一定阻碍；而肿瘤临床医生和护士由于工作负担较重，接受系统心理干预或心理支持培训也存在一定困难。因此，建立肿瘤临床心理社会支持培训项目，或完善心理社会肿瘤学学科建设以及高校/临床医院培训制度是目前多学科队伍建设的出路所在，也为完善痛苦筛查项目流程提供了必要保障。具体筛查-评估及转诊-干预流程可参考NCCN指南推荐。通过DT进行首次简短筛查，根据DT得分及PL分类进入不同的转诊流程：DT＜4分者无需转诊，若存在未缓解的躯体症状，需根据相关指南提供专业治疗；DT≥4分者需接受由肿瘤科医生、护士、社工等进行的临床评估（临床访谈、进一步焦虑抑郁评估），根据评估结果或转诊给精神科/心理医生接受专业治疗，或转诊给社工接受社工咨询服务（图6-3）。

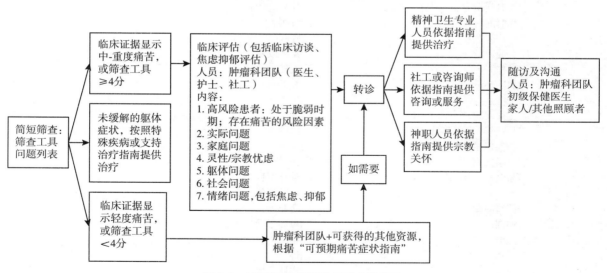

图6-3　NCCN痛苦评估及治疗流程图

注：选自NCCN肿瘤痛苦管理临床实践指南2022.2版"NCCN Clinical Practice Guidelines in Oncology-Distress Management. Version 2.2022-January 27，2022"

四、小结

目前心理社会肿瘤学在国内还处在发展阶段，癌症患者心理痛苦筛查仍未纳入肿瘤临床常规诊疗流程。以下几方面值得思考：①癌症患者心理痛苦仍未引起足够的重视。这与对癌症患者疼痛的认识一样，主要来自患者、医生、政府及医疗机构各方面。首先患者仍然不愿意承认自己出现了情绪问题，加上我国传统文化中不善于表达情绪特别是负性情绪，使患者更加不愿意在医生面前表露自己的心理问题；肿瘤科医生日常工作量较大，往往是匆忙地处理患者在肿瘤方面的问题，而忽略了患者心理应激产生的原因和给患者带来的影响；政府和医疗机构对这方面的投资严重不足，全国只有少数几家三级甲等肿瘤医院成立了与心理社会治疗相关的科室，但也只限于门诊治疗，无法对癌症患者的心理痛苦进行细致的住院监测和治疗。这些问题需要相关专业人员进一步向全社会普及心理社会肿瘤学相关知识，尤其是要使人们能够更加关注癌症患者的心理痛苦。另外，号召更多的医务人员接受专业的心理社会肿瘤学的培训也很重要。②标准测量工具和实施流程在全国的推广仍有待推进。心理痛苦温度计已经在国外被广泛应用，其在癌症患者及家属中应用的敏感度和特异性都得到了很好的验证。临床实践也说明，心理痛苦温度计适用于对癌症患者进行快速、大量的筛查。2007年心理痛苦温度计被引入中国并开始应用于临床实践，但还未能在全国得到广泛的推广和应用。③多学科队伍的建设。痛苦筛查必须有专业的心理社会支持作为筛查的落脚点。为癌症患者提供专业的心理社会支持需要建设多学科队伍，如肿瘤科医生 /护士、精神科医生、心理治疗师、社工和志愿者，要求他们既熟知肿瘤临床相关的情况，又有丰富的心理社会干预经验，只有上述条件都具备，才能真正使痛苦筛查的具体措施落地，从而真正使患者从中获益，并给肿瘤临床的诊疗工作提供有效帮助。

参考文献

［1］BASCH E，DEAL A M，DUECK A C，et al. Overall survival results of a trial assessing patient-reported outcomes for symptom monitoring during routine cancer treatment［J］. JAMA，2017，318（2）：197-198.

［2］RIBA M B，DONOVAN K A，ANDERSEN B，et al. Distress management，Version 3.2019，NCCN Clinical Practice Guidelines in Oncology［J］. Journal of the National Comprehensive Cancer Network：JNCCN，2019，17（10）：1229-1249.

［3］XIA Z. Cancer pain management in china：Current status and practice implications based on the ACHEON survey［J］. Journal of Pain Research，2017，10：1943-1952.

［4］CHARLES S，CLEELAND，FENGMIN Z，et al. The symptom burden of cancer：evidence for a core set of cancer-related and treatment-related symptoms from the Eastern Cooperative Oncology Group's Symptom Outcomes and Practice Patterns Study［J］. Cancer，2013，119（24）：4333-4340.

［5］张叶宁，李金江，汪艳等.北京市城六区癌症患者抑郁及自杀意念调查与相关因素分析［J］.医学与哲学，2016，37（15）：46-49.

［6］ASHLEY L，VELIKOVA G，DOWNING A，et al. Health-related quality of life in cancer survivorship：predictive power of the Social Difficulties Inventory：predictive power of SDI-21［J］. Psychooncology，2017，26（11）：1994-1997

［7］KRUIZINGA R，HARTOG I D，JACOBS M，et al. The effect of spiritual interventions addressing existential themes using a narrative approach on quality of life of cancer patients：a systematic review and meta-analysis［J］. Psycho-Oncology，2016，25（3）：253-265.

［8］张叶宁，张海伟，宋丽莉，等.心理痛苦温度计在中国癌症患者心理痛苦筛查中的应用［J］.中国心理卫生杂志，2010，24（12）：897-902.

第三节　一般性心理干预方法

医学应该是科学与人性的完美结合，但是科学技术的飞速进步常常使医生忽略医学中人性的一面。当医生讨论手术路径、化疗方案时，讨论对象仅仅聚焦在手术的解剖部位或者肿瘤的病理分型、分期上，而作为肿瘤的宿主——患者，往往被忽略或关注甚少，甚至有观点以为，治好肿瘤即是对患者最大的关注。以下介绍肿瘤临床常用或特有的一些心理干预方法，意在治疗肿瘤的同时，关注、关怀患者人性的一面，以更好地体现肿瘤临床全人照护的理念，从真正意义上提高患者及家庭的生活质量，甚至延长患者的生存期。

一、支持性心理干预

（一）概述

支持性心理干预（supportive psychotherapy）是一种间断或持续进行的治疗性干预，旨在帮助患者处理痛苦情绪，强化自身已潜在的优势，促进对疾病的适应性应对。支持性心理干预能在相互尊重与信任的治疗关系中，帮助患者探索自我，适应体象改变和角色转换。医护人员通过与患者建立信赖关系、对患者病情的掌握和知识的权威性，为患者提供心理支持。支持性心理干预常常以团体的方式进行，最为常见的是作为团体干预的一个重要元素而出现，但"一对一"的支持性心理干预也能够起到积极的作用。

支持性心理干预可最大限度地发挥心理社会照护的益处。可以根据人员配备水平、获得资源的途径和医院的理念，以多种方式组织开展支持性心理干预。通常支持性干预由经过专业培训的肿瘤临床医护人员开展实施。

随着癌症病例的增加、癌症死亡人数的增加、生存率的提高和对癌症意识的提高，人力资源成本成为关切问题，专业的精神科医生、心理医生在肿瘤临床相对缺乏，在此背景之下，肿瘤临床对有针对性、资源效率高、综合性的支持性心理干预服务的需求也会增加。因此，支持性心理干预服务必须具有高度适应性、整合性，并尽可能以证据为基础，为患者提供个性化的干预。

一项荟萃分析对这些随机试验的证据进行了简要总结。研究者确定了198项心理社会干预研究，收集了22 000多名癌症患者的数据，主要结果是发现个体或团体心理干预和心理教育具有轻至中度的效应。更重要的结果则是，如果事先筛选出高水平心理痛苦的患者，再给予心理干预和心理教育，则可产生高度效应。这一发现很重要，因为它为当前的临床实践指南提供了证据支持，即首先对患者进行心理痛苦筛查，随后对筛查出中重度心理痛苦的患者进行进一步评估和心理社会干预的转诊。

（二）支持模式

围绕"心理肿瘤学""心理社会肿瘤学""姑息性治疗"和"支持性治疗"等术语的争论一直存在。同样，关于多学科小组的理想组成也一直存在分歧和争论。这些冲突聚焦在以肿瘤临床专业人员为中心的保护主义，这种保护主义已经成为以患者和家庭为中心的照护模式的阻碍。"支持性心理干预"则是一个兼容的术语，患者及其家属可以很容易理解，并且也容易被大多数临床医护人员所接受。

以患者和家庭为中心的支持性心理干预模式的功能性定义为"跨学科团队提供专业知识，帮助患者和家庭管理症状、解决心理社会需求以及寻求生命的意义"。达到这个目标需要开展心理社会筛查、咨询、多模式症状管理、个体化心理教育、专业技能培训。所有这些都是跨学科专业人员支持性干预的基本要素。

（三）心理痛苦筛查是支持性心理干预的第一环节

针对所有癌症患者开展标准化的心理痛苦筛查是实现最佳支持性心理干预的第一环节。这一方向现已得到多个国际组织的认可，并被多个国际癌症认证组织纳入实践指南。国际心理社会肿瘤学标准（2010）指出：

1. 高质量的癌症照护必须将心理社会肿瘤学纳入常规临床实践之中。

2. 暨体温、血压、呼吸频率、脉搏和疼痛被视为生命体征之后，心理痛苦应该被视为第六大生命体征。

"识别、监测"和"将心理痛苦作为第六大生命体征筛查"作为肿瘤临床实践标准，有可能成为改变临床实践和支持性心理干预发展的基本驱动力。

（四）支持性心理干预的技术要点

1. 良好的医患关系 良好的医患关系对于为患者提供有效的心理支持非常重要。良好医患关系的基础是平等和互信。医生要认识到，心理会谈只有通过患者的内在能动性才能发挥作用。在治疗过程中，医生只有始终坚持平等、尊重和信任的原则，不包办代替、不强权支配和粗暴地控制患者，充分调动和发挥患者的心理能动性，才能使心理治疗产生助人的效用。在此基础上，医生要适度地保持主动，对患者的表现做出及时而恰当的回应，如共情等，以专业性的、职业化的互动方式，积极引导患者，使之获得认知、情感和行为方面的改变。在心理会谈中，经常会涉及患者的个人隐私，医生只有承诺对患者的隐私内容进行保密，才能得到患者的信任，减轻患者的心理防御，增强患者的安全感，使心理会谈深入有效地进行。

2. 沟通技巧 患者与医生间的沟通，意味着患者和医生之间交换语言性和非语言性的讯息。成功的沟通不仅只依靠语言，连同表情、姿势、动作、语气及语调等非语言性讯息也扮演着很重要的角色。一项研究显示，在沟通过程中，言语占7%，音调占38%，而表情、姿态、动作等占55%。治疗组成员和肿瘤患者之间的有效沟通会改善患者心理社会适应、治疗决策制订、治疗依从性和治疗满意度。

很多癌症患者对信息需求有很高的要求。临床医生是他们信息的主要来源，特别是关于诊断、治疗和预后的信息。除了提供信息以外，有效的沟通需要个体化，这个过程包括解释、解决问题和了解患者的感受。临床医生告知患者信息的方式会明显影响患者对此信息的回忆。调查数据显示，被人所接受的沟通方式是被作为独特的个体来对待，以"敏感和令人安心的"方式进行沟通。

3. 共情 共情的定义为"一个把客体人性化的过程，感觉我们自己进入别的客体内部的过程"。临床医生在咨询的开始阶段要使用开放性的提问，善于澄清患者言语中的线索，这样会更容易识别出患者的心理痛苦，这是一种能深入他人内心世界、了解其感受的能力。共情有利于医生与患者建立并发展治疗关系，能够促进建立信任与相互理解、相互影响，并在此基础上，帮助患者主动寻找内心的症结，加深自我理解，为医生后续心理治疗做好准备。医生需放下自己的假设及先入为主，真正地关心患者，以患者为中心，认真倾听，设身处地地为患者着想。

4. 心理社会服务模型 识别每个患者的心理社会需求，制订和实施心理社会照护计划，既能链接到患者的心理社会服务，又能协调医疗和心理社会治疗，使得患者能够管理疾病和健康；系统性地随访患者，按照需要进行再评估和调整治疗计划。建立心理社会服务模型的基础是建立最优化的转诊体系，临床以及心理社会肿瘤学医生都应建立自己的转诊体系，为患者提供心理支持和关怀。

因此，肿瘤临床医护人员在癌症患者全病程中都应提供一般性心理支持，包括了解患者的感受和需求，倾听并给予患者共情，同时给予患者信息和知识上的支持，减轻其不确定感，特别是在患者的诊断期、治疗期以及晚期伴有严重躯体症状时，给予患者支持性心理干预尤为重要。团体干预是繁忙的临床工作中较为适合的方式，活动频率通常为每周1次，每次90~120 min，团体的领导者应包含对患者疾病了解的医护人员，在团体活动中主要关注患者遭遇的现实困难、对疾病的感觉和态度以及与家庭成员的关系。晚期患者团体治疗讨论还应涉及对死亡的感受、即将到来的丧失以及对生存的担忧等话题。由于家庭是患者重要的支持来源，如果有可能，建议将整个家庭作为支持治疗的对象。

二、教育性干预

教育性干预是指通过健康教育、提供信息来进行干预的方法，教育内容包括：疾病及治疗相关信息、行为训练、应对技巧和沟通技巧以及可以利用的资源等。其中，行为训练即通过催眠、引导想象、冥想及生物反馈训练等教授患者放松技巧；而应对技巧训练则通过教授患者积极的应对方式和管理压力的技巧来提高患者应对应激事件的能力。

对于可能对疾病有误解甚至对癌症没有任何概念，以及对询问这类信息抱有迟疑态度的患者，教育性干预不仅为其提供了有关疾病诊断和治疗的具体信息，而且还增强了他们的应对技巧。研究结果显示，以提供信息为主的单纯教育性干预或许会对患者有帮助，但是当教育干预作为综合性干预的一部分时，干预的有效性将更为明显。

此外，很多关于癌症患者心理干预的研究都将教育性干预作为综合干预的一部分，普遍应用于各个疾病阶段的癌症患者，包括诊断期、手术期、康复期以及疾病晚期患者，帮助他们更好地管理疾病、管理症状、应对各类负性事件和负性情绪。

因此，临床医护人员可以通过多种形式，如面对面咨询、电话访谈、团体干预以及发放宣传资料等方法给予患者教育性干预。教育干预的内容要根据患者人群的不同而有所区别：如诊断期患者所需要的干预内容主要是诊断和治疗相关信息，关于疾病的一些基本术语的含义等；治疗期患者需要给予治疗选择、疗效、药物不良反应及不良反应处理相关的知识；而康复期患者则需要康复相关的饮食、锻炼及心理应对方面的知识，以及关于复查、自我监督和自我管理疾病的知识。在提供信息和知识的基础之上，结合人力资源和相关条件，可以开展行为训练和应对技巧训练。

三、认知行为治疗

认知行为干预或者认知行为治疗（cognitive behavioral therapy）的主要目的是理解一个人的认知歪曲和继发的非理性思维如何对其恰当地处理应激性生活事件的能力造成不利影响，帮助他们识别自己的歪曲信念和负性自动思维（automatic thoughts），进而挑战这些歪曲信念和负性自动思维，这样通常可以改善情绪，减少抑郁等症状。Beck 等认知治疗先驱们已经证实了歪曲信念和负性自动思维是如何导致抑郁的，以及信念影响情绪、进而影响行为的过程。除了抑郁，行为训练对焦虑的缓解作用也得到了证实，比如放松技术用于缓解紧张和焦虑、系统性脱敏技术用于改善惊恐发作等。此外，认知行为治疗对慢性病包括肿瘤患者共病抑郁、焦虑的有效性已经得到了众多研究的支持。在肿瘤患者中，焦虑、抑郁、恐惧、失眠、预期性恶心呕吐、创伤后应激反应、疲乏、疼痛、性相关问题等都可以用认知行为干预来进行调节。一般来说，早期患者使用认知行为干预的有效概率更大，但对一些晚期患者也会有效；存在器质性精神疾病或重度抑郁的患者，应首先考虑精神药物治疗为主的综合治疗，此时认知行为干预除了可直接改善患者的情绪外，还可以帮助改善患者对用药的依从性。就形式而言，个体的和团体的认知行为训练都已被证实为有效的干预手段。

（一）认知行为治疗概述

目前所说的认知行为治疗是在行为治疗的基础上，加入认知治疗的部分，二者结合便形成了一门应用更广泛的技术。行为治疗是 20 世纪中期心理卫生和临床心理学领域出现的一种重要的心理治疗方法，其目的在于减轻或改善患者的症状或不良行为。这种方法在实践中取得了明显成效，被社会广泛接受并迅速发展。

行为治疗的理论渊源主要来自 3 个方面：①巴甫洛夫的经典条件反射学说，强调条件化刺激和反应的联系及其后继反应规律，解释行为的建立、改变和消退；②斯金纳的操作性条件反射学说，阐明"奖励性"或"惩罚性"操作条件对行为的塑造；③班杜拉和华生的学习理论，前者强调社会性学习对行为的影响，后者认为任何行为都可以习得或消除。

行为治疗的方法有很多，包括系统脱敏法、暴露疗法、放松训练（relaxation training）、生物反馈治疗（bio-feedback therapy）等。其共同特点是认为行为可以通过后天的学习获得，不适当、不正常的行为是在不利的环境条件影响下某种不适当的学习结果。通过发现和改变不利的环境条件，采取一定的教育、强化和训练等治疗措施，即后天的系统性的学习过程就可以改变、矫正或治疗不良行为，达到适应环境的目的。

认知治疗由 Beck 在 20 世纪 60 年代初期创立，最初是一种定式的、短期的、针对抑郁症的现实取向的心理治疗方法，这种方法可直接解决当前的问题并修正功能不良的想法和行为。认知治疗的基础理论来自信息加工模型，认为人们的行为和情感由对事物的认知所影响并决定。Beck指出，心理障碍的产生并不是应激事件或不良刺激的直接后果，而是通过认知加工，在歪曲或错误的思维影响下促成，这些歪曲或不合理的信念／思维主要有 3 个特点：绝对化要求、以偏概全、灾难化（糟糕至极）。认知治疗的目的是试图找出并矫正这些委屈的信念或认知，以及自动化的思维过程。认知治疗得到了许多实证研究的支持，证实其对很多疾病都有效，包括重度抑郁、广泛性焦虑障碍、惊恐障碍、社交恐惧、强迫症等。

认知治疗可能通过两方面帮助患者应对癌症。一方面，癌症患者所体验到的许多心理问题是相似的，这些问题可以通过认知行为治疗进行有效的处理。除了能够治疗抑郁、广泛性焦虑、惊恐，认知治疗还能够应对常见的癌症症状，如疲劳和失眠。另一方面，认知治疗中所强调的压力反应的正常化、沟通和问题解决对理解和应对适应障碍有着很好的效果。

许多负性思维与疾病有关，而不是与死亡有关。癌症降低了患者的自尊，影响其能力。患者会感到因癌症被歧视，在社交场合被拒绝。有时患者会为此感到自责和内疚。他们的无力感通常来自全或无的思维，如"如果我不能像原来一样，我就一无是处"。这种想法使患者停留在生活中丧失的部分，而不是还能够掌控的部分。内疚、愤怒、无助来自歪曲的认知。认知治疗技术能够帮助患者检验这些想法的有效性，从而缓解心理痛苦。

后来，认知治疗与行为治疗在理论和技术上相互融合，逐渐形成了认知行为治疗，并且不断发展出新的形式或联合其他治疗方法，比如正念疗法或以正念为基础的认知行为治疗，基于电话、网络平台或者智能手机平台的认知行为治疗等技术在癌症患者中得到了非常广泛的应用。在使用过程中，除了个体心理治疗，认知行为治疗经常以团体治疗的方式进行，并且认知技术和行为技术往往同时使用，但也可以分开来使用，比如患者的担心和关注点如果聚焦于"现实的"问题（实际的丧失，如失去健康），可以优先使用行为技术；如果患者的关注点是"非现实的"问题（抑郁本质的自我观、世界观等），可以优先使用认知技术。也可以根据患者的特点来进行，比如善于思考的患者倾向于先认知调整进而改变行为结果，而更为"理性"的患者可能需要从实际操作性更强的行为训练入手。不过需要时刻牢记这两种技术的相互联系，也需要注重良好的合作关系带给患者的重要意义。

很多研究都证实了与对照组相比，认知行为治疗有显著的效果，且疗效能持续至少 1 年。一项 Meta 分析报告显示，认知行为治疗对于患者的抑郁、焦虑和生活质量的改善均有疗效，而且个体干预比集体干预更有效。研究还显示，存在高水平心理痛苦的癌症患者在治疗中获得的帮助也最多。在国内，认知行为治疗同样较为广泛地应用于对癌症患者进行心理干预，其有效性也得到了众多临床研究的证实。

（二）心理社会肿瘤学领域常用的认知行为技术识别自动化思维

面对出现心理困扰的人，认知治疗师要教会来访者确认错误的思维，然后加以评价并矫正。评估自动思维并采取适应性的反应一般都会使情绪发生积极的转变。

自动思维通常自发产生，且并不会经过深思熟虑，人们更多意识到的是与自动思维相关的情绪反应。自动思维常常非常简洁、稍纵即逝，人们对其信以为真、不加思考。治疗师识别来访者在会谈中产生的自动思维，或通过回忆、想象和角色扮演等方式引导来访者发现自动思维。常见的错误自动思维有全或无思维、选择性注意、应该／应当、负性预测、讨价还价（拒绝正性经验）、自责、把感受等同于现实等。

1. 确认和评估情绪　治疗的主要目的是解除症状、减轻痛苦，因此来访者的情绪非常重要。很多来访者并不能清楚地理解他们所想与情绪感受之间的区别。治疗师需要分析来访者的体验并设法帮助来访者用认知模式看待自己的体验，明确区分思维与情感。

对情绪强度的评估可以帮助来访者对信念进行检验。会谈中，治疗师和来访者可以通过情绪强度的下降来判断干预目标和评估干预效果。

2. 评价自动思维　治疗师采用写作的方式与来访者共同检视自动思维，评估其影响，引导来访者发现其不合理之处并加以改进。

自动思维典型的错误包括非此即彼、灾难化、贴标签、打折扣、最大化/最小化、个性化、应该和必须、管状视力（如只看到消极方面）等。

3. 放松技术　放松是一种通过自我调整训练，由身体放松进而导致整个身心放松，以对抗由于心理应激而引起交感神经兴奋的紧张反应，从而达到消除紧张和强身祛病目的的行为训练技术。哈佛大学的赫伯特·本森博士在其《放松反应》一书中阐明：在减轻精神压力的方法中，放松对身体有明显的好处。尽管研究者对各种放松方法的全部生理机制尚未完全了解，但大量的研究结果已经证明，这些放松方法所能消除精神压力的程度比通常人们想象的要大得多。放松训练能减轻患者的心理应激水平，缓解其紧张、焦虑、失眠、紧张性头痛等症状。

放松通常由专业人士操作，一般包括原理解释、操作过程解释、现场指导、患者参与和提供练习录音等，使患者在治疗结束后仍可以继续练习，患者在家中坚持练习，在需要时随时可以使用是治疗的重要目标。

放松训练使用较多的是渐进式肌肉松弛法，来访者按照指导语交替收缩或放松自己的骨骼肌群，同时体验到自身肌肉的紧张和松弛的程度，以及有意识地感受四肢和躯体的松紧、轻重和冷暖的程度，从而取得放松的效果。此外，还有静坐放松、呼吸放松、想象放松等。

许多癌症患者在身体患病甚至对生命造成威胁时，经常会怀疑自己的身体战胜疾病的能力，甚至感觉身体成为自己的敌人。而学会放松、学会通过放松影响自己的身体，则有助于患者重新信任自己的身体、相信自己能与身体密切合作以恢复健康。许多研究都已经证实，放松训练对于改善情绪、紧张、焦虑和抑郁等方面都有作用，并且治疗费用少，方便易行，可以推广使用。

4. 生物反馈治疗　生物反馈是20世纪60年代开始由美国心理学家米勒根据操作式条件反射学习理论，首先在动物身上进行内脏反应训练的实验研究，于1967年首次获得成功，从而创立了这一崭新的治疗技术。

美国的生物反馈创始人之一Basmajian认为：生物反馈是一种运用仪器（通常是用电子仪器）通过视觉或听觉信号，揭示人体内部正常或异常活动的方法。电子仪器能把体内的活动状态加以放大，变成人所能感知到的信号，并通过视觉或听觉呈现，人们就可以通过操纵、改变这种信号，从而达到操纵、改变体内原来觉察不到的、不受人们意识支配的生理活动，如心率、血压、胃肠蠕动、肌紧张程度、汗腺活动和脑电波等，从而改善机体内部各个器官系统的功能状态，矫正对应激的不适宜反应。

临床实践证明，生物反馈确实是一种行之有效的行为治疗技术。生物反馈和松弛反应训练相结合，可以使人更快、更有效地通过训练学会使用松弛反应来对抗并消除心理、情绪应激症状；同时在临床上也已被广泛应用于治疗各种心身疾病、神经症和某些重性精神病。

在临床实践中，生物反馈经常与放松联合使用，患者通过生物反馈设备学习放松技巧并达到身心放松的状态。Thomas等的研究表明，生物反馈和放松的联合能够有效缓解癌症患者化疗的不良反应，而生物反馈单独使用则无法起效。朱熊兆等对国内2型糖尿病患者的研究同样证实，生物反馈放松训练能改善患者体内糖代谢，有效控制血糖波动。

5. 日记表技术　使用日记表制定活动内容通常不需要高度的内省和反思，可以邀请患者完成一周或者两周的日记，记录他们做的事情和与这些事情相关的情绪，以此来了解患者目前的情绪变化过程，也使得患者对治疗进行反馈和实践。也可以专门记录担心日记，把担心的内容记录下来，持续记录并定期观察担心的内容会出现何种变化。当患者的日常生活被癌症打乱时，许多活动都受到限制，所以日记中的活动内容可能需要治疗师与患者一起商讨，以确定哪些内容有可能回归到他们现在的生活中，因为如果治疗师提供的方案与患者自身的想法没有联系，甚至会降低患者的控制感时，往往会导致治疗没有效果。

6. 分散注意力和集中注意力技术　分散注意力是大多数患者都能使用，且已经在有意或无意中使用的调节情绪的有效方法。了解患者已经使用过的分散注意力的方法，以及发现他们可以利用的方法，都是治疗过程中治疗师需要重点关注的内容。治疗师帮助患者整理出一个更为程式化的流程，包括患者感知到任何情绪的变化（开始），接下来情绪因为什么活动而变化（转移或分散）。如果这与某种行为有关，就可以从中发现一些可以利用的转移注意力的方法。

分散注意力的技术经常快速而有效，但并不一定能从根本上改变焦虑的发生或原因。因此可能还需要寻找一种效果更为长久的方法。集中注意力训练可能会达到这种效果，并且可以与正念训练、冥想训练等结合起来，起到更好的改善作用。这类行为训练需要坚持较长的一段时间，每天坚持锻炼，目的是自由控制注意力的集中与转移，缓解癌症患者大脑中那些无法驱散的、"控制不住"的思维所带来的困扰。

7. 家庭作业　家庭作业是认知治疗必不可少的一部分，家庭作业的良好完成能够为来访者提供更多自我教育的机会、收集更多的资料、检验思维和信念、纠正思维和信念并验证新的行为。

典型的家庭作业包括监测自动思维、功能障碍性思维记录、阅读治疗等。治疗师要鼓励并确保来访者能够完成家庭作业，并在会谈中进行检查和回顾。

思维日记可以很好地帮助患者记录和检查自己的自动思维、感受、行为的产生过程，并评估感受的强烈程度。比如当观看关于癌症的电视节目时，突然想到"如果癌症复发了怎么办？"这时患者产生的感受是焦虑和悲伤，严重程度分别是 9/10 和 6/10，其做出的行为是想用睡觉来逃避，但是却无法入睡。

除了上述技术之外，认知行为治疗还有很多有效的方法可以应用于癌症患者，比如问题解决、行为实验、角色扮演、分心和再集中等。

四、叙事疗法

（一）叙事疗法概述

叙事心理治疗将心理治疗关注的焦点从个体的自我身上转移到个体所纠结的问题上，通过一系列的探寻，帮助患者将自我和自己所遇到的困扰分解开来。这种将人和问题分解开来，把注意的焦点放在问题上的过程就是外化。这一过程针对的问题原因就是内化，内化是指人们通过认知将外部事物转化为内部思维的过程，是个人按照文化支配故事框架建构和诠释自己的生活，也就是充满问题的自我叙事形成的过程。而这种文化背景和故事框架常常是隐蔽的、难以察觉的、习以为常的。

叙事疗法（narrative therapy）是一种后现代主义干预形式，它打破了很多传统的治疗方式和社会建构主义的影响，是在叙述理论的基础上，将个体、夫妻、家庭、小组及相关组织等一系列心理社会干预模式整合在一起的治疗方法。其关注点在于来访者（患者）带到治疗过程中的故事、观点和词汇。此外，叙事疗法还关注这些故事、观点和词汇对来访者本人、家人、周围人产生的影响，如何使得患者产生被边缘化、被贬低或者不满意的感觉。癌症患者在得知诊断之后，其生活、工作、家庭、人际关系、生命意义、价值观、人生观都会面临重大改变，叙事疗法在帮助患者面对改变、重新寻找生活和生命的掌控感方面具有重要意义，可帮助患者重新找回"我"。从某种意义上来说，叙事疗法是通过叙事来塑造身份，其治疗特点是帮忙应对看似没有现实解决方案的问题，比如死亡与丧失。

叙事治疗中，治疗师的主要作用更像是一个协调者，而不是处理某个现实问题或者心理困扰的专家，比如精神科专家或者心理专家，甚至在工作中都避免使用"医生/患者""治疗师/来访者"这样的角色词汇。叙事治疗的主要任务是为来访者、局外观察者和治疗师提供一个有意义的、有希望的谈话框架，来访者以一种特殊的身份进入谈话，在谈话中他"不是一个"身患癌症、遭受症状困扰的受难者，而是以一种受邀加入对话的身份参与其中。这样可以尽可能让治疗师避免忽视掉来访者寻求帮助的原因（焦虑、抑郁、愤怒等），正是这些因素给来访者带来痛苦或不安全感，或者让他们感到恐惧。当然，叙事疗法的治疗师会把上述原因看成是外在的，而不是来访者内部的问题。比如，尽管"癌症或抑郁"能够影响来访者的生活，也可能对来访者的家庭造成影响，但它是外在的。

叙事疗法的基本方法可以用于个体、夫妻和团体治疗中，由于叙事疗法的后现代主义特性，其形式本身也比较多样化。有人将叙事疗法看成是解决严重问题的一种轻松的方法，因为它可以通过"讲故事"这种轻松的方式，使每一个严重的话题都充满多样性和具有可改变的希望，带给来访者安全感和动力，使患者感觉自己仍然与生活紧密相连，生命依然在继续着，并没有抛弃自己。

（二）叙事疗法的技术

叙事治疗中常用的技术主要包括外化交谈、重忆和局外观察者的反馈。外化是叙事治疗对待"问题"的立场和策略，即认为当事人的"问题"是他们内化了的"自我"。当事人往往认为问题是自己的一部分，但实际上"问题"是内化了文化故事框架的结果。通过外化（命名问题、询问影响、评估影响和论证评估），重新审视内化的过程，"外化这些具有内化作用的话语"，然后运用背景、命名、改换指称方式等方法帮助当事人领悟到人与问题的不同。

接受叙事疗法多数情况是来访者自己有需求，也有时是由肿瘤科医生护士转诊而来，因为来访者出现了一些身体症状或心理痛苦，而其目的往往是解决状况、获得帮助、进行行为矫正、缓解痛苦或接受现状。

治疗师接到转诊的来访者时，首先要接触来访者本人，进行自我介绍。告诉来访者转诊医师都说了什么，并询问他们是否愿意接受治疗；如果愿意，还要询问他们是否考虑让一位或多位朋友或者家属参与谈话。通常来访者会请一个或两个朋友或家属参加。会谈的开始往往是治疗师询问来访者关于治疗的一些期望和理解，比如"开始谈话之前，您有什么希望或疑问？"，或"您的主治医生建议您过来跟我们谈一谈，您觉得这个主意怎么样？"这样问的目的是借助语言来让来访者更自由，而不是聚焦在"来访者是否存在抑郁或焦虑等问题"上，这样可以帮助治疗快速进入状态。因为，多数来访者会在这个时候说能跟专业人员谈谈自己的情况应该是有好处的，当然也有人会回避这种类型的谈话。

如果来访者的回答是肯定的，接下来就会询问来访者对会谈的希望和诉求，比如"现在能告诉我，您希望我们如何进行交谈么？"许多来访者可能对于这种后现代的开放式的提问并不能接受，治疗师可以提供一些选项，比如"您是想让我提出一些问题，还是您更愿意自己谈论而我在一旁倾听，或者其他形式的谈话"。这么做的目的也是让来访者处于一种自由的状态，尽可能不让传统观念主导谈话的方向，而是用一种让来访者感觉更舒服的方式进行交谈。

通常情况下，医生会认为癌症来访者感觉伤心、绝望是抑郁的表现，或者把易激惹等症状都看成是内心病态的表现。而叙事疗法的治疗师会认为这是来访者在痛苦世界中挣扎而表现出的悲哀和绝望。我们可以感受到其中的区别，即叙事疗法会尽可能把来访者和抑郁症、焦虑症这些"标签"分隔开来，为了实现分隔的目的，可以利用外化交谈的方法。

准备开始外化交谈时，治疗师问来访者"能跟我说说这些天您在与什么困难做斗争吗？"这样会让来访者谈起很多在他自己生活中遇到的情形和痛苦的事情。治疗师只需要专心倾听，不给予判断，不表达自己的价值观及对和错、悲伤和难受、愉快和不可思议等常规的看法。

第一个重要的技术是邀请来访者对他们所面临的挑战和痛苦进行命名，用他们自己的理解和语言来理解这种挑战或者痛苦。并且治疗师要对这个命名进行一些探索，比如为什么这样称呼，或者这个命名是暂时性的还是长期性的。如果来访者将其所面临的状况描述为"发疯"，尽管这时如果严格按照诊断系统应该考虑来访者目前存在"重度焦虑"，但是治疗师仍然要以来访者的语言为讨论的出发点。

外化交谈的下一步任务是处理目前患者面临的挑战或痛苦给患者带来的影响，比如"发疯"，或者担心将来可能会对来访者以及来访者生活中的其他人造成的影响，包括行为、情感、思维、社会关系、身体状况和自我认识等方面的变化。在患者述说完成后，一般会得出一个结论性的语句，比如"我受不了了""我快疯了"等。随后治疗师会邀请来访者评估这种状态对患者的影响，比如"你因此有哪些行为出现了改变"等。在评估影响时，治疗师可以重复多次邀请来访者回答"这个问题对你的影响还有哪些？"

外化交谈的最后一步就是对上述过程中的内容进行的解释，这种解释有些类似于精神分析治疗或心理动力取向治疗中的解释，但在这里需要解释的防御机制主要是来访者 / 患者将怎样的观点或价值观带入自己的生活中。这些观点或价值观在平常的生活中可以作为其心理防御机制，或者说是应对问题的思维行为方式，来访者 / 患者对此习以为常，并未察觉异常。但是在遇到目前的问题时，比如遇到了让其产生"我快疯了"这种状态的问题，这种防御机制的作用受到了限制，或者失去了作用，甚至产生了阻碍作用，因此需要治疗师对这些观点或价值观进行外化和解释，解构原有的固定认知，重构新的认知。此时，外化交谈不仅要对来访者的问题进行描述，而且要探讨来访者生活中至关重要的价值。

在外化交谈的过程中，不仅能使来访者知道自己的问题是如何发生以及对其影响的程度如何，有时还能给来访者带来可能使目前状况发生改变的希望，最重要的是可以将来访者的核心价值观呈现出来，这种价值观在来访者的生活中占据重要地位，且在癌症出现之前很久已经显著存在于他们的生活中，在癌症出现之后也影响着许多方面。

当治疗进行到解释之后，往往会引出一些过去的记忆和故事。我们之所以成为现在的我们，很大程度上受到与我们一起生活的人、亲密的人、有重要意义的人、陪伴我们的人、激励我们的人、不理解我们的人的影响。这种影响在生病之后依然存在，治疗师可以通过重忆的方法引入这一部分的故事，可以是过去的故事——"如果那个人在的话会发生什么，他会说什么"，也可以假设我们去世之后发生的故事——"如果我去世了，会发生什么"。在心理社会肿瘤学领域，死亡、丧失和分离是工作中令人不快但又无法避免的内容，这部分工作在来访者临终前可能更有机会进行。

叙事疗法可能会邀请来访者的家属参与其中，所以我们还要邀请局外观察者进行反馈。通常情况下，经过 30 ~ 35 min 谈话后，治疗师会询问局外观察者对交谈的一些印象和理解等。当然，局外观察者最好能认真积极地倾听，并富有同情心地、平等地对交谈进行评价。如果局外观察者是来访者的家人或朋友，上述过程的前半部分比较容易实现；但如果治疗师邀请的局外观察者可能在倾听但并未有所触动的话，平等反馈就难以做到。局外观察者可以表达自己的感受，但是不要对来访者提出建议。不管局外观察者是由谁邀请进入的，治疗师都会让来访者评价治疗师与局外观察者的对话。在局外观察者进行反馈的过程中，来访者会得到很多反馈，治疗师可以将来访者的反馈理解与感受呈现出来。当然，作为治疗师，应引导局外观察者通过具体的事例产生切实的感受，而并非把事例作为谈话的焦点，这样的工作有一定挑战性。

（三）小结

总之，在叙事治疗中，来访者和治疗师以及局外观察者都应该围绕来访者生活中与他们的意图和价值观相连的问题和困难进行谈话。叙事疗法中常用的三种技术是外化交谈、重忆以及局外观察者的反馈，帮助来访者重新构建生活和自我身份。然后，叙事治疗是一种相对新型的治疗方式，与常规的结构主义框架不同。作为一种后现代主义心理治疗的方法，叙事治疗首先是最注重局部的、具体的含义，如果不在解构后的框架下运用外化技术，叙事治疗的价值会很低，而且外化的重命名技术很可能会提供具体的帮助，这也会给治疗带来困难。

五、书面情感暴露疗法

（一）创伤与情感表达

癌症诊断对患者是一种创伤，适应创伤性事件的理论假设是：不断面对创伤想法和记忆，帮助个体在一个有意义且连续的框架中诠释创伤，如癌症这样的生活事件，可以帮助患者最终在不出现情感痛苦的情况下对创伤事件进行思考，产生健康的适应模式。Horowitz 认为，对创伤性事件的认知过程包括两个互补的方面：①闯入，是指关于这种突发事件的想法和画面不自主地出现；②回避，是指有意识地逃避与事件有关的想法。在这一理论框架下，闯入性思维被视为是人所固有的，更是一种自我适应的过程，因为这种思维是在个体需要掌控创伤并将创伤相关的想法和记忆整合到其精神体系中时被激活的。然而，闯入性思维很痛苦，个体为了避免情感被击垮，需要暂时使用多种逃避应对策略。另外，如果过度使用各种逃避措施，有可能会干扰解决创伤的认知过程。

（二）书面情感暴露治疗

书面情感暴露也称为表达性写作干预（expressive writing intervention，EWI）。参与者将自己有关创伤最深的想法和感受写下来，尤其是那些自己之前从未对别人谈起的想法和感受。多年来，越来越多的对照试验研究结果表明，无论是健康人群还是临床患者，均可从表达性书写干预中多方面获益，最大的获益是患者主观感受的改变。许多研究结果表明，书面和口头情感暴露的方法获益效应值虽然总体较小，但仍可显示出重要的效果。

（三）书面情感暴露治疗的流程

书面情感暴露可以通过个人面对面的方式或其他方式进行治疗，比如互联网。Pennebaker 总结出一些表达性书写起效的要领：①参与者承认自己的情感——包括正向的和负向的；②对于事件及其影响，参与者能构建一个连续的、有意义的故事；③参与者能转换观点，并能通过他人视角看待自己的创伤事件；④参与者在写作中能寻找"自己的声音"，真正写出他们自己，而不是拘泥于形式。此外，只要求参与者描写当下对自己造成困扰的创伤记忆，避免让参与者描写那些他们不再回想也已经不再对他们有影响的内容。推荐每次写作最少 20 min，最少要写 4 次，并且要在固定的时间、固定的隐私空间一气呵成。最后需要注意的是，写完后，尤其是第一次写完后，参与者负面情绪迅速增加是正常的反应。

第一次书写，指导参与者书写和探讨创伤性事件和情感剧变引起的最深刻的想法和感受。第二次书写，则要继续深入探讨这些至深的想法和感受，要求真真正正深入情感，可以是相同的事件，也可以是完全不同的事件。第三次书写，继续写这些至深的想法和感受，但焦点要放在当下对自己的生活影响最大的事件所引起的想法和感受。第四次书写，也就是最后一部分，则要求人们退后旁观并思索前面课程中自己暴露出的事件、问题、想法和感受。建议参与者尝试接触一些从未正视过的事件，关注经历了这件事之后自己所学到的、丧失的以及所获得的东西，并学会思考这些事件如何指引自己对未来生活的想法和行为。每完成一次书写，指导参与者反思他们的书写经历以及这种经历给自己带来的影响，比如写完后自己感受如何、这样的写作对自己有多大价值和意义。

最后，建议参与者阅读自己所写的内容，并回顾自己改变的过程，比如心理和躯体症状的变化，并鼓励参与者分析自己在写作和形式上的变化，如书写和内容上的变化，回顾写作更有效的部分，包括使用消极情感作为缓冲，使用很多积极情感，在书写过程中构建一个连续的故事，从之前的以个人角度看待事件转变为从不同的角度以更广阔的视角看待事件。同时，在所有治疗过程中，个体化是始终要牢记于心的原则。

（四）小结

书面情感暴露治疗是一种成本低且适用于部分有创伤体验的患者。通过暴露、决策、认知重构、获取支持等方式来获得帮助，减轻身体和心理痛苦。治疗师或者指导者可以尽可能个体化、详细地指导和鼓励参与者完成书写。

六、支持 - 表达团体心理治疗

（一）概述

团体心理治疗最早是采用集体教育、鼓励和讨论的方法帮助结核病患者克服抑郁情绪、树立康复信心。作为一种经济有效的心理干预方法，团体心理治疗得到广泛应用。通过团体内人际交互作用，促进参与者的心理成长。一般而言，团体心理治疗有 1～2 名治疗师主持，有 5～10 名组员，但参与者的人数和治疗频次也会因团体的结构化程度和内容不同而有所区别。比如教育性团体的人数可能偏多且有一定的可流动性，而表达性团体的人数需要相对固定。对于癌症患者来说，同种类型、分期相近的参与者聚集在一起时的治疗效果可能会更好。

团体治疗起效的基本条件是真诚、尊重和共情。除此之外，团体治疗的疗效因子还包括灌注希望、普适性、现实验证、利他主义、情绪疏泄、知识传授、效仿行为、发展社交技巧等。团体治疗的过程一般分为初始阶段、过渡阶段、效果产生阶段、结束阶段。不同的阶段，参与者的熟悉度不同，表达的欲望和团体的凝聚力也会逐渐变化。随着时间进行，团体治疗的效果逐渐显现，并且可能持续到治疗结束后的一段时间。

不同主题的团体心理治疗设置一般有所区别，本节主要介绍一种癌症患者中经常用到的团体治疗形式——支持 - 表达团体心理治疗（supportive-expressive group psychotherapy，SEGT）。支持 - 表达团体心理治疗是主要用于处理癌症患者所面临的最基本的生存、情绪及人际关系问题的团体治疗，其涵盖的基本内容包括：面对生存危机，促进情感表达和充分利用社会支持。最初的团体形式以面对面的小组为主，现在随着技术的发展，支持表达团体小组也可在互联网上进行。

（二）SEGT 的目标

SEGT 的目标包括增进相互支持，使团员之间更加开放，促进情感表达，改善社会支持和家庭支持，促进对改变的自我意识和体象的适应，使患者获得更积极的应对技巧，改善医患关系，面对临终和死亡对生命中各种人和事的优先性进行重新排序。对特定的患者来说，每一个目标的重要程度取决于该患者的特定需求。总而言之，对所有参与者来说，各目标之间是具有相关性的。

1. 相互支持　SEGT 最基本的目标是让参与者们感到他们能把自己的担忧和感受带到团体中来，能够被倾听、理解和支持，能帮助患者减轻癌症诊断带来的隔离感，对癌症的应激起到缓冲作用。此外，患者能够从观察者的角度看待自己的问题，在他人眼中，自己变得被喜爱、被尊重。提供帮助和接受帮助同样重要，帮助他人能够提高患者的自尊，使他们建立起应对癌症的信心。

2. 更加开放的情感表达　让患者在团体中更加开放地表达情感是治疗的核心目标之一。要表达的情感可能是积极的也可能是消极的，合理地表达情绪是应对情绪的最好方法。因此特别鼓励参与者对负性情绪的表达，例如恐惧、愤怒和悲伤。在一个安全的团体中，参与者往往能分享一些亲人都不知道的情绪体验，这对他们非常重要。

3. 改善社会和家庭支持　癌症常常会使患者与家人的沟通变得不顺畅，甚至会为了不增加家人负担而减少沟通，进而使家人与患者间的相互支持变得困难。其实，患者和家属的心理痛苦程度是相似的，双方的相互支持能降低他们的痛苦。因此，治疗的目标是改善患者与家人的沟通，降低因恐惧和担心所造成的相互之间的支持障碍，使得患者能充分利用他们的支持系统。

4. 整合变化的自我意识和体象　癌症及相关治疗损害了患者的自我意识和体象。各种不良反应如乏力、毁容、性功能障碍、疼痛、体重下降、不孕不育和脱发极大地改变了患者的自我意识和体象。与他人分享能帮助患者重新审视这些变化，并把这种经历正常化。这提供给患者一个机会去梳理已经发生的事情，并赋予其意义，将这些经验整合到较为连贯和稳定的自我意识中。对自己所失去的进行哀悼并接受目前的改变能使患者从一个新的视角去看待自我和自己的身体。观察在其他组员身上发生的变化，能帮助患者注意这些改变。

5. 改善沟通技能 癌症给患者带来了一系列新情况和新问题，包括处理与家人、朋友和同事之间的人际关系变化。治疗的目标是帮助患者改善和拓展应对技能，包括直面压力的能力、收集信息的能力、转变视角的能力、让自己积极做事情的能力、表达而不是压抑情绪的能力，以增强社会联系和支持。团体中的其他参与者是一个学习和尝试使用新的沟通技能的重要资源。

6. 改善医患关系 由于多种原因，医疗工作者可能无法满足患者的一些信息需求、心理社会需求，包括患者的情感支持需求，这可能会加重患者的心理痛苦。SEGT 的目标是帮助患者建立合作的医患关系，让患者在更加理解并意识到自己的需要之后，能更有效地解决和沟通问题，与医生建立治疗联盟，共同探讨治疗决策。

7. 对死亡和临终的心理解脱 帮助患者面对死亡恐惧也是支持表达团体的核心目标之一。通过帮助患者耐受死亡和临终，达到使患者对这些想法"脱敏"的目标。无论这些患者何时离去，都希望帮助他们在有生之时生活得更为充实。围绕那些即将去世的组员进行的有力量、有建设性的小组活动，能够帮助整个团体面对他们最恐惧的事情，为临终者提供安慰，同时从正在接近死亡却依然为自己做决定并充实生活的人身上获取力量和智慧。

8. 生活的优先性排序 从另一个角度来看，癌症带给人们一个时机来重新评估他们的生活，并进行优先性排序。重新考虑这些优先顺序能使患者发现新的人生意义从而减轻痛苦。

（三）SEGT 的操作过程

癌症患者对死亡和临终的恐惧不会因为疾病分期或确诊时间不同而有差别，所以可能绝大多数人都能从 SEGT 中获得帮助。虽然建议按照疾病分期建立同质性的团体，如都是早期或者都是晚期患者，但也不会把病情进展的人从早期团体中分离出去。把这样的组员剔除只会强化所有人最大的恐惧，使得其在死亡的过程中只有一个人独自面对。团队领导者应当培养共性和平等，这样每个人的问题都能被视为同等重要的，无论组员是什么样的年龄、预后或癌症类型。

SEGT 的主要过程和治疗策略如下。

1. 过程 在开始 SEGT 之前需要认真做好计划和准备。治疗师评估每一个参与者是否适合参加团体，并介绍治疗相关的原理、流程和注意事项，应当向患者解释保密、守时和相互尊重的原则，以便创造一个安全的治疗环境。与大多数心理治疗团体不同，不禁止组员之间在团体以外的社交活动，因为建立病友支持系统是 SEGT 的目标之一。鼓励患者注意团体外交流过程中产生的任何问题，如果他们对这些问题有所担心，最好能把他们带到团体中来讨论。

团体最理想的人数是 8～10 人，越晚期患者的团体越需要多一些参与者，以便每个单元都能达到最理想的人数。尽管团体是封闭式的（不允许中途加入），但当有人因为疾病脱组时，新的参与者可以被适时地带入团体中。注意带入新参与者的时机，并且充分考虑这个"替代"的影响。有时候可以同时增加两名新的参与者，这样可以增进新参与者之间的相互支持。有时团体会持续招募参与者，以补充脱组的个体。

一般而言，团体活动每周一次，每次 90 min，交谈的主题是自然产生的。治疗师的角色是引导讨论，例如识别出参与者潜在的担心和被隐藏的情绪，并提供支持。有带领团体进行心理治疗经验的人，或是具有癌症相关知识的人可以成为副组长或者助手。两人分工，一人专注于听患者的讲话内容，另一人则可追踪并观察其他成员的反应，并在需要的情况下给予干预。有一点需要注意，治疗师需要接受持续的督导或是确保自己在需要时能够接受咨询。

2. 治疗策略 有五大主要治疗策略，包括：持续聚焦于癌症，促进情感表达，鼓励支持性互动，聚焦于具体的、个人的问题，促进积极地应对。

当患者花很长时间谈论看似与癌症无关的事情时，治疗师需要考虑"这一话题与患癌之后的生活有什么关系？"或是"在小组中存在什么问题？""患者是否正在逃避？"根据上述问题的答案，治疗师可以进行一定的干预，使团体内部的讨论重新聚焦到癌症上。在某些情况下，当一个患者的需要和担忧在团体内无法解决时，最好推荐他们接受额外的个体心理治疗。

促进情感表达是 SEGT 的核心。癌症会引发许多情感反应，而很少有地方能让癌症患者充分表达他们的情感并且感到被支持和理解。同时要注意，当参与者表达出来的东西看上去让人崩溃时，需要帮助患者试着把情感反应降低到可控的范围内。治疗师应"跟随患者情绪"的方向，指引讨论过程沿着患者追寻的线路进展，让情绪得到延伸，而不是结束故事。

在任何团体的早期阶段，治疗师都通过示范如何提供支持，来鼓励组员之间的支持性互动，尤其是在需要提供支持、而其他参与者没有反应时，治疗师可以这样提问，"现在你需要从团体中得到什么？"或"让其他组员给你一些反馈是否会对你有帮助呢？"治疗师也可以向其他组员提问，"我想知道她告诉我们她所面对的事情后，她想听我们说些什么？"这样的干预通常能引发支持性的回应。

面对焦虑时，患者常常从一种概括的、非个人的角度去叙述。这一方法看起来是在解决问题，实际上并没有真正的解决。当这样的事情发生时，应邀请患者从更加个人的角度更具体地叙述。聚焦于此时此刻是帮助患者从个人角度更具体地谈论他们的担心的最好办法。例如，问："现在你正在发生什么？有什么情感、想法或记忆冒出来吗？"回答这一问题可以展开讨论，直接处理他们的担心。

我们所鼓励的应对方式是积极的、聚焦问题的。无论患者感觉多么无助和无力，至少有一件事可以做，那就是去改善目前的状况。帮助患者看到自己的需要，这样他们就可以制订计划去满足自己的需要。不管行动有多小，采取行动的能力会让患者感到自己有力量、有控制感，有助于患者保持希望和乐观。

（四）小结

支持 - 表达团体心理治疗能够减轻癌症患者的心境紊乱、抑郁、创伤应激症状，改善情绪控制、不良适应并提高生活质量，减轻焦虑，改善家庭功能。由经验丰富的心理治疗师所带领的团体，治疗效果更明显。经过调整，SEGT 可以适用于其他治疗方式，包括电话会议或非同期的网络团体也会有很好的效果。

七、正念干预

（一）引言

正念最初源于佛教禅修，是从坐禅、冥想、禅悟等发展而来。正念减压训练（mindfulness-based stress reduction，MBSR）的创始人卡巴金（Jon Kabat-Zinn）把正念描述为"用特殊的方式集中意念：有目的地、有意识地关注、觉察当下的一切，而对当下的一切又都不作任何判断、任何分析、任何反应，只是单纯地觉察它、注意它"。有人把对正念的理解扩展为两部分：①自我调整注意力到即刻的体验中，进而更好地觉察到当下的精神活动；②对当下的体验保持好奇心，并怀有开放和接纳的态度。

正念的理念带来的是一种不同的"存在"状态，也有一套自成体系的人生哲学蕴含其中，认为人们大部分的不快乐都起源于过去和未来：无法接受过去、不断担忧未来。正念则关注于当下，从而减少了心理痛苦。在过去的几十年里，无论是作为一种哲学理念，还是心理干预方法，正念已经在全世界范围内得到了迅猛的发展。

（二）以正念为基础的减压

卡巴金最初发展正念减压是出于其对正念、冥想以及相关学科的兴趣。从 1979 年起，他在伍斯特市马萨诸塞大学医学院开办了减压门诊，先后有 18 000 人完成了正念减压课程。

MBSR 是按操作手册以小组为单位的结构化集中干预，主要内容包括团体反馈的正念冥想和正念瑜伽的练习。干预时间为每周一次，每次 2 ~ 2.5 h，共 8 周。这种形式的干预可容纳 30 人或更多，对于想要学习自我调节技巧的人会收获较多。参与者在小组中会学习到与正念相关的一些内容，包括身心的联结、人们对世界的解释带给身心的影响等。成员在小组中通过正念练习和家庭作业学习活在当下，并抱持温和、耐心、好奇、接纳、不评判的态度。尽管正念减压训练是以团体干预的形式发展起来的，但其中的技能也可以在个体的正念心理治疗中起到积极作用。

正念减压训练最初被用于一般的疾病或存在心身症状的患者，旨在处理他们的压力问题，现已扩展到处理心理、生理和社会多个方面的问题。MBSR 衍生出许多分支，最著名的是以正念为基础的认知治疗，它将 MBSR 的许多元素与认知治疗结合起来，用以治疗复发性抑郁。

（三）几种常用的正念练习

正念练习包括静坐冥想、身体扫描、瑜伽和非正式的正念练习等。在日常生活中对正念加以练习是掌握所学的关键。治疗师需要理解来访者常常纠结于自己对这些技能的各种积极或消极的想法，因此在练习的早期可建议来访者暂时放下这些看法，只需要简单地留出时间来进行练习即可。治疗师应预料到来访者对这些练习会有不同的反应。有些来访者很快就发现这些练习有用，而其他人可能从一开始就在"抽时间"的问题上挣扎，感觉这些练习很烦人，或者产生其他负面感受。对来访者在练习中产生的感受不加评判的探索会为心理治疗提供丰富的材料。正念心理干预的最终目标是帮助来访者获得一些正念的技能，这些技能可以帮助来访者在日常生活中增强正念意识。

下面对一些主要的正念练习进行简要说明：

1. 葡萄干训练　葡萄干训练是一种引导性的体验练习，采用日常生活中的一项活动——进食，来进行。个体或团体治疗都适用。训练过程中所用到的正念技能有：

（1）练习每时每刻都保持觉知（去除习惯性思维），并尽可能地从平淡无奇的事件中获得充分的体验。

（2）观察对生活事件的评判趋势（好或坏）。

（3）用一种更独特的方式观察自己的内心是如何"工作"的，从而把自己培养成一个冷静的观察者。

这一训练通常使用葡萄干，但如果有人不喜欢葡萄干，换成一小块巧克力同样可以达到目的。

下面是葡萄干训练的指导语：

"我将会给你一样东西，请你想象一下这是一件你从未见过的东西，可能是你从另外一颗行星来到这里时才发现的。然后把它拿在手里，开始探索它，对它感兴趣，对它充满好奇。它看起来是什么样子？你会用什么词语描述它的外观（鼓励来访者发言）？它有什么样的结构？放在手里是什么感觉，你能捏得动吗（鼓励来访者对葡萄干进行触觉上的探索）？它有什么样的气味？它能发出声响么（鼓励来访者把葡萄干放在耳边捏一下）？现在，把它放进口中，但不要咬它。你能否注意到自己口中正在发生什么（大多数人会说他们正在流口水）？你的口腔自然会对这个东西做出反应，是不是很有趣啊？注意观察你的舌头会对口中的东西做出怎样的反应。现在一口咬下去，你注意到了什么？（来访者可能注意到一阵香味或者其他体验），关注你口中的这种体验。注意感受这种感觉的存在、变化和消失的过程（然后，请来访者描述这种体验）。你以前有没有如此近距离地关注过一粒葡萄干（或巧克力）？通常情况下，我们一把一把地吃葡萄干，而不会去关注它"（鼓励来访者描述整个过程）。

2. 身体扫描　身体扫描是正念减压训练中的一项基础练习，常作为第一个正式讲授的正念技能。大多数来访者发现这是正念技能中最容易接受的一项，可能是因为关注身体的不同部分可以让来访者的体验停留在当下。传统的形式是来访者仰卧在垫子或者地板上，但如果来访者在身体扫描时容易犯困，采取坐位可能会更合适。

　　练习身体扫描的技能有：

（1）对身体不同部分进行反复地再关注，借此加强注意力。

（2）意识到思绪"纷乱"如何影响情绪。

　　这部分练习关注身体的每一部分，也可以用于身体某个部分存在特殊问题的来访者（比如，乳房切除术后的女性比较难以集中注意力在手术部位）。比较有效的做法是邀请来访者对这一部分身体进行关注，观察有何种情绪出现，当出现不舒服的感觉时，转移注意力到呼吸上，直到身体扫描到一个更舒服的部分。这一练习可以进行 20～45 min。在身体扫描的练习中，治疗师通常需要维持一种平衡，既让来访者在集中注意力时感觉到舒服，又要避免节奏太慢，以至于来访者太放松而出现困意。

　　下面是治疗师引导来访者进行身体扫描的语言引导片段：

　　"找一个舒适的地方，可以坐着或者仰面躺着，用一小会儿时间观察身体是否舒适，衣着是否宽松。在身体扫描过程中要让自己保持清醒，而不是昏昏欲睡。让你的注意力扫描你的身体，记住你的注意力走过的身体部分。（停顿）现在，把你的注意力集中到你的左脚上，尤其是左脚的脚趾上。不要移动脚趾，看你能不能接收那里的感觉，能不能区分出你的大脚趾和小脚趾？你的脚上有没有温暖、凉爽、紧压、发痒的感觉，或者没有任何感觉。让你的左脚成为你心里的中心，当你发现走神的时候，把注意力拉回这里。（停顿）现在，把你的意识从左脚转移到左侧的脚踝，脚踝的前面、侧面，注意观察那个部位有什么感觉，或者没有任何感觉。再说一下，练习时，重要的是对你身体的部分和那里的感觉保持好奇，与这部分身体存在的微妙感觉保持协调。"

　　按照这种方式，把注意力转移到小腿、大腿，然后右脚、右小腿、右侧的大腿、臀部、髋部、腹部、胸部、背部、手臂、手掌、肩部、颈部、面部。当扫描到身体的某一部分时，让来访者关注这个部分存在的感觉。关注呼吸可以帮助来访者保持注意力集中（想象你可以把空气呼吸到你的左脚）。在训练进行时，要告诉来访者走神是正常现象，需要做的只是随着呼吸把注意力拉回到身体上。

　　3. 冥想　冥想是正念的另一个基础练习。冥想要求来访者关注视觉或听觉上的刺激（比如可以看见的物体或者世界）。初学阶段，需要将注意力保持在呼吸上，随着技能的熟练，可以尝试让注意力游离一下，观察它去了哪里，但记得把呼吸看作一个船锚。换句话说，当注意力离开了原来的地方（多数人都会发生）时，就要提醒来访者把它拉回到呼吸上。

　　正念冥想的目标包括：

（1）增加对身体的觉知。

（2）不断地把注意力拉回到下一次的呼吸，从而锻炼注意力的收放。

（3）更能注意到流过自己内心的那些心声，并且有机会去记录它们。

　　会谈中，治疗师需要保持中立，将讨论内容聚焦于来访者在冥想过程中的好奇心和所观察到的事情，而不是"你喜欢什么或者你不喜欢什么"，这样可以打消来访者的顾虑，让他们知道走神是一种普遍现象。

　　下面是正念冥想的指导语：

　　"首先，找一个舒适的座位坐下，确保你可以保持一段时间。感觉一下是否有哪里不舒服，如果有，请调整位置，让自己感觉更舒服一些。请把你的双手轻轻地放在膝盖上，把你的双脚舒适地放在地板上，让自己保持优雅的姿势。扫描你的身体，从你的双脚和脚踝开始（停顿），然后是小腿（停顿），大腿和臀部（停顿），腹部和腰部（停顿），胸部和肩膀（停顿），手臂和手（停顿），颈部和头部（停顿）。现在感受你的呼吸，怀着好奇心寻找你身体的哪个部分对呼吸的反应是最明显的。是你的腹部、胸部、鼻子，还是其他地方？（停顿）将你的注意力集中到呼吸的一起一伏，并不是要控制呼吸，而是让身体自由地跟随着呼吸。感受你的呼吸，是平缓的？均匀的？还是不规则的？吸气和呼气时有没有不同？让你的注意力保持在呼吸的一起一伏上（保持安静一会）。注意你的内心是如何开始与你的身体交流的，然后带着温柔和坚定的信念把注意力关注到下一次呼吸上。每一次呼吸都是一个新的开始（保持安静一会）。"

引导初学者进行冥想时，需要掌握的平衡是：既不要有过多的评论干扰来访者，又要避免太安静以至来访者沉浸在自己的内心对话中。

（四）癌症患者的正念干预

正念干预是一种可以改善心理状态和减轻心身痛苦的方法，同时它也能给患者提供支持并提高他们的应对能力。正念有治疗性干预和预防性干预，并不单纯强调治疗。这与目前医学上强调预防是相吻合的。有许多正规的团体干预可以提供这些技能的学习与练习，正念的观点和技能也可以很好地融入到标准的心理治疗中。

对于癌症患者和生存者而言，最常见的心理痛苦来自于对疼痛、死亡和未来不确定性的恐惧。正念的训练可以让参与者自己建立一个相对安全和可控的环境，并在其中处理那些令人不适的情绪。通过正念训练和干预，患者能够学会与自己强烈的情绪和想法保持距离，以自己的节奏处理这些体验，观察这些体验的变化，将问题外化，感受到人与人的联结和相互支持。具体来说，正念的核心思想就是让练习者在非评判、接纳和开放的心态下保持对当下时刻的觉察，与自己的体验同在，而不去认同或试图改变它们。就像是望向天空，看着云卷云舒；又或者像看着高速公路上飞驰着的汽车，观察车流的变化，而不卷入其中。能够与想法和体验保持距离在健康领域是一项有效的技术。抑郁和焦虑与不断地担心和思维反刍相关，会加剧躯体症状；对感受的回避在慢性疼痛的患者中较为常见。放下对过去和未来的担心，非批判性地活在当下能够提高癌症患者的适应性和各项心理功能。

2000 年，Speca 等针对癌症患者对 MBSR 项目进行了适应性的调整，此后越来越多有关正念的研究开始出现在肿瘤学领域。癌症患者正念减压训练的效果多体现在心理和躯体症状的改善。研究显示，肿瘤患者的正念干预能够改善心境、睡眠、疲劳、心理功能、心理社会调节，减轻压力、增强应对和身心健康。此外，参加正念干预的患者在面对癌症诊断时，能做出更积极的调整，并且表现出更好的内在控制。正念减压训练在情绪障碍方面能取得即时的效果，并且这种效果在 1 年后的随访时仍然存在。除了心理方面的改善，参加正念减压训练的癌症患者还可以在生理方面取得明显改善。正念中的冥想能明显地改善癌症患者的睡眠状况，降低其心率和静息收缩压。正念干预还能够影响患者的免疫功能和内分泌指标。

正念干预多以线下团体的形式进行。但对于治疗期间身体状况受影响的患者和那些因各种现实原因无法去往干预现场的患者来说，参加这些干预就会变得较为困难，比如身体状况不允许、距离太远、时间安排困难、因为焦虑抑郁等状况而行动力不足等。而这些存在困难的患者可能恰恰是那些更加需要心理干预的人群。随着科技的发展，正念作为一种能够通过互联网在线实施的干预方法，有潜力为更多的癌症患者提供帮助。一项随机对照研究发现，以 MBSR 为蓝本的线上正念癌症康复（mindfulness-based cancer recovery，MBCR）项目得到了所有参与者的好评；与对照组相比，干预组在整体情绪和压力症状方面得到了显著的改善。

（五）小结

正念训练是一种有着东方色彩的心理干预技术，能够让练习者稳定情绪、减轻压力、提高复原力。这种练习并不需要专业的理论基础或专业的设备，而是能够融于日常生活，是一种很适合癌症患者的心理放松和减压技术。

参考文献

［1］WATSON M，KISSANE D W. Handbook of psychotherapy in cancer care［M］. New York：John Wiley & Sons，2011.

［2］FALLER H，SCHULER M，RICHARD M，et al. Effects of psycho-oncologic interventions on emotional distress and quality of life in adult patients with cancer：systematic review and meta-analysis［J］. J Clin Oncol，2013，31：782-793.

［3］YUAN F，CHANG D，JING M，et al. Effectiveness of cognitive behavioural therapy on quality of life in patients with prostate cancer after androgen deprivation therapy：a protocol for systematic review and meta-analysis［J］. BMJ Open，2021，11（11）：e049314.

［4］REAM M E，WALSH E A，JACOBS J M，et al. Brief relaxation training is associated with long-term endocrine therapy adherence among women with breast cancer：post hoc analysis of a randomized controlled trial［J］. Breast Cancer Res Treat，2021，190（1）：79-88.

［5］JELVEHZADEH F，DOGAHEH E R，BERNSTEIN C，et al. The effect of a group cognitive behavioral therapy on the quality of life and emotional disturbance of women with breast cancer［J］. Support Care Cancer，2022，30（1）：305-312.

［6］RODRIGUES P，WATSON M，WHITE C，et al. Cost-effectiveness analysis of telephone-based cognitive behaviour therapy compared to treatment as usual CBT for cancer patients：Evidence from a small，randomised controlled trial［J］. Psychooncology，2021，30（10）：1691-1698.

［7］ATEMA V，VAN LEEUWEN M，KIEFFER J M，et al. Internet-based cognitive behavioral therapy aimed at alleviating treatment-induced menopausal symptoms in breast cancer survivors：Moderators and mediators of treatment effects［J］. Maturitas，2020，131：8-13.

［8］TAUBER N M，O'TOOLE M S，DINKEL A，et al. Effect of psychological intervention on fear of cancer recurrence：a systematic review and meta-analysis［J］. J Clin Oncol，2019，37（31）：2899-2915.

［9］GOK M Z，KARADAS C，IZGU N，et al. Effects of progressive muscle relaxation and mindfulness meditation on fatigue，coping styles，and quality of life in early breast cancer patients：An assessor blinded，three-arm，randomized controlled trial［J］. Eur J Oncol Nurs，2019，42：116-125.

［10］ANGUS L E，MCLEOD J. Handbook of narrative and psychotherapy：practice，theory and research［M］. Los Angeles：SAGE Publications Inc，2004.

［11］KISSANE D W，GRABSCH B，CLARKE D M. et al. Supportive-expressive group therapy for women with metastatic breast cancer：survival and psychosocial outcome from a randomized trial. Psycho-Oncology，2007，16，277-286.

［12］JENSEN-JOHANSEN M B，CHRISTENSEN S，VALDIMARSDOTTIR H，et al. Effects of an expressive writing intervention on cancer-related distress in Danish breast cancer survivors - results from a nationwide randomized clinical trial［J］. Psycho Oncology，2013，22（7）：1492-1500.

［13］COMPEN F，BISSELING E，SCHELLEKENS M，et al. Face-to-face and internet-based mindfulness-based cognitive therapy compared with treatment as usual in reducing psychological distress in patients with cancer：a multicenter randomized controlled trial［J］. J Clin Oncol，2018，36（23）：2413-2421.

［14］CHRISTINA S，SHEILA P，DEBORAH F. What is the evidence for the use of mindfulness-based interventions in cancer care? A review［J］. Psycho-Oncology，2011，20：681-697.

［15］KRISTIN A Z，TAVIS S C，MICHAEL S，et al. A randomized wait-list controlled trial of feasibility and efficacy of an online mindfulness-based cancer recovery program：the etherapy for cancer applying mindfulness trial［J］. Psychosomatic Medicinem，2014，76：257-267.

［16］MAGGIE W，DAVID W K. 癌症患者心理治疗手册. 唐丽丽 译. 北京：北京大学医学出版社，2016.

第四节　针对特定癌症人群开发的心理干预模型

一、针对中早期癌症生存者的心理干预模型

（一）癌症患者的接纳与承诺疗法

1. 接纳与承诺疗法的定义　接纳与承诺治疗（acceptance and commitment therapy，ACT）于 20 世纪 90 年代初由美国治疗师 Steven C.Hayes 提出，是认知行为治疗（CBT）新的发展之一，被

称为 CBT 的"第三浪潮"或"新一代"。该疗法以功能情境主义为哲学基础，立足于人类认知和语言基本性质的实证研究，旨在通过平衡、接纳与改变来提高人的心理弹性。ACT 的核心在于接纳那些自己无法控制的，然后承诺采取的能丰富自己生活的行动。简而言之，ACT 的目标是帮助来访者开创丰富、充实且有意义的生活，同时接纳生活中不可避免的痛苦。

ACT 对"负性的""非理性的"心理事件保持开放态度，会采用正念（mindfulness）、去融合（defusion）等技术，强调一个事件是否要被改变取决于其功能而非其认知内容和语言形式，进而更多地关注功能而不再局限于"对原始的认知内容进行改变"（如直接改变不良情绪或不合理信念本身）。

ACT 是一种跨诊断的干预方法，也就是说这一治疗方法并不会聚焦于某一特定的诊断或心理问题。之前在癌症人群中运用的心理治疗大多以问题解决为框架，这一思路可能会限制来访者潜在的能量；而 ACT 看重的是改善来访者个人层面的功能水平，而不再集中于改变来访者不合理的认知。ACT 在传统的医疗模型之外，提出了一个理解和治疗心理健康问题的模型。本节会对此进行简要的介绍，并引申到癌症领域。ACT 可以成为临床中对癌症患者进行干预的有效成分。

2. 接纳与承诺疗法的治疗目标　ACT 提高心理弹性的目标符合行为主义疗法的传统。正如关系参照理论所指出，人类大脑具有超强的建立关系的能力，一方面，这使得人类可以在头脑中对事物进行操作，设想一些并没有发生的事件，提前预演各种可能性，从而大大增强人类的反应选择，提高人类在进化上的适应能力；但另一方面，这种能力也减少了人们的反应选择与心理弹性，Hayes 提到了三种重要机制：痛苦普遍性、认知融合和经验回避。

（1）痛苦普遍性：指人们可以在任何情境下感到痛苦。换句话说，对于人类而言，哪里有生活，哪里就有痛苦。如果一只小动物被人类伤害了，那么下次它见到伤害它的人或者长得像那个人的人就会跑开，但是处在不相似的情境之下，这只动物并不会感到害怕。但人类具有语言能力，在任何情境下，甚至可能在与原有情境性质相反的情境中都会产生痛苦的想法。比如，在颁奖礼上，会想到"如果我妈妈还在世该有多好"的感叹。人类不能通过简单的回避外在环境来解决自身的痛苦。

（2）认知融合：指由于关系网络的建立，思想或语言及其所涉及的事物就会混淆在一起。词语虽然只是对不在眼前的事物的指代，但在大脑中却同样具有真实刺激物的属性，进而一样具有威胁性。也就是说，在认知融合的状态，人们无法与自己的想法拉开距离。当一个人觉得"所有人都在笑话我"的时候，就好像这一状况已经发生了，从而产生相应的心理痛苦。此外，人们的一些非语言功能也会受语言规则的支配，人们过多地对事物进行抽象与评估，减少了对"此时此地"的直接体验。这些过程都会导致反应的僵化。

（3）经验回避：指人们会回避自己的内部经验，包括不愉快的身体感受、情绪、想法、记忆以及行为倾向等。而大部分的心理问题，都是在人们想要控制、回避和试图消除不喜欢的情绪和想法的过程中所产生的。人类会像评估外界事物好坏一样对内部经验产生好恶，并希望通过采取处理外界事物的方式来趋近和回避内部经验。然而，回避或压抑的努力本身强化了内部经验的联结，对这一过程的评估又使个体陷入穷思竭虑的抑郁循环。为了回避特定的经验，人们的行为选择大大减少，比如社交恐惧症的患者不去参加聚会、强迫症的患者无法出门买菜。

3. 治疗目标与六大核心治疗步骤　ACT 的目标在于提高心理弹性，即更多地与此时此刻联结，在改变与坚持某种行为之间保持灵活，进而实现有价值的结果。ACT 的治疗导向几乎与 CBT 是相对的，CBT 着重于产生改变，修正那些不良的想法和信念；ACT 的目标更多的是活在当下，增强个人的价值感，形成基于自我的价值取向，丰富当下的选择。ACT 本质上是行为导向的治疗，意在促使来访者根据自己的价值取向使行为发生变化，从而改变想法和感受。

在人类的大脑活动中，语言过程是双刃剑，在使人类成为高等生物的同时，也给人类带来了心理痛苦，人们又不可能取消语言功能，所以 ACT 努力对这些语言与情景的错误联结过程进行控制，改变它们的功能。以此为目标，ACT 提出了六大核心治疗步骤，这 6 个关键步骤从不同侧面改变原有的语言进程带来的影响。

（1）接纳（acceptance）：接纳是指帮助来访者建立一种积极而无防御的态度，拥抱各种经验，与逃避经验相反。接纳的过程就是允许所有的想法和感受按照它们本来的样子存在，不管它们是愉快的还是痛苦的；对它们开放，给它们腾出空间；放弃与它们抗争；允许它们来去自如。

接纳并不代表这些东西是人们所认同、喜欢或想要的，而是承认其存在，去拥抱而不是控制；采用一种不带偏见的觉察的态度，而不是批判或试图去改变。接纳并不意味着放弃或不能有主观的喜好，而是对自己的这些情感和想法顺其自然。

（2）去融合（defusion）：融合（fusion）是指陷入想法之中并允许想法支配人们的行为。与此相对，去融合是指与人们的想法分开或拉开距离。通过调整思维、想象和记忆的功能以及个体与它们的相互作用，退后一步去观察这些内容而不陷入其中。去融合意味着观察想法，而不是从想法里往外看；让想法来来去去，而不是紧紧抓住它们。通过去融合，来访者学会"退一步"，与自己的各种念头、想象和记忆保持距离，并以此增强对不舒服的情绪状态和体验的容忍度。

在治疗中，来访者通过一系列的隐喻和体验性练习来学习去融合，强调过程而不是技术本身。去融合需要不断的练习，贯穿于整个治疗过程当中。治疗对于来访者想法的真伪并不感兴趣，更重要的是如何促使来访者过上符合自己价值的生活。

（3）以己为景（self as context）：以己为景是一种观察想法和情绪的视角，与概念性自我相对，指的是观察性自我。来访者能够以自我为背景，使用去融合和接纳的方式探索自己的思想和感受。通过以己为景，来访者的"自我"概念获得改变，从一种被评价的概念性自我，转变成一种作为各种心理事件的载体的自我。以己为景不是一种想法或感受，而是一个想法和感受可以在其中移动的"空间"，是一个可以观察自我的体验，而不被其所困的"地方"。

任何不间断的正念练习一般都可以体验到以己为景的感觉，明确地、直接地注意自我意识的练习还可以增强这种感觉。如果只关注于困难，则会容易使自我和困难相融合，带来焦虑和抑郁的感受。以己为景的核心在于将注意力同时放在幸福和悲伤的时刻，灵活地在各种价值、脆弱性和挣扎之间移动。

（4）此时此刻/体验当下（contact with the present moment）：体验当下是指人们有意识地注意到此时此刻所处的环境及自己的心理活动。将注意力放在当前的情景与正在发生的事情上，而不是过去或将来。学会以一种非评价的方式感受当下的过程。可以说，人们唯一能把握的时间就是现在。对当下的体验是对内部心理世界和外部物质世界两者的灵活关注。当来访者能够准确地把握此刻正在发生着什么，能够收集重要的信息来决定是改变还是坚持行为，就能够更充分地投入到正在做的事情之中，增加效能感和满足感，使个人的体验变得更加丰富和充实，促进其有效地去行动。

ACT 认为，痛苦并不会自行消失，问题只是在于痛苦会阻碍来访者行动的脚步。体验当下能够有效地减少回避和融合。在治疗中，治疗师可以放慢节奏，引导来访者在每一个当下时刻进行表达，描述体验的方方面面，像呼吸空气一样，慢慢"呼吸"自己的想法和情绪，那么融合和回避便会在治疗的互动中逐渐消失。

（5）价值（value）：价值的特点是持续的渴望以及行动。也就是说，价值勾勒出人们在多大程度上本着持续的态度想要去行动。价值是人们内心想要与世界、他人以及自己互动的最深欲望。在一个人的内心深处，想要什么样的生活？在生活中，赞成或反对什么？在这一生中，想要做些什么？什么又是真正重要的？ACT 认为，澄清价值观对创造有意义的生活来说至关重要；价值就像生活的指南针，指引着方向并且不断前行。治疗师在生活的不同领域帮助来访者寻找生活的方向，建立有意义的生活。

整个接纳与承诺模型都朝向这样一个结果，即正念的、与价值一致的生活，或者可以说是一种丰富的、充实的以及有意义的生活。在这样的前提下，治疗师引导来访者去接纳痛苦，练习去融合，或者暴露于具有挑战性的情境中。

（6）承诺行动（committed action）：承诺行动是指在价值的引导和促进下，采取有效的、可持续的、发展的行为模式，帮助来访者将价值落实到具体的短期、中期、长期目标并加以实践。在行动中要准备好接受挑战，根据需要调整策略，尽可能地使行动与有价值的生活保持一致。

在治疗过程中，每一次会谈都需要承诺行动。治疗本身以及治疗中的各项训练和家庭作业都是承诺行动。价值澄清和承诺行动交替循环，创造出滚雪球效应，使其扩散至生活的全部领域，使来访者能够不断地朝向有意义的生活而迈进。

4. 癌症相关的ACT　癌症患者在治疗和康复的过程中会遇到三类问题。第一类问题是躯体上的不适，与疾病和治疗有关的后遗症及各种功能减退和限制。即便治疗效果很好，但治疗结束以后很长时间，这些负面的影响可能仍然存在。第二类问题是疾病在社交方面的影响，比如无法工作、不得不放弃日常的责任、减少各类社交活动以维护躯体的健康。第三类问题是癌症诊断和治疗带给患者本人的负面的想法、情绪、感受和体验。这些困难使得癌症患者失去或减少了很多能够让自己的生活变得丰富、有价值的机会。与此同时，患者也会试图用很多方式回避内在的负面体验，以暂时减少痛苦。

对于以上的状况，ACT是一种非常适合并有效的干预方式。ACT跳出了心理病理学的视角，强调的是如何使个体无论在什么境况中都尽可能拥有一个满意的生活。ACT旨在减少对体验的回避，并增加对朝向自我价值的活动的承诺。已有很多研究表明，癌症患者在接受了以ACT为基础的干预之后表现出了更好的情绪状态、生活质量以及心理的灵活性。

针对癌症患者，ACT有一些很好的切入点。比如对于患者内心存在的负面的感受和想法："我就要死了，我的孩子可怎么办啊！""为什么我会得癌症，老天爷太不公平了！""治疗那么痛苦，我肯定熬不过去，太可怕了！"当患者出现这些强烈的想法时，与患者辩论这些想法的合理性往往效果不佳，反而会让患者感到不被理解。ACT的接纳和去融合，能够促使患者更好地与这些想法及背后的情绪相处，拉开距离而不被情绪所吞没。并且进一步认识到这一想法是此时此刻的一种心理活动，不代表这些灾难已经发生。那些精神状态不佳、陷入抑郁的癌症患者，特别是晚期癌症患者，对生活失去希望，对人生失去意义和价值是较为常见的。ACT能够帮助患者澄清自己的价值观，专注于当下，向着那些能够赋予个体生命意义和活力的部分前进。癌症患者还会面对大量的丧失和哀伤，比如健康的恶化、外表的改变、社会角色和家庭角色的削弱、对于死亡以及随之而来的与家人分离的预期性哀伤。从ACT的视角来看，回避和抵抗痛苦并不能够使痛苦消失，反而会阻碍患者过上有价值的生活。所以ACT并不会试图减少这些负面的强烈感受，而是将这些负面感受视为一种值得付出的代价。代价所换来的则是能够按照个人的价值去生活。患者学会从另一个角度来面对和理解哀伤，认识到哀伤是因为生活中的美好和拥有，是因为这些人和事的重要性和价值。在此基础上，ACT进一步强调行动承诺，促使患者在现有的能力范围内，实现自己的价值，让生活充实起来。

除了接受治疗的癌症患者，ACT还可以用于对癌症幸存者的干预，特别是针对复发恐惧。ACT的干预既可以是个体的，也可以是团体的，适用范围较为广泛。其疗效因子包括：更多地与当下联结，更多地与价值观保持一致，为生活中的苦痛增加灵活选择的空间，与负面认知的去融合，更多地投入到力所能及的事情，更好地享受生活的当下等。ACT能够有效地改善患者的心理弹性和生活质量，其效果与传统的心理干预（如认知行为治疗）可以比肩。

（二）克服恐惧疗法

1. 概述　恐惧复发是中早期恶性肿瘤生存者普遍存在的心理痛苦之一，并且在没有干预的情况下，部分患者的恐惧会长期存在。研究显示约有 1/3 的患者需要接受有针对性的心理干预来减轻对复发的恐惧。克服恐惧（conquer fear）疗法是由澳大利亚的 Phyllis Butow 教授团队开发的一种从认知加工的角度缓解恶性肿瘤复发恐惧的、有手册指导的心理干预模型。该模型的理论基础包括尝试模型、自我调节和执行功能模型。该疗法的主要目标是对患者进行应对策略的引导，帮助他们减轻过度的忧虑，改善不良的元认知，并建立恰当的自我监测行为和降低复发风险的行为（例如提高随访依从性、改变不健康的生活方式等）。有多中心、大样本随机对照研究证明，该疗法能够有效缓解中早期恶性肿瘤生存者对复发的恐惧，并且与刚完成干预时的干预效果相比，干预后 3 个月和 6 个月的效果更为显著。

2. 干预流程及主要干预技术　克服恐惧疗法有标准化手册的指导，治疗师在手册指导下完成 5 次面对面的个体心理干预，平均每 2 周 1 次，每次 60 ~ 90 min。具体的干预频次可以根据患者的具体情况灵活调整，但要求在 10 周内完成全部的干预。

（1）第一次治疗：介绍和引导。

1）评估：了解患者的基本情况，包括个人一般信息和病情（诊断、治疗、并发症等）；了解患者对于癌症的认知，触发恐惧的事件，恐惧水平的变化，患者是否与家人、朋友或医护人员沟通自己对复发的恐惧，目前的应对策略以及患者对治疗的预期目标。

2）介绍基本的干预过程和干预的基本原理：向患者介绍恐惧癌症复发的定义；让患者理解干预的目的不是彻底消除对复发的恐惧，而是减少对这种恐惧的关注，能够集中精力在那些生活中对自己来说更重要的目标和活动上。向患者解释治疗的要素，如澄清价值观和目标，学习一些减轻担心的认知技术，如注意力训练、延迟担心、挑战元认知，等等。

3）帮助患者理解患病后价值观和生活目标的改变：患者在患病后常常会体验到价值观的改变，帮助患者澄清那些对自己重要的价值观，并根据这些价值观设定具体的生活目标和生活计划。例如：如果患者认为与儿子建立有爱的亲子关系对自己非常重要，那具体的目标就可以是多陪伴儿子，具体的计划可以是陪儿子一起踢足球、参加儿子学校举办的活动、给儿子讲故事，等等。

4）家庭作业：完成价值观和未来生活计划表格，回忆以往的经历，思考哪些因素影响了目前自己对癌症复发的恐惧（例如，曾经见证过身边的亲人或朋友因患癌痛苦地离世）。

（2）第二次治疗：自身脆弱的因素和注意力训练（attention training technique，ATT）。

1）讨论自己过去的哪些经历让自己变得脆弱，增加了自身对于癌症复发的恐惧。帮助患者理解尽管过去发生的事情已无法改变，但是从现在开始，可以遵循自己的价值观而生活，未来是充满希望的。

2）学习注意力训练技术，并让患者理解注意力是可以被训练的，通过规律地练习注意力训练技术，可以帮助患者在意识到过度关注癌症复发恐惧的时候可以转移注意力到其他事情上。

3）家庭作业：练习注意力训练技术。

（3）第三次治疗：超脱的正念（detached mindfulness，DM）。

1）回顾注意力训练的家庭作业完成情况。

2）超脱的正念练习：超脱的正念是指能够觉察并意识到自己有哪些想法出现，但不试图控制任何的想法，也不陷入任何一个想法中，或被任何一个想法困住。只是做一个观察者，观察到自己的想法出现、升起、再自然消退，就好像观察天边飘过来的一片云彩。带领患者去体验超脱的正念练习，并告诉患者当对癌症复发的恐惧升起的时候可以练习超脱的正念。

3）家庭作业：练习超脱的正念。

（4）第四次治疗：学会好好生活，管理忧虑。

1）风险监测和回避：让患者理解哪些风险监测的行为是恰当的，哪些是过度的风险监测行为，哪些是回避行为。讨论医生为自己制订的随访计划，理解随访计划设定的依据。评估自己目前的风险监测行为是否恰当。

2）讨论如何管理自己的忧虑，包括超脱的正念练习（上次治疗）和延迟担心技术（本次治疗）。

3）学会挑战元认知技术："如果你认为担心是有益的，那么担心能够减少复发的可能吗？停止担心一段时间会导致癌症复发吗？""如果你认为担心是有害的，那么担心让你复发了吗？"

（5）第五次治疗：治疗总结和预防复发。

1）讨论如何预防复发，思考将要面临的挑战以及应当如何去应对这些挑战。

2）回顾价值观表格和未来生活计划。

3）讨论当复发恐惧加重时，有哪些新学会的方法和技术可以运用。

4）鼓励患者继续练习注意力训练技术、超脱的正念、延迟担心、挑战元认知等在干预中学会的减轻恐惧的方法。

3. 注意事项 克服恐惧疗法是一种标准化的心理治疗方法，治疗师应当遵循手册进行干预。干预手册提供了对干预流程和每次干预内容的详细描述，以及干预过程中要用到的所有资料和家庭作业的练习资料。

二、针对进展期癌症患者的心理干预模型

（一）以意义为中心的心理干预

1. 概述 与心理社会肿瘤学领域中其他临床干预方法一样，以意义为中心的心理治疗（meaning-centered psychotherapy，MCP）主要是应对晚期癌症患者对死亡感到绝望、无助甚至希望死亡快一点到来，但这些患者并没有出现临床意义上的抑郁。他们遭受的是一种存在主义的危机，在面对生命终末期的预后时所出现的意义、价值和目标的缺失。如果存在临床上的抑郁，经过治疗之后患者会出现明显的改变，但在不伴随临床抑郁的情况下，针对意义的缺失和绝望还没有有效的干预手段。

意义中心团体心理治疗（meaning-centered group psychotherapy，MCGP）的理论发展主要来源于 Viktor Frankl 的意义疗法和 Irvin Yalom 的团体心理治疗相关理论。这一干预方法的目的是通过支持，使患者即使在面对死亡时，也能减少绝望、消沉、无望以及寻求速死的念头，或者说使患者意义感增强。MCGP 的干预时间为 8 周，内容包括讲授和体验式的练习，目的在于帮助患者理解意义的重要性，从而减少接近生命终点时的绝望。相关研究者证实，MCGP 能够减轻心理痛苦并改善生活质量、改善灵性幸福和意义感，并能够减轻死亡预期性焦虑、无望和对死亡的渴望。在 MCGP 的基础上，逐渐形成了针对进展期癌症患者的意义中心个体心理治疗（Individual Meaning-Centered Psychotherapy，IMCP），这一疗法主要是通过维持或强化患者的意义感，来消除他们面对死亡的绝望、无望感和寻求速死的念头，相比于 MCGP，IMCP 具有相同的功效，而在治疗时间和地点的安排上更加灵活，提高了完成率。

MCGP 的目标群体主要是预后不良的晚期癌症患者。如果患者因身体状况的限制无法参加门诊性质的团体心理治疗，则不适用于此项干预。MCGP 的作用是改善患者的灵性幸福和意义感，并减少死亡预期性焦虑和对死亡的渴求，因此该干预项目对于感受到中等强度及以上的心理痛苦患者（如心理痛苦温度计评分 > 4 分），以及主要为情绪问题和灵性/信仰问题的患者尤为适用。研究已经证实，MCGP 和 IMCP 可以增强灵性健康、意义感、心理健康状况，还可以改善生活质量，减轻焦虑、抑郁情绪、疾病负担和症状导致的心理痛苦。尤其是对于存在灵性痛苦和生活质量较差的进展期患者，IMCP 有明显的短期获益。IMCP 的内容、形式和效果与 MCGP 基本类似，本文主要介绍 MCGP 的主题和形式。

2. MCGP 的主题和形式 MCGP 是一个持续 8 周（每周 1.5 h）的团体干预，内容包含了讲授、讨论和体验练习，并围绕着与意义和癌症晚期相关的特定主题而展开（表 6-2）。干预的目的

在于维持和增强患者的意义感，方法是教会患者将众多的意义可能来源转换为应对的资源，主要包括：①关于意义概念的结构化教学；②以巩固所学内容为目的的团体内的体验练习以及家庭作业；③团体组长带领下的讨论，聚焦于强化与意义来源的再连结以及将其用作资源的重要意义。如果团体中出现其他存在主义的议题，如自由、责任、真实、存在的内疚、超越和选择，也可以纳入讨论。

表 6-2　以意义为中心的团体心理治疗的每周活动主题

次数	MCGP 主题	内容
1	意义的概念和来源	介绍小组成员，讲解意义的概念和意义的来源，体验式练习，家庭作业
2	癌症和意义	认同：癌症诊断之前和之后；体验式练习；家庭作业
3	与历史有关的意义来源（遗产：过去）	生命是一种被赐予的遗产（过去）；体验式练习；家庭作业
4	与历史有关的意义来源（遗产：现在和将来）	生命是个体生活着的（现在）和留下来的（未来）遗产；体验式练习；家庭作业
5	与态度有关的意义来源：遭遇生命的限制	挑战由癌症、癌症的恶化和死亡带来的限制；体验式练习；讲解遗产项目；家庭作业
6	与创造有关的意义来源：全面探索生命	创造力、勇气和责任；体验式练习；家庭作业
7	与体验有关的意义来源：与生命产生连接	爱、自然、艺术和幽默
8	转换：反思和对未来的希望	回顾意义的来源，反思团体活动中学到的内容；关于未来希望的体验式练习

以下将介绍每一次团体活动的概况，包括所使用的体验练习、促进式的讨论以及更深层的理解。

（1）第一次活动

1）主题：意义的概念和来源。

第一次活动包括对每一位小组成员的自我介绍以及对小组目标的概述。患者的自我介绍包括传记式/基本资料等信息，以及每个人与团体活动的期待、希望和疑问。活动的最后部分是一个体验式的练习，这个练习能够促使患者发现其在通常情况下是如何寻找意义感和目的的，当然也包括癌症诊断这一特殊的状况。然后，小组会对"什么是意义"进行个体化的讨论。

2）体验式练习：写出 1～2 个对你而言感到生命特别有意义的经历或时刻，无论这件事听起来是伟大的还是平凡的。例如，它可以是帮助你度过艰难一天的东西，或者是当你感到最有活力的时刻。写完以后给大家讲讲。

（2）第二次活动

1）主题：癌症和意义。

第二次活动的重点是将身份的认同作为意义的核心要素。本次活动从继续分享有意义的体验开始，进一步解释是什么或是谁让这些体验变得有意义。患者通过体验式练习来体会身份这一意义的重要组成部分，讨论癌症是如何影响了他们的身份，以及他们认为生命中什么是有意义的。

2）体验式练习"身份和癌症"。

写出以下问题的答案："我是谁？"答案可以是积极的，也可以是消极的，包括性格、特点、身体形象、信念、做的事、认识的人，等等。例如，答案的开头可以是："我是一个_____人"或"我是_____"

癌症是如何对你的答案产生影响的？它如何影响了那些对你来说最有意义的事？

（3）第三次和第四次活动

1）主题：与历史有关的意义来源。

第三次和第四次活动的重点是让每个患者有机会在小组中分享自己的生命故事，这能帮助他们更好地感激所获得的遗产和过去的成就，并阐述自己目前和未来的目标。

第三次活动的主题是"回顾过去——生命是一种被赐予的遗产"，例如原生家庭所给予的遗产。生命其实来源于基因和过去的环境，在小组中讨论这些因素如何造就了我们，并如何激励我们突破自己的限制。第四次活动聚焦于"生命是个体生活着的（现在）和留下来的（未来）遗产/遗赠"，也就是患者现在的遗产和他们希望留给他人的遗产。第三次活动的体验式练习帮助患者理解他们的过去是如何塑造他们对意义的理解。而第四次活动的练习是让大家讨论未来的目标，无论这个目标是多么的微小。第四次活动后会有一个家庭作业，让患者讲自己的生命故事，特别是那些让人感到骄傲的、能带来意义的经历，以及那些他们想要完成但还没有去做的事，说给所爱的人听。

2）体验式练习——"生命是一种被赐予的遗产"。

a. 第三次活动：当你回顾自己的一生和被养育的过程时，那些对你的今天产生最重要影响的关键的记忆、关系、传统等是什么？

例如：在成长的过程中，哪些特别的记忆在你生命中留下了鲜明的印象？你的名字是怎么来的？过去发生的什么事让你的人生发生了变化？

b. 第四次活动："生命是活着的（现在）和留下来的（未来）遗产。"

想想你现在的状况，什么是对你来说有意义的活动和角色？什么是最令你感到自豪的成就？面对未来，你有什么想留给他人的？在这一过程中，还有什么生命课程是必须去修行的？你希望拥有和给予的遗产是什么？

（4）第五次活动

1）主题：与态度有关的意义来源。

本次活动回顾每位患者在生命中的困境以及终极挑战——死亡和生命的有限性的对抗。重点放在即便是面对死亡，我们能够选择用什么样的态度来应对这些挑战并寻找生命的意义。本次活动最核心的要素之一就是体验式练习。在练习中，患者将讨论自己关于死亡的意义或死亡有哪些"好处"，以及相关的想法、感受和观点。这一练习旨在为谈论死亡减轻压力，让患者能够更轻松地回顾自己过去的人生，并试着思考如何能够接受这样的人生。这些讨论的本质是关于生命的结束、原谅和救赎。第五次活动的最后，组长会向患者展示"遗产计划"，将治疗中涉及的概念整合在一起（如意义、认同、创造力和责任），并以此促使患者得出与癌症相关的意义。遗产计划的内容包括制作一个遗产相册或视频，修补一段破损的关系或完成一件一直想做但还没有实现的事。

2）体验式练习——"面对有限的生命"。

得知诊断之后，尽管你已经意识到生命的有限，你是否还能够从日常生活中寻找到意义？（如果回答是肯定的，你是如何做到的？如果答案是否定的，阻碍你的是什么？）

患癌至今，你是否曾经失去过生命的意义感——感到活着没什么价值？（如果答案是肯定的，请简短地进行描述。）

关于死亡的"意义"或"好的一面"，你有什么样的想法？你认为你所爱的人会怎样记着你？（如，你的性格、共同的回忆或对他们来说印象深刻的有意义的生活事件。）

（5）第六次活动

1）主题：与创造有关的意义来源。

第六次活动的重点是将"创造"视为生命意义的来源和资源。体验式练习的一个重要内容是讨论"责任"，患者未完成的事情或任务。这些讨论要求每位组员将注意力放在自己对他人的责任上，让生命超越自我的范畴延伸到他人身上，意义可能会得到加强。

2）体验式练习——"全面探索生命"。

保持创造力的生活需要勇气和承诺。想想在过去的生活中你什么时候拿出过勇气来为自己的生命做主或为你感到有价值的事做出有意义的承诺。

在你的生活中，是否有什么工作或创造性的活动能使你感到你在表达生命中最有意义的东西（如工作、照顾孩子、爱好、事业）？如果答案是肯定的，你是如何做的？

你的责任是什么？你为谁负责？为什么？

你是否有未完成的事情？有什么是你一直想，但还没有做的？是什么阻碍了你实现这些创造性的想法？

（6）第七次活动

1）主题：与体验有关的意义来源。

第七次活动重点讨论与体验有关的意义来源，如爱、美丽和幽默。患者对那些通过爱、美丽和幽默而与生命产生连接感的时刻和体验进行探索。这些讨论通常会聚焦于患癌之后，这些意义来源对患者来说变得尤为重要。为了对最后一次活动有所准备，小组还会对团体治疗即将结束的感受进行讨论。

2）体验式练习——"与生命连接"。

写出三种你与"生命进行连接"的方式，以及最让你感到生活有意义的与体验有关的意义来源是什么：

爱：＿＿＿＿＿＿＿＿＿＿；美丽：＿＿＿＿＿＿＿＿＿＿；幽默：＿＿＿＿＿＿＿＿＿＿。

（7）第八次活动：

1）主题：转换。

最后一次活动让患者有机会回顾自己的"遗产计划"，以及个人或小组讨论过的主题。此外，还要讨论：对小组活动有什么样的体验？对于自己的疾病或苦难是否有了一些态度上的变化？在小组中出现的变化怎样持续？

本次活动最后的体验式练习聚焦于讨论"你对未来有什么希望？"

2）体验式练习——"对小组的反馈和对未来的希望"。

对这八次小组活动的学习体验是什么？通过这些活动你对于生命和癌症的视角是否有了任何变化？你是否对生命中的意义来源有了更好的理解并能够在日常生活中使用他们？如果是这样，你是怎么做的？你对未来的期望是什么？

3. **小结**　在应用 MCGP 时，治疗师的关键技术包括：团体过程的技能和技术；心理教育的方法：用讲授和体验式练习来加强学习效果；聚焦于将意义和意义来源作为一种资源；与基本的存在主义概念和主题的融合。

在晚期癌症患者中应用 MCGP 主要的问题是需要患者每周在固定的时间参与活动。MCGP 每周都有不同的主题，这些内容的展开有着渐进的逻辑顺序。因此，能够参加全部的活动对治疗很重要。但接受缓和医疗的患者难免会受到很多医疗因素的影响，如疾病的损耗、死亡、与化疗日程的冲突、诊断性检查、与其他医生的预约以及短期入院等。所以在进行团体治疗时也需要具备一定的结构灵活性。

此外，W.Breitbart 及其同事在纪念斯隆凯瑟琳癌症中心的精神与行为科编制了意义中心团体心理治疗和意义中心个体心理治疗（Individual Meaning-Centered Psychotherapy，IMCP）（简版 MCGP）。MCGP 是一种新的特异性的干预手段，能够在晚期癌症患者中达到增强意义感和减少绝望的效果。临床医生可以在完成一天的工作坊和督导课程后运用 MCP。对于治疗师而言，只是结构化是基础，经验是让治疗更加灵活有效的重要保障。

（二）CALM 治疗

1. **引言**　晚期癌症患者的心理痛苦、抑郁等都是比较难以处理的问题。晚期癌症患者承受着很多心理压力,不断进展的癌症让他们感到生命缩短,来日无多。疾病和治疗带来的身体不适和心理的不确定感也增加了他们的痛苦,生活上不得不依赖别人,会降低他们对生活的控制感。因病而无法胜任社会和家庭的角色,让他们逐渐丧失身份认同感和生命的意义感。对他们来说,死亡不再遥远,他们不可避免地想到死亡和死亡的过程,并因此而感到恐惧和担忧。晚期癌症患者面临着相似的心理痛苦和危机,但由于痛苦水平比较高,他们往往难以吸收和消化其他患者的痛苦,因此不适合团体心理治疗,有限的生存期和日渐衰弱的身体状况使得他们也无法承担长程的心理治疗。较为密集的检查和治疗让他们缺少反思的空间。CALM(Managing Cancer and Living Meaningfully)心理治疗正是考虑到晚期癌症患者这些特点而为他们量身定做的一种心理治疗模型。CALM 治疗是由加拿大玛嘉烈公主恶性肿瘤中心 Rodin 教授团队开创的一种新的个体心理治疗方法。其理论基础包括自我心理学、关系理论、依恋理论和存在主义心理治疗、成人发展理论。CALM 通过半结构化设置为进展期癌症患者提供简短的个体心理干预,被称为癌症疾病管理与有意义地生活疗法。

2. CALM 治疗的目标及框架　　CALM 干预的目标是处理晚期疾病患者的心理痛苦,促进其心理成长,适用于处于疾病晚期,但预期生命在 6 个月及以上的患者。CALM 治疗是一种短程的、个体心理治疗模型,完整的疗程一般包括 4 ~ 6 次会谈,可根据临床需求增加两次额外的会谈,每次会谈持续 45 ~ 60 min,大约持续 6 个月,一般前三次会谈在 1 个月内完成,治疗是半结构化的。CALM 涉及 4 个治疗范畴(表 6-3):①症状管理及与医务人员的沟通;②自我改变及与亲密他人关系的改变;③灵性健康或寻找生存意义和目的;④进展期疾病照护计划和生命末期相关的话题(思考未来、希望和死亡)。

表 6-3　CALM 治疗的 4 个领域及实践要点

领域	目标	治疗师的工作	结果
症状管理及与医务人员的沟通	探索症状管理的经验,支持患者与医护人员建立合作关系,积极参与治疗和疾病管理	治疗师作为患者和其他医护人员之间的中介,其工作是要让患者对自己的状况保持合理的认识	改善对症状管理治疗的依从性;改善团队协作;护理协调;关于治疗目标达成更明确的共识
自我改变及与亲密他人关系的改变	处理自我感受的损害以及因为晚期疾病影响而发生的社会关系、亲密关系的变化	提供夫妻或家庭治疗,探索关系的动力,帮助处理关系间平衡的破坏,为即将来临的挑战和任务做好准备	更好地理解治疗目标并取得一致性的意见;促进沟通,增强凝聚力,增进相互支持
灵性健康或寻找生存意义和目的	探索患者的灵性信仰和(或)面对痛苦和晚期疾病时生活的意义感和目的	治疗师可以促进和支持患者将制造意义作为一项适应性的策略,去处理那些让患者感到超出个人控制范围的情况	重新评价和确认优先事件和目标;促进患者积极面对生命的终末期
思考未来、希望和死亡	探索预期性的恐惧和焦虑,提供一个公开讨论生命结束和死亡准备活动的机会	将患者对临终和死亡的焦虑正常化;支持对于未来和计划的开放性沟通	接纳治疗的共同目标;在生活任务和死亡之间保持平衡

　　CALM 为治疗师提供了基本的治疗框架,便于统一治疗模式并使治疗过程易化,同时也有助于开展进一步的研究工作。CALM 治疗弹性较大,一般首次会谈要求必须对患者进行面对面的治疗,其后的治疗过程如限于交通和其他不便,可通过电话、视频等方式进行。同样由于其易操作性,不仅心理治疗师可使用,其他通过培训的社工、精神科医生、肿瘤科医务人员均可使用这一模式为进展期患者提供帮助。该治疗特别适用于新近诊断为进展期恶性肿瘤的患者。2017 年发表的一篇关于 CALM 治疗疗效的高质量大样本随机对照研究显示,CALM 治疗能够显著改善进展期

癌症患者的抑郁情绪，帮助他们更好地应对预期的挑战，并且没有观察到 CALM 治疗会给患者带来任何的不良反应。

3. CALM 的治疗成分

（1）治疗关系：良好的治疗关系是心理治疗有效的基础，对于 CALM 治疗也不例外，关注患者，投入、耐心地倾听，对患者的情绪反应予以共情地回应，有助于建立良好的治疗关系。在治疗的过程中，要努力为患者创造新的意义。

（2）反思空间：在大多数其他医疗谈话中，心理空间被极大地压缩甚至被抹去。而在 CALM 治疗的过程中，治疗师给患者提供充分的时间和空间，让他们去审视目前遇到的困难和危机，去体验自己内心真实的感受和想法。正如一位患者所说："当我们谈话时，像是在一个回声室，过去、现在和未来都塌缩在一起，现在就在眼前。"

（3）安全依恋：我们所有人在一生的不同阶段，都会借由不同的依恋对象来提供安全感。在年幼的时候，我们与母亲建立依恋关系；在恋爱的时期，我们与爱人建立依恋关系；而在生命的终末期，患者常常因为不得不依赖别人而产生焦虑，甚至担心自己拖累他人。在治疗中，我们需要帮助患者相信自己值得受到照顾，相信其他人是值得信赖的，可以帮助照顾自己。让患者能够坦然地说出自己的请求并接受他人的照顾，能够与亲人开放地沟通，表达自己的情绪。

（4）心智化：心理问题的治疗不能帮助患者解决实际问题，但可以帮助患者从心理层面做出改变，改变他们的想法和感受。当患者认识到想法和感受是一种主观状态，而不只是事实时，心智化就开始了。举个简单的例子，当患者跟我们说"我快死了，什么都做不了"时，我们会回应他"你觉得你快死了，什么都做不了"，让他明白，这是他的感受，并不完全是现实。

（5）双重觉察：对于很多晚期患者来说，他们清楚地意识到生命的缩短，死亡的临近，甚至沉浸在这种悲伤里，认为自己的时间已经用完了，全然没有意识到，自己现在还活着，其实还有可能利用这段珍贵的时间去实现自己未达成的愿望，把自己想要说的话说出来，把自己担心的事宜提前安排好。良好地面对进展期疾病和死亡，有赖于保持"双重觉察"的能力，即体验方生方死的可能性。

4. 小结　CALM 治疗是标准化、有手册指导的心理治疗，因此能够保证干预实施的标准化。高质量的研究已经证实，CALM 治疗能够促进晚期癌症患者的心理健康，减轻他们的抑郁情绪，并帮助他们更好地应对死亡。治疗师经过培训和督导后可以使用这一方法对晚期癌症患者进行治疗。

三、针对终末期癌症患者的心理干预模型

尊严疗法

1. 概述　尊严疗法（dignity therapy）是一种被患者认可的心理学干预手段，尤其是对于生存期已很短暂的患者。它之所以可以帮助面临现实困难和遭受心理痛苦的患者，其独特性在于鼓励患者追忆生命中重要的和难忘的事件，并以此提高他们的生活质量。尊严疗法帮助患者回忆其生命中所经历的事件、重要的思想和感受、有意义的事和已取得的成就；鼓励患者与所爱的人分享他们的希望与梦想，并向他们生命中最重要的人传递他们的忠告或箴言，以及他们所希望的当他们离世后被人们怀念的方式。

尊严疗法有多重益处。对濒临死亡的患者本人，尊严疗法有助于保持并提高其灵性和心理健康状态，缓解痛苦，让患者做些有意义的事情，例如，能帮助他们对即将到来的死亡做些准备，给仅存的时光带来舒适感受等。对于患者的家庭成员，尊严疗法使其可以通过书面方式表达对他们所爱的人离世的悲伤感受，并以此减轻家人的居丧之痛。研究证实，尊严疗法能使患者的痛苦和抑郁分数均得到明显改善，尊严、没有希望、想死、愿意活着、焦虑、想自杀等方面的评价也显现出积极的变化，接受尊严疗法的患者更易发现生命的意义、更有目标感、更愿意活着、痛苦

的程度也比较轻。

2. 尊严的定义　在开始尊严疗法之前，必须了解何为尊严。因为对尊严的理解会影响人们如何对濒死患者开展尊严疗法。然而，直至最近，尊严的概念仍缺乏定义性的特征，尊严也因组分不同而有不同含义，这取决于医生、照护者、近亲属及患者本人的不同观念。一般而言，尊严是指一种有价值感、被尊重或尊敬的生活品质或状态。对正在为死亡做准备的患者而言，尊严的定义传递的是内在的尊重，意味着尽管他们因疾病导致躯体功能下降，心理上饱受痛苦，仍能感受到他们是值得尊重的，并且得到了应有的尊重。

尊严的概念不仅包括自尊和自我价值感，还包含在临近死亡时能够维持躯体舒适、功能自主、生命意义、灵性慰藉、人际交往和归属关系。因此，丧失尊严是指患者感觉身体每况愈下，有羞愧、羞耻和不安感，这些感受常与患者的抑郁、无望和求死相关联。

从更广义的层面上看，尊严强调每一个人都有自身存在的价值。因此，尊严感可能表现为内在的固有的个人自我感受，但也可通过社会交往建立起来。从这方面看，尊严可被理解为一种互动的过程，因为它的存在需要在与人交往和得到他人反馈的人际关系中得到滋养与支持。因此，患者的尊严不仅来自患者自身，也与他们周围的人有关，包括医生、家庭成员和照护者。从这个意义上看，缓和医疗、安宁疗护中体现的患者尊严是一种患者之外的人怀有与患者沟通的意愿并通过沟通体现的。

尊严相关的 3 个主要范畴：疾病相关的忧虑，维护尊严的所有技能，社会尊严。这些内容涉及患者的经历、有关的事件或感受，都是濒死患者在死亡过程中所忧虑的事，涉及自身尊严的有无。

疾病相关的忧虑源自患病经历本身并会侵犯患者的尊严，包括两个宽泛的问题，即：患者独立的程度和症状痛苦的程度。在尊严模式中，症状痛苦包括两个生存性的子项：①不确定性，如健康状况的不确定性给患者带来的痛苦；②死亡焦虑，如对死亡过程或对即将来临的死亡的恐惧。这些担忧是受外部因素影响的，因此不仅来自疾病进展及治疗，也与照顾者及其他人对此的理解和与患者相处时的反应有关。

尊严维护的概念是指内在的控制力，个性特点、特征或外部世界的观点都会强化个体的尊严感，尊严维护的特点包含 8 个子项：①延续自我（尽管患病但患者的自我认同感仍保持完整）；②持有自豪感（保持自爱和自尊的能力）；③角色的维护（有能力保持自身在日常社会角色中的功能，并使之与患病前患者对自尊的理解相一致）；④抱有希望（仍将生命视为持久的或具有实质意义或目标的能力）；⑤传承/遗赠（回顾以往生活时是满足的，迫切地想给下一代留些什么——这些可能是超越死亡而存在的）；⑥自主性/控制力（主观上感觉有控制力或在不同的生活环境中能有选择）；⑦接受（承受生活环境变化的能力）；⑧抗压能力/战斗精神（有坚强的意志能克服与疾病有关的担忧并能优化生活质量）。尊严维护的实践活动是患者应对技能的一部分，是患者自身维护尊严感的方法和技巧，包括三元素：①活在当下（关注现在的问题，不担心未来）；②保持常态（继续日常活动）；③寻求心灵慰藉（在自身的宗教或信仰中找到安慰）。

社会尊严是指患者与他人社交的质量以及他们如何提高或减弱患者的尊严感，包括 5 个主题：①隐私的界限（当受到照护或帮助时，照护者进入患者隐私环境的程度）；②社会支持（有一个照护患者的群体，或朋友，或家人，或医务人员）；③受关注的程度（与患者交往时他人所表现出的态度）；④给他人造成的负担（痛苦源自不得不依赖于他人的护理或治疗）；⑤对善后的担忧（患者担心自己的死亡会给他人带来负担）。

3. 尊严疗法的内容　尊严疗法将尊严作为可能实现的目标而进行干预，帮助临床医生、患者及其家庭明确尊严疗法的目标有助于优化终末期患者的治疗选择，不仅包括尊严疗法，也包括躯体、心理、社会、灵性和生存等方面的治疗。尊严疗法中的医患关系也成为患者社会尊严的一部分内容，患者的尊严有赖于医务工作者的积极态度、善于倾听、同情心和同理心，也取决于医务人员视患者为一个全人并对其尊重、重视和欣赏的程度。

尊严疗法要求有正式的书面遗赠文件，目的是总结患者生命中有价值的和重要的内容，关注的是与患者个人的核心自我相关联的话题，遗赠文件可由后代人阅读和分享，这可强化传承的理念。

4. 适用人群　与其他疾病人群相比，尊严疗法更多地是在接受缓和医疗和安宁疗护的晚期癌症患者中进行的。患者需要有 2 周以上的预计生存期，无意识障碍、认知功能损伤，无谵妄等症状。尊严疗法可针对有严重痛苦的患者，也可针对没有心理痛苦的人。对于任何希望在生命末期的几个月内、几周内找到一种方法以提升生命意义、目的感或希望改善身体状况的人而言，尊严疗法是一个选择。有时甚至生存期只有几天时，患者也可能从尊严疗法中获益。

5. 尊严疗法常用的技术　尊严疗法治疗师会邀请患者参与对话，让患者讲述某些话题或者记忆，这些内容要么患者认为重要，要么他们想要记录下来并留给尚存人世的所爱的人。然而，任何时候治疗师都不要认为患者是完全知晓病情的，必须先倾听患者是如何描述病情的。如果没有先从患者那里得到有关诊断的信息，就不要认为"姑息""终末期""死亡和濒死"这些词汇是安全的，尽量避免在开始阶段就告诉患者尊严疗法是对接近生命末期患者或是对预期生存有限的重病患者的一种疗法。除了引导并进行对话的过程之外，治疗师的角色还包括要让治疗互动充满尊严感，这意味着患者必须感到被接纳、受尊重。以下问题组成了尊严疗法的基本框架，可为患者提供恰当的开场白来进一步拓展这些有针对性的、通常也是很尖锐的设问领域。

（1）请告诉我您的故事；尤其是那些您记忆最深的或者是您认为最重要的事情。

（2）什么时候您感觉最有活力？

（3）有什么关于您的特别的事情您想要家人知道吗？有什么特别的事情您希望他们能记住吗？

（4）在生活中您所扮演的最重要的角色是什么（家庭中的角色、工作角色、社区服务角色，等等）？为什么这对您如此重要？你认为在这一角色中您主要做了哪些工作？

（5）您的最重要成就是什么？您最自豪的事情是什么？或者说您最引以为骄傲的事情是什么？

（6）是否有特别的事情要跟您所爱的人说说？或者是否有些事情您想找时间再跟您所爱的人重新说一遍？

（7）对您所爱的人，您有什么希望和想法？

（8）您在生活中学到的哪些东西是您想要传递给其他人的？哪些忠告或指教的话您希望告诉您的子女、丈夫、妻子、父母和其他人？

6. 尊严疗法过程的注意事项　在治疗过程中要让患者感到被尊重和有价值，治疗师要在患者提及有关问题、沉默、流露高兴或悲伤的情感时表现得体。并且要遵从患者的情感，这能让治疗师准确判断尊严疗法要包括的范围。病情很重的患者和疾病终末期的患者往往缺乏体力和直觉去组织语言或有序说出他们的想法，治疗师要灵活地掌握结构化的谈话内容和结构外话题的平衡，避免刻板遵守结构框架，也不可过多地忽略结构框架内的内容和进程。不同经验水平的治疗师在把握平衡时可能也会有很多不同，比如经验较少的治疗师可能会更多地遵循结构化谈话。并且，当患者出现过度悲伤，以至于不能讲述下去时，治疗师应尊重这种正常的现象，允许中止回忆和讲述。治疗过程中，治疗师要保持积极倾听，保持好奇和尊重去探寻患者提到的细节以及其影响，甚至对将来的影响。在治疗结束前，开放式的提问有助于总结和巩固治疗的内容和效果，比如"您感觉这样的治疗如何？您对治疗过程满意吗？是不是比您预期得要累一些？我注意到回忆的有些部分充满着情感，您讲述起来困难吗？"当患者回答这一问题后，治疗师一定要感谢患者，对患者能让治疗师倾听并分享这一特别时刻感到荣幸。

7. 小结　无论作为独立疗法还是作为其他疗法的辅助疗法，尊严疗法能在一定程度上帮助这些患者和他们的家人。在专业的指导下，与患者进行半结构化的会谈，此后对转抄的打印稿进行编辑后，就能为患者及其所爱的人们提供一份传承性文件了。这些文件回顾了患者生活中的细节、内心思想、忧虑担心、未来展望、爱好与希望等。这一传承性文件能为濒死患者带来这样一种感觉：构成他们自身精华的部分将被珍藏、留给后人，并给后人带来慰藉。许多姑息治疗手段的目标都是减少患者的痛苦，与之相比，尊严疗法则在支持、滋养和接受的框架内，持续强化患者自我价值感的同时，支持患者感受生命的意义和目标，即便是临近死亡的患者。

四、针对癌症家庭的心理干预模型

（一）引言

癌症是一种威胁生命的疾病，对患者及其所在的家庭都会带来一系列复杂的冲击，因此癌症不仅仅是患者本人的危机，也是患者整个家庭的危机。在过去的时间里，护士、社会工作者、儿科医生都能充分认识到家庭成员在照顾癌症患者中的作用。在肿瘤治疗中，家庭作为主要护理单位的地位得到了提升，不断受到医学界和精神病学界的重视，越来越多的证据也支持家庭干预对癌症患者的疗效。随着平均住院时间的缩短，癌症患者对门诊照护的依赖越来越大，照护的中心越来越多地从医院转移到家庭。以患者和家庭为中心的照护共同代表了一种人性化的、符合生物心理学的方法来规划、提供和评估健康，并与患者、家庭和医疗从业者合作，这可以改善患者和家庭的健康结局，提高患者和工作人员的满意度并减少成本。但是目前的医疗更多地关注患者本人，较少关注如何开展家庭治疗（family therapy）。但有一些家庭中存在着功能失调甚至剧烈冲突，有必要进行帮助。

针对癌症患者的家庭治疗对于患者的情绪困扰、问题行为和应对能力的改善已经得到了大量文献的支持。较西方而言，中国的家庭联系度更为紧密，中国人对于"癌症是一个家庭问题"的感受也更为深刻。本节内容主要介绍聚焦家庭的悲伤治疗框架。

（二）聚焦家庭的悲伤治疗

癌症患者的家庭成员或者照护者也经常遭受情绪的困扰，导致生活质量下降。关注照护者和关注患者的家庭也是一项重要任务，并且关注家庭的治疗可以帮助患者减轻心理痛苦。David Kissane 的小组开发了聚焦家庭的悲伤治疗（family focused grief therapy，FFGT）。FFGT 是针对癌症患者及其亲属（例如伴侣、孩子、兄弟姐妹）的有针对性的社会心理短期干预措施。

该疗法通常包括 4～8 个会谈，每次会谈为 90 min。根据肿瘤的治疗过程，治疗的总持续时间可能在 9～18 个月不等。FFGT 的主要目标是减轻癌症患者及其家人的心理压力，并通过改善家庭功能以防止因丧亲而造成的痛苦。这些目标是通过探索家庭凝聚力、交流思想和感情并解决家庭矛盾来实现的。

FFGT 的中心主题是患者的病史和相关的悲伤过程，分为以下 3 个阶段：

第一阶段：评估家庭问题，重点是针对家庭的问题和关切，并制订出如何处理这些问题的共同治疗目标（1～2 次会谈）。

第二阶段：针对衍生目标（2～4 次会谈）进行有针对性的干预。这一阶段可以分两部分进行，第一部分是通过发现问题或疑虑来进行对话，内容为家庭凝聚力、沟通和冲突；第二部分的重点是处理悲伤，解决问题，解决冲突。

第三阶段：任务是在治疗结束时回顾目标达成的情况，并考虑如何在治疗结束后巩固治疗效果（1～2 次会谈）。

每个治疗阶段的会谈频率可以根据家庭的需要而变化。FFGT 的主要治疗要素包括：支持性治疗关系的发展，真实性，对影响的调节，鼓励反思（心理化/心智化），依恋的安全性，生活意义的共同创造，认知框架的扩展（重新评估和解释），关注生活局限性和再见。

FFGT 的常见主题包括：对患者的姑息治疗措施，彼此之间的互动/亲密关系发生了变化，各个家庭成员（包括孩子）的不同需求，从不同角度谈论死亡，家庭内部的文化和宗教习俗，过去对当前家庭状况的影响，再见和居丧。

FFGT的一个重要特征是在患者去世后仍可以对其家属继续实施治疗。在这一阶段，FFGT甚至比治疗前更加强大，而且具有明显的支持性表达的性质。这个阶段的主要目标是促进家庭成员之间的悲伤表达。

治疗师的主要任务是创建一个平台，家人可以在此互相支持并分享与悲伤有关的情绪。过程中，治疗师必须考虑家庭中特定悲伤反应的个性，并通过特定问题进行评估："家庭中谁最经常哭？谁安静地受苦？谁可以帮助谁？"治疗师可以通过战略性问题来促进积极的适应性反应。当然治疗师也要注意一些特殊问题，例如家庭成员去世后是否有经济限制，可能不得不搬家。有些信息并不是所有家庭成员都知道的。FFGT完成的标志是对（家庭）未来的展望。在这里，要一起设计未来的图景，这将给家庭带来新的机遇和挑战。

（三）小结

家庭治疗可以通过转变问题的视角来把关注中心从患者身上转移到家庭上来，用家庭的力量共同应对癌症，尤其是晚期癌症。越来越多的科学研究证据和临床实践经验支持家庭治疗的效果。当然除了家庭治疗之外，针对癌症患者的夫妻治疗也有很好的效果，有时效果好于单独治疗其中某一个人。甚至有研究证实，针对癌症患者夫妻的团体治疗也有很好的效果，可以增进夫妻间的亲密度，促进双方的心理调适，改善患者的心理痛苦。

参考文献

［1］CHAMBERS S K, OCCHIPINTI S, FOLEY E, et al. Mindfulness-based cognitive therapy in advanced prostate cancer: a randomized controlled trial［J］. J Clin Oncol, 2017, 35（3）: 291-297.

［2］COMPEN F, BISSELING E, SCHELLEKENS M, et al. Face-to-face and internet-based mindfulness-based cognitive therapy compared with treatment as usual in reducing psychological distress in patients with cancer: a multicenter randomized controlled trial［J］. J Clin Oncol, 2018, 36（23）: 2413-2421.

［3］MAGGIE W, DAVID W K. 癌症患者心理治疗手册［M］. 唐丽丽 译. 北京: 北京大学医学出版社, 2016.

［4］曾祥龙, 刘翔平, 于是. 接纳与承诺疗法的理论背景、实证研究与未来发展［J］. 心理科学进展, 2011, 19（7）: 1020-1026.

［5］BUTOW P N, TURNER J, GILCHRIST J, et al. Randomized trial of Conquer Fear: a novel, theoretically based psychosocial intervention for fear of cancer recurrence［J］. Journal of Clinical Oncology, 2017, 35（36）: 4066-4077.

［6］BEITH M N, THEWES B, TURNER J, et al. Long-term results of a phase II randomized controlled trial（RCT）of a psychological intervention（Conquer Fear）to reduce clinical levels of fear of cancer recurrence in breast, colorectal, and melanoma cancer survivors［J］. Journal of Clinical Oncology, 2017, 35（15_suppl）: LBA10000-LBA10000.

［7］MCCLEMENT S, CHOCHINOV H M, HACK T, et al. Dignity therapy: family member perspectives［J］. Journal of Palliative Medicine, 2007, 10, 1076-1082.

［8］BREITBART W, ROSENFELD B, PESSIN H, et al. Meaning-centered group psychotherapy: an effective intervention for improving psychological well-being in patients with advanced cancer［J］. J Clin Oncol, 2015, 33（7）: 749-754.

［9］BREITBART W, PESSIN H, ROSENFELD B, et al. Individual meaning-centered psychotherapy for the treatment of psychological and existential distress: A randomized controlled trial in patients with advanced cancer［J］. Cancer, 2018, 124（15）: 3231-3239.

［10］LI Y, LI X, HOU L, et al. Effectiveness of dignity therapy for patients with advanced cancer: A systematic review and meta-analysis of 10 randomized controlled trials［J］. Depress Anxiety，2020，37（3）：234-246.

［11］RODIN G，LO C，RYDALL A，et al. Managing cancer and living meaningfully（CALM）：a randomized controlled trial of a psychological intervention for patients with advanced cancer［J］. Journal of Clinical Oncology，2018，36（23）：2422-2432.

［12］JIMMIE C H. Psycho-oncology［M］. 2nd ed. Oxford: Oxford university press，2010.

［13］TAUBER N M，O'TOOLE M S，DINKEL A，et al. Effect of psychological intervention on fear of cancer recurrence：a systematic review and meta-Analysis［J］. J Clin Oncol，2019，37（31）：2899-2915.

［14］MASTERSON M P，SCHULER T A，KISSANE D W. Family focused grief therapy：a versatile intervention in palliative care and bereavement［J］. Bereavement care，2013，32（3）：117-123.

第七章

癌症患者主要照护者的心理问题及干预

第一节　癌症——一个家庭事件

一、概论

无论肿瘤发生在哪一个年龄阶段，在我国的文化中，诊疗过程绝大多数情况下都是在家庭的参与下完成。老年患者大多是在子女的陪伴下就诊，甚至很多医疗决策都是由子女来决定的；未成年患者必然是由担任监护人的父母协助来完成诊疗过程；即使是成年患者，因为疾病的治疗和结局关系到家庭功能的变化，也会得到伴侣的关注和支持。因此，在我国肿瘤临床的诊疗沟通过程中，大部分过程都有家人参与，患者本人则根据自己的意愿选择参与程度。然而，从医者的视角看，很多人仍然把癌症看作对个人生命的威胁，使癌症成为一个人们越来越熟知但又无奈的疾病；而忽略了患者本人生活在一个家庭中，也是在一个家庭背景下得病，以及在患病后家人在整个诊疗中所起到的作用。相当一部分治疗工作是由患者的家人来完成的。护士、社会工作者、儿科医生和老年科医生在诊疗过程中更容易意识到家庭成员在照护癌症患者方面所起的作用。随着医学模式的变化，以及人们对于人文关怀内容的关注，越来越多的医务人员开始认识到家庭在癌症的发生、发展以及治疗中的作用，提供高质量的医疗服务的前提必须联合家庭成员，且癌症也会给家人带来明显的创伤经历，患者家属出现的精神心理问题也需要得到及时帮助。

因此，在以患者为中心的心理社会肿瘤学照护中，应该积极加入以家庭为中心的照护理念和实践内容。医护人员与家庭成员密切合作，可以更好地帮助癌症患者，促进家庭整体健康，且可节约医疗成本。基于以下理论背景，建议将以家庭系统为中心的医疗模式（family-centered medical care model）融入肿瘤患者的日常诊疗工作中：①患者本人来自于家庭，面对癌症以及治疗决策时的应对方式很大程度上受到家庭环境和信仰的影响；②癌症不仅会影响患者本人，也会严重影响家庭成员；③家庭一直处于发展过程中，家庭功能在成员间互动的基础上不断完善。癌症的出现会扰乱家庭发展和功能完善的过程。

高质量的癌症照护工作不仅仅是简单考虑疾病的生物治疗过程，医护人员以及为患者提供照护的其他人应该将患者放在整个家庭的背景下，考虑患者的成长环境，对疾病、治疗、个人和家庭成长的认知能力和应对能力。家庭是一个强大的支持资源，如果在患者罹患癌症后出现家庭功能发展受到阻碍，也将会严重影响患者患病后的活动，因此以家庭系统为中心的医疗模式在肿瘤诊疗工作中具有非常重要的意义。

二、家庭是患者存在和发展的背景

（一）从家庭中获得遗传基因

基因研究一直是肿瘤领域的一项重要内容，研究显示，几乎所有的肿瘤都与基因相关。某些肿瘤是由于后天环境导致的基因突变，而另外一些肿瘤具有遗传特性。2016 年发表在 *JAMA* 杂志上的一篇对北欧（丹麦、芬兰、挪威和瑞典）的双胞胎进行的 67 年（1943—2010 年）的队列研究结果显示，双胞胎累计癌症发生率为 32%。其中 38% 的单卵双生子和 26% 的双卵双生子被诊断为同一癌症类型。双生子有一方患癌后，另一方患癌的风险增加，其中双卵双生子累计患癌风险增加 5%，单卵双生子风险增加 14%。一些癌症类型具有显著的家族风险，且单卵双生的累计患癌风险高于双卵双生。其中皮肤黑色素瘤、前列腺癌、非黑色素瘤皮肤癌、卵巢癌、肾癌、乳腺癌、子宫体癌具有显著遗传性。我国肿瘤基础研究学者也得出了类似的研究结果，常见 9 个位点的实体肿瘤（胃癌、食管鳞状细胞癌、结直肠癌、肺癌、上皮性卵巢癌、乙肝相关肝细胞癌、前列腺癌、乳腺癌和鼻咽癌）都有一定的遗传性。

目前基因的遗传性受到越来越多的关注，尤其对肿瘤这样威胁生命的疾病。基因从上一代传给患者，而患者的基因又会传给下一代，这样的传播过程使得患者本人以及整个家庭可能遭遇痛苦的经历。比如一位家族性多发结肠息肉病患者患结肠癌后，很长一段时间懊悔自己为何没有在早发现息肉的情况下积极处理。乳腺癌患者在康复后，因为担心乳腺癌的遗传而在生育子女的问题上犹豫不决。更有母亲因为母女二人双双罹患乳腺癌而陷入深深的自责。

随着肿瘤学的发展，以及肿瘤防治知识在大众中的普及，人们开始关注如何更早地通过了解遗传基因来提前预防肿瘤发生，或做到早发现、早治疗。除了了解自己的肿瘤家族史外，还可以通过基因检测来获知自己的患病风险。基因检测是通过从血液以及其他体液或细胞中获得人体 DNA，由专业人员及时发现受检者是否存在异常基因，提前警示患癌风险性。得到基因检测结果后应该如何解读这些结果，并对自己的后续生活进行哪些调整，是基因咨询工作的重要内容。基因咨询（genetic counseling）是一项由遗传学专家提供的专门的医疗服务，用于帮助基因检测阳性的测试者处理家族遗传性疾病发生、发展风险带来的挑战。关于基因检测是增加还是降低焦虑情绪是目前研究的焦点之一。研究显示，寻求肿瘤遗传相关资讯的患者会出现心理痛苦，如 *BRCA* 基因突变携带者焦虑和抑郁水平增加。较年轻、有子女、近亲中有乳腺癌或卵巢癌患者是焦虑 / 抑郁发生的危险因素。

"基因歧视（genetic discrimination）"是基因检测带给受检者的另一方面的负性影响。"基因歧视"尽管在我国还没有成为一种普遍现象，但在欧美等一些基因技术发达的国家中却已经是一种屡有发生的社会现象。如：保险公司拒绝给有基因缺陷的人投保、用人单位可能在录用时非公开地过滤掉有基因缺陷的面试人员。随着基因技术的普及，我国今年也有多起"基因歧视"相关的诉讼报道，关于"基因歧视"相关的法律和伦理思考也有多篇文章发表。基因歧视问题的研究具有现实的意义，如何有效保护受检者的隐私也成为值得关注的社会问题。人们普遍存在矛盾的想法，既害怕疾病，又怕在得病之前就失去工作和医疗保险。比如对于 *BRCA* 基因阳性的女性，通过预防性乳房切除可以显著降低其乳腺癌发生的危险性；但如果不做基因检测，则可能会长期处于担忧中，而患病后所产生的医疗费用将远远超出预防性治疗的费用。许多人出于担心基因信息的泄露，不敢进行基因检测，这无疑会妨碍该科学的发展，也会使阳性者失去早期预防、早期诊断、早期治疗的机会。另外，如果对基因歧视不加防范，会形成所谓的"基因劣等阶级"，这与人人平等的伦理原则背道而驰。因此，应该建立完善的制度和法律保护机制，以规范"基因检测"流程，有效保护隐私。

（二）家庭文化对患者的影响

家庭文化是一个家庭价值观念和行为形态的总和。有学者将其定义为：与家庭相关的知识、信仰、艺术、伦理道德、法律、风俗和作为一个家庭成员通过学习而获得的任何其他能力和习惯，或者可以称之为家庭所创造的具有自身特点的物质文化和精神文化的总和。家庭文化受到社会文化和地域文化的影响，但即使在同一个社会和地域中，家庭文化由于所处社会阶层和环境的不同，也各有其特征。每个人处在家庭中，在成长过程中不断吸收家庭文化，也因此形成了具有一定家庭特征性的行为模式和价值观。与西方文化相比，东方文化中家庭观念更强，因而在出现疾病时，家庭文化对于患者认识、应对疾病以及做出所有医疗决策都有着不可忽视的影响。不同家庭可能会有不同的信仰，西方国家多信仰基督或天主教，我国也存在多种不同的宗教信仰文化。不同信仰对癌症和死亡的理解差别很大，因此也会影响癌症患者对疾病的看法以及选择何种方式去应对疾病；家庭价值观是指家庭判断是非的标准以及对某件事情的价值所持的态度，它规范了家庭中各个成员的行为方式，也深深影响着家庭成员对外界干预的感受和反应行为。价值观的形成极深地受到传统、宗教、社会文化环境等因素的影响，在相同的社会环境中是极不容易被改变的。家庭的疾病观、健康观更是直接关系到成员的就医行为和依从性等；当家庭中有成员被诊断癌症后，家庭惯用之前应对事件的方式来处理患癌症之后的一些问题。如果患者在家庭中决定权力较小，如老年和儿童癌症患者在应对疾病时往往会遵从家人的意愿，即便是自己的想法，也能反映出家庭的模式，比如：①消极放弃：经济条件较差的家庭往往不堪承受癌症治疗的庞大费用而被迫选择放弃治疗；文化水平较低的家庭仍然固守着"癌症＝死亡"的概念，而不认为治疗能够挽救生命或使家庭获益。消极放弃模式使很多患者错过了临床治疗的机会，可能会加速患者死亡。②过度治疗：所谓癌症的"过度治疗"，是对癌症患者所做的一些没有必要、无益的治疗。比如，有些晚期肿瘤患者，癌细胞已经多处转移扩散，没有手术机会，如果没有出现危及生命的并发症如梗阻、大出血等，则手术是无益的；有的患者经过多周期化疗后，骨髓功能严重受抑，部分脏器功能受损，身体极度虚弱，此时再强行进行化疗则会增加其痛苦，加速死亡；有的患者由于过度放疗引起后遗症，往往难以逆转，生活质量大大降低。与经济条件较差的家庭相反，有些经济条件较好的家庭会进入过度治疗的怪圈，患者和家属均认为只要是治疗都能延长生存期或者提高生活质量，而没有考虑治疗带来的副作用。受中国传统儒家、道家思想影响，"孝"文化备受推崇，"百善孝为先""赡养、孝顺父母是子女的责任和义务"等理念也影响着成年子女对老年癌症患者的治疗选择。尽管有些治疗已经没有实际意义，但很多子女往往会存在"如果不花钱给父母治病心里会觉得不安""如果什么治疗都不做，别人会说我不孝顺"等想法，而忽略了从实际情况评估治疗的利弊，以及患者本人对治疗的意愿，最终不仅导致医疗资源的浪费，也使患者承受了更多治疗不良反应带来的痛苦。③积极、理智应对疾病及治疗：理智地选择治疗方案需要家人更多地了解疾病信息、咨询癌症临床治疗的专业人员，更加不能忽略与患者的沟通，了解他们对治疗的真正需求。在临床治疗之外，也要重视调动患者及整个家庭对充分认识疾病的积极性。

三、癌症给家庭带来的影响

由于患者是家庭中的一员，其生活状况必然会影响家庭的正常运行。尤其当前大部分癌症患者为中老年人，如果中年人出现癌症，其家庭面对的变化和挑战则更加明显，家庭的适应能力会受到极大的考验。

家庭功能（family function）指家庭作为一个集体单元对社会发展所起的作用。在我国，大多数家庭的功能基本分为：经济功能，性生活和生育功能，教育功能，抚养与赡养功能，情感交流功能，休闲与娱乐功能。当癌症出现时，上述家庭功能的每个方面都可能面临挑战。经济功能是家庭功能运行的基本保证或物质基础。如果患者本人是家庭收入的主要承担者，那么在患病后其经济收入受到影响的同时，其家庭需要将收入的相当一部分投入癌症的治疗中，癌症带来的经济负担将直接影响家庭的发展，因而在患者的整个医疗或疾病过程中，这种影响将持续存在。生育功能在我国的家庭功能中仍然占据着重要部分，是种族延续的保障，罹患癌症，尤其是罹患生殖系统恶性肿瘤会对患者的生育功能造成直接的影响，处于生育年龄的患者会因此面对这一压力，即使在康复阶段，也会因为这一压力而反复纠结。抚养与赡养体现的是家庭代系间双向的义务和责任，受我国传统思想的影响，抚养和赡养功能在家庭中也同样非常重要。处于中年阶段的患者本身同时兼具抚养下一代和赡养老一代的任务，当出现癌症时，两者都会受到影响，如何让下一代人健康成长，又如何让上一代人减少面对白发人送黑发人的负面冲击，将成为中年患者心理痛苦增加的重要因素。情感交流功能是家庭精神生活的组成部分，是家庭幸福感的重要保障，而当癌症出现后，家庭主要的沟通模式会给这一功能带来很多影响。如家庭成员出于保护患者的目的而选择对患者隐瞒病情，使得对于疾病全部信息或者部分信息的沟通成为家庭中的一种"禁忌"或者"秘密"，对于真实了解患者的内心需求造成了负面影响。休闲与娱乐功能是家庭生活丰富性的体现，也是在负性事件出现后最先考虑缩减的功能，这一功能的良好恢复也会给患者的康复带来积极的影响。

四、对家庭系统功能的评估

家庭是患者应对疾病最重要的资源，尤其在我国，家庭系统几乎在疾病全程共同应对癌症及其相关的治疗。有的家庭关系融洽，在面对突发疾病时能够积极应对，满足每个家庭成员的需求；而有的家庭本身就矛盾重重，癌症的出现使得矛盾更加激烈，反过来影响癌症的诊疗。因此，以家庭为中心的干预措施的设置需要首先评估家庭系统功能，并在此基础上制订适合家庭的个体化干预方案。以下是目前存在的用于评估家庭系统的理论。

（一）家庭意义

家庭意义（family meaning）的定义为：家庭成员间互相接触，分享时间、空间和生活经历，一起聊天，一起谈论共同生活的经历，等等，由此共同形成的对事物的解释、印象和观点等。可以通过3个层面来进行描述：①对当前处境的反应：在应激事件出现时家庭做出的第一反应是什么？为什么发生应激事件？谁该负责？每个成员都有哪些需求？满足这些需求的资源在哪里？②家庭特征：每个成员对家庭的观念是怎样的？家庭关系，日常规范、仪式是怎样的？角色如何分配？③世界观：家庭成员如何看待外部世界？如何控制或信任别人？对于生存意义的理解如何？在评估家庭功能时这是需要首先了解的家庭内容。

（二）家庭系统功能的维度

Jimmie C.Holland 主编的《心理社会肿瘤学（第3版）》建议通过以下4个维度评估家庭系统功能：家庭发展史水平，家庭历史，家庭关系，家庭与医务人员的关系。家庭处于不同的发展水平或者阶段，癌症出现后带来的挑战也会不同，需要家庭进行功能调整或者重组。患者和整个家庭都会在家庭历史中获取应对的经验，而这些经验形成了他们应对癌症的策略的基础。了解患者的家庭历史，才能了解患者及其家庭理解癌症、预后以及做出治疗决策的背景。家庭关系对患者的影响也非常重要，有的家庭全部家庭成员都会参与到患者的诊疗过程中，对于患者的各种信息都会非常关注；而有的家庭关系松散，只有患者单独一人就诊并经历所有的治疗过程。良好的沟通氛围和支持环境是患者应对癌症的重要支持力量。癌症诊疗是一个持续的过程，需要家庭与医疗机构长期接触，家庭与医务人员的关系如果稳定，那么对于医疗程序的预测性会比较强，家庭应对癌症也会更加轻松。

（三）对家庭功能的评估

家庭环境量表（Family Environment Scale，FES）常用于在缓和医疗和居丧干预中评估家庭功能，中文版FES包含90个条目，要求被评估者有初中以上文化程度。根据FES的评分结果可以将家庭功能分为良好、中等和失调3种类型。功能良好的家庭类型有两种：①支持型家庭——凝聚力非常高；②冲突解决型家庭——可以包容不同意见的存在，并通过有效沟通来解决冲突。这两类家庭功能良好，不需要家庭治疗。功能失调型家庭也包含两类：①敌对型家庭——冲突频发，凝聚力较低，且家庭表达较差，成员之间拒绝互相帮助；②沉闷型家庭——愤怒是无声的，沟通力、凝聚力、解决冲突的能力也较低。这两类家庭需要接受家庭治疗。除上述类型外，家庭功能中等的家庭在遇到较难处理的问题时由于压力增加，家庭功能会出现恶化，也同样需要关注。FES的分量表中最常用的为家庭关系指数（family relationship index，FRI）量表，FRI量表是包括12个条目的自评量表，用于评估家庭凝聚力、表达能力和处理冲突的能力。量表内容简化，更方便临床及研究应用。上述两个量表在我国癌症患者家庭中应用的结论还有待于进一步研究。

五、小结

本章节强调了在心理社会肿瘤学中，家庭作为健康、疾病和医疗照护的主要背景所起的作用。家庭被看作一个在转变中的系统，由疾病的诊断和治疗带来各种各样的挑战，会深刻影响每位家庭成员的生活。面对癌症的家庭必须不断调整自己的功能模式来应对环境中的变化并保持平衡。以患者为中心的医疗中，每一位工作人员可以从"思考家庭"中找到更多理解家庭成员的方法，要思考患者所在家庭的发展水平、家庭历史，以及当前家庭成员之间的关系。此外，评估家庭与医疗机构或医务人员的关系也非常重要。

我们倡导以患者为中心的医疗，更提倡以家庭为中心的照护，因为家庭成员间的互动会为患者的疾病和生存带来显著的影响，且大多数情况下家庭成员承担了更多实质性的照护工作。在医疗程序中，与家庭成员进行沟通，让家庭成员参与到医疗决策中，并询问他们的想法和建议，从而可以形成一个更加广泛的支持系统，得到更有意义的医疗决策信息，甚至改善患者的健康结局。

参考文献

［1］GRIFFIN J Q. Physical illness in the family. I n：Miller JR，Janosik EH，eds. Family-Focused Care［M］. New York：McGraw-Hill，1980.

［2］MUCCI L A，HJELMBORG J B，HARRIS J R，et al. Familial risk and heritability of cancer among twins in nordic countries［J］. JAMA The Journal of the American Medical Association，2016，315（1）：68-76.

［3］DAI J，SHEN W，WEN W，et al. Estimation of heritability for nine common cancers using data from genome-wide association studies in Chinese population［J］. International Journal of Cancer，2017，140（2）：329-336.

［4］PATTERSON J M，GARWICK A W. Levels of meaning in family stress theory［J］. Family Process，1994，3，287-304.

［5］JIMMIE C H，WILLIAM S B，PHYLLIS N B，et al. Psycho-Oncology［M］. 3rd ed. New York：Oxford University Press，2015.

第二节　家庭成员的心理社会需求

一、伴侣和照护者的需求及照护

（一）概论

随着癌症患者的生存期延长，照护过程逐渐从以住院模式为主转变为以门诊诊疗模式为主，家庭对癌症患者的照护变得越来越重要，通常配偶承担着主要的照护任务。在我国，除配偶外，老年患者的子女也是主要照护者（caregiver）。他们几乎是在毫无心理准备的情况下迎接癌症给家庭带来的挑战，常常因照护患者的繁重任务而身心疲惫，除了患者的日常起居、服药、身体照护、情感支持、日常活动和家务处理，家庭照护者还需要频繁地与医疗系统或医务人员打交道，很多时候是独自一人面对复杂和分散的医疗信息和医疗过程。照护者的生活质量和心理健康对癌症患者的生活质量有预测作用。所以应当对癌症照护者在照护技能、心理和生理上予以支持。只有关注并解决照护者的心理社会需求，才能保障其身心健康，使他们能够为患者提供最佳的照护服务。

（二）对照护者造成影响的压力来源

1. 来自患者的因素　患者身体状况、活动能力较好时，照护者的压力较小；除身体状况外，患者的精神、心理状况也会影响照护任务，如患者存在焦虑、抑郁、易激惹等问题，患者和照护者的沟通就会出现障碍，实施照护措施会遇到困难。照护者在照护患者的过程中承受着来自身体及心理各个方面的压力，同时还要承担家庭和社会的责任，由此产生的不适感或消极的感受，称之为"照护负荷（care burden）"。照护负荷的确切定义为：照护者所感受到的因照护任务给自己带来的情绪、社会、经济、躯体及灵性等方面的负面影响。照护负荷的概念与患者和照护者之间的相互依赖密切相关。一些照护责任会带来沉重的压力，如需要为患者在生活方面提供大量帮助，因照护患者而导致的社会孤立以及经济收入下降等。然而照护患者也可能有正面的获益，如照护者在情感上得到回报、家庭关系更加稳定、节省家庭资源，等等。然而，照护者所感受到的负面影响更应该引起临床工作人员的注意，并提供积极的支持和干预。癌症患者，尤其在疾病进展期或终末期的患者，各方面功能均下降明显，因此照护任务显著增加，这个阶段照护者的问题更应该引起关注。当癌症患者由于疾病和症状引起的痛苦越来越多或其需求难以满足时，照护负荷就会加重。照护时间越长，照护密度越高，则照护者承受的照护负荷也就越重。引起照护负荷增加的危险因素还包括：照护者为女性、受教育程度较低、与照护者一起生活、照护时间长、存在抑郁、有社会孤立感、存在经济压力、在照护任务中缺乏选择性等。美国国家照护联盟（National Alliance for Caregiving，NAC）发布了 2015 年美国照护报告，报告沿用了照护指数来描述照护者的负荷。照护指数（care index）是由提供照护的时间以及日常活动（activities of daily living，ADLs）和工具性日常活动（instrumental activities of daily living，IADLs）得来。报告将照护指数分为 5 个等级（1～2 级为轻度负荷，3 级为中度负荷，4～5 级为重度负荷），其中 40% 报告重度负荷。以下三类人群报告重度负荷频率较高：①照护者为配偶；②照护者承担医疗和护理的照护任务；③照护者为无职业状态。17% 的照护者报告自己的健康状况较差，而普通人群仅有 10% 报告健康状况较差。照护负荷会给照护者带来身体压力和情感压力，且影响照护者的职业。癌症患者的配偶容易受到照护负荷的影响，这是因为他们在照护任务中扮演主要角色，而且他们的生活与其患病配偶的生活紧密交叉在一起。Braun 等的研究显示，配偶照护者的抑郁发生率为 38.9%，高于癌症患者的 23.0%。且在照护过程中，由于家属存在中重度的焦虑/抑郁等不良情绪，更容易让患者感受到躯体不适，生活质量也明显下降。另外，患者对于疾病的知情状况也会影响照护者的生活质量。尤其在我国，患者对于恶性肿瘤的知情与发达国家相比仍然较少，因此家属承担了所有的医疗信息接收以及与医务人员沟通交流的任务。恶性肿瘤病程中的负面消息（确诊、治疗无效、疾病进展、进入晚期及终末期等）会给照护者带来情绪扰动，引发焦虑、抑郁等负面情绪，家属照护者在承受这些负面影响的同时，还要在对患者隐瞒病情的情况下引导患者去理解当前的身体状况。

2. 照护者自身状况带来的影响　恶性肿瘤发病率高峰在中老年阶段，当患者被确诊时，承担大部分照护任务的配偶也已处于中老年，可能自身也存在一些慢性疾病，如高血压、糖尿病、冠心病，或者某些影响躯体活动功能的疾病，如骨关节病、腰椎和（或）颈椎间盘突出，等等。躯体活动能力下降会给照护任务带来直接的挑战。此外，照护者也可能存在焦虑、抑郁、长期慢性失眠等精神心理问题，使得其在为患者提供照护时的困难增加。而照护负荷加重反过来又会再次加重照护者的躯体疾病或者精神、心理问题，形成恶性循环。照护者是否处于在职状态也会影响其生活质量，在职的照护者尽管会感受到照护压力较大，但在职状态会使其短暂脱离照护角色而体验到休息并与外界接触。全职照护者则可能会体验到更多的社会孤立感。

3. 家庭关系及资源、社会支持　良好的家庭功能在突然出现负性事件（亲人罹患恶性肿瘤）时能使家庭成员获得更好的支持，家庭成员共同分担照护任务；相反，家庭功能不良时，亲人患病过程中的任何坏消息都可能会加重家庭矛盾。不得不承担照护任务的家庭成员则需要承受更大的压力，一方面，需要完成照护任务；另一方面，需要花费更多的精力维持家庭关系的平衡。另外，在我国，成年照护者是接触医疗机构的最主要成员，需要反复应对和处理患者疾病相关的医疗程序，不断学习和更新与疾病相关的医学知识。如果家庭有足够的社会资源，可以更加快速、有效地应对医疗程序。良好的社会支持可以有效缓解照护者的社会孤立感，提高照护者的生活质量和幸福感。

（三）对照护者的评估

对照护过程以及照护者的评估是发现照护者潜在问题的有效措施。美国家庭照护联盟（Family Caregiver Alliance，FCA）建议评估内容应该包括：照护任务引起的痛苦（躯体、心理，被照护者与其他家人的冲突，经济压力，被照护者的行为问题）。表 7-1 是 FCA 关于照护者评估的目录以及应当被问及的问题列表。可以按照这个目录列表对照护者的情况进行评估，为照护者支持策略提供帮助。通过标准化量表进行评估更有助于获得统一的资料。目前可用于照护者评估的工具有：对照护负荷的评估、对照护者需求的评估、对照护者生活质量的评估。

表 7-1　照护者评估的主题和可选的问题

目录	问题
照护内容	
照护者与被照护者的关系	照护者与患者的关系是怎样的？ 承担照护任务有多久了？
照护者在家中的情况	照护者的受教育背景是什么？ 照护者目前是否在职？
其他照护者	其他家人或朋友是否可以参与到照护工作中？ 是否有付费的照护者（家政人员）？
生活安排	照护者是否跟患者生活在一起？
物理环境	家中是否有扶手等其他必要的辅助设备以方便照护？ 患者是否在家中？
照护者认为被照护者的健康状况	
认知状态	患者是否存在认知损伤？ 认知状态是否对照护造成影响？
健康、功能状态、预后以及照护目标	患者的医疗问题是什么？ 照护者认为患者的医疗问题、预后和照护目标是什么？ 患者认为的照护目标是什么？
照护需求	患者是完全依赖还是部分依赖照护者？ 是否有指标显示照护者已经提供了足够好的照护？
照护者价值的评估	
同意提供和接受照护的意愿	照护者是否愿意承担照护角色？ 患者是否愿意接受照护？
文化常识	这个家庭在文化层面能够接受怎样的照护安排？

续表

目录	问题
评估照护者的健康	
自我评估健康状态	照护者如何评价他/她的健康状态？
健康情况	照护者是否存在某些功能限制，从而影响他/她提供照护时的活动能力？
心理/精神健康状况	照护者是否感到他/她有很大压力？ 照护者是否存在焦虑、抑郁、自杀观念？
生活质量	照护者如何评价他/她的生活质量？
照护任务带来的影响	照护者是否存在社会孤立感？ 照护者是否感觉在照护任务中他/她的健康受到影响？
评估照护者的知识和技能	
照护信心	照护者对患者的当前状况了解多少？
照护能力	照护者是否对提供医疗照护所需的知识有足够了解？（伤口护理、转运患者、复杂用药方案的知识）
评估照护者的资源	
社会支持	是否有朋友或家人提供帮助，让照护者可以得到休息？
应对策略	照护者通过哪些方式来缓解紧张和压力？
经济来源	照护任务中照护者是否感觉到资金紧张？ 患者所拥有的经济福利或者权益，照护者是否可以获得？
社区资源和服务	照护者是否了解有哪些可用的社区资源和服务（照护者支持项目、宗教组织、志愿者机构，临时服务机构）？

注：引自美国家庭照护者联盟（Family Caregiver Alliance）

1. 照护负担相关量表 Zarit照护负担量表（Zarit Burden Interview，ZBI）包括22个条目，角色负担和个人负担两个维度。每个条目按"从无"（0分）~"几乎总是"（4分）进行评分，总分为88分，分数越高，则照护负担越重。照护者负担量表（Caregiver Burden Inventory，CBI）是另外一个测量照护负担的工具，包括24个条目，每个条目自"非常不同意"（0分）~"非常同意"（4分）进行评分，总分为96分，包括5个维度：生理性负担、情感性负担、社交性负担、时间依赖性负担以及发展受限负担，中文版量表的信、效度已得到验证。

2. 照护者未满足的需求评估工具 评估照护者需求的工具中目前有专门针对癌症患者家属的量表。癌症患者家庭照护者需求量表（Needs Assessment of Family Caregivers-Cancer Scale，NAFC-C）包括心理社会、医疗、经济、日常活动4个维度，有27个条目，其中文版量表的信、效度也已得到验证。

其他量表可参照表7-2。

表7-2 评估照护者需求的工具列表

名称	条目及计分方法	备注
健康照护需求调查（Health Care Needs Survey，HCNS）	90个条目，6个维度：信息、家务劳动，患者照护，个人需求，灵性，心理需求	内部一致性、同时效度及应答率较高；条目较多，填表负担较重

续表

名称	条目及计分方法	备注
癌症生存者伴侣未满足需求量表（Cancer Survivors'Partners Unmet Needs，CaSPUN）	40个条目。5个维度：关系、信息、伴侣相关问题、综合照护、情感支持	接受度和内部一致性、构建效度较好；重测信度一般
癌症支持者未满足需求量表（The Cancer Support Person's Unmet Needs Survey，SPUNS）	78个条目。6个维度：信息和关系需求、情感需求、个人需求、工作和经济、健康医疗途径和连续性、对将来的担忧	测量学验证数据较少；内部一致性尚可
家庭照护者需求评估（Needs Assessment of Family Caregivers-Cancer，NAFC-C）	27个条目。心理社会需求、医疗需求、经济需求和日常活动需求	测量学验证较少；内部一致性尚可。条目较少，有中文版本
支持照护需求调查-伴侣和照护者（Supportive Care Needs Survey-Partners and Caregivers，SNCS-P&C）	40个条目。4个维度：健康照护服务需求、心理和情感需求、社会需求、信息需求	内部一致性和构建效度较好。无重测信度数据
癌症照护者综合需求评估工具（Comprehensive Needs Assessment Tool for Cancer Caregivers，CNAT-C）	41个条目。7个维度：健康和心理需求、家庭及社会支持需求、健康照护人员、信息需求、宗教/灵性支持、医院协助和服务的需求、实际支持需求	内部一致性及构建效度较好；无重测信度数据
癌症照护任务结局和需求量表（Cancer Caregiving Tasks Consequences and Needs Questionnaire，CaTCoN）	71个条目。9个分量表：照护负担；医务人员对照护者健康状况的关注缺乏；个人成长缺乏；与医护人员沟通中缺少对个人隐私的关注；需要从医护人员那里得到帮助；关于疾病信息的问题以及与医护人员沟通的问题；缺乏从医护人员那里得到的信息；缺乏维持社会关系的时间；与其他照护者联系的需求	内部一致性可接受；条目数量较多

3. 照护者生活质量评估工具　生活质量是一个比较广泛的概念，可以综合评估健康状况，包括躯体健康、心理状态、独立活动能力、社会关系以及与所处周围环境的关系，等等。在照护任务对照护者生活各维度均造成影响的情况下，通过标准化评估工具进行评估是快速获得照护者健康总体状况的有效途径。目前已经得到验证可以用于癌症患者照护者的评估工具有癌症照护者生活质量指数（Caregiver Quality of Life Index-Cancer Scale，CQOLC）和威胁生命疾病家庭照护者生活质量问卷（Quality of Life in Life-Threatening Illness-Family carer version，QOLLTI-F）。CQOLC有35个条目，每个条目评分从0分（一点也不）~4分（非常）。总分为140分，分数越高，说明生活质量越好。包括4个分量表：照护负担、被打扰的情况、积极适应以及经济忧虑。该量表已有中文版本，但在我国癌症照护者中应用的心理测量学指标还有待进一步验证。QOLLTI-F有16个条目及1个询问总体生活质量状况的条目。每个条目从0~10评分，分数越高，说明生活质量越好。包括7个分量表：环境、患者状态、照护者的状态、照护者的观念、照护质量、关系、经济状况。

（四）对照护者的心理社会支持

对癌症照护者的心理社会支持仍然处于研究不足的阶段。目前干预的方法多是聚焦于对照护者影响较大的维度。如在疾病相关问题方面，提供的干预措施多是针对减轻照护负担、提供信息等；应对技能训练、自我效能提升则是针对照护者的应对方式；减轻焦虑和抑郁、改善亲密关系以及增加躯体功能锻炼是围绕照护者的生活质量维度。

1. 教育及心理社会支持　在照护患者过程中提供如何管理症状以及其他躯体问题的知识；同时关注患者和照护者的心理社会需求、对夫妻关系以及家庭关系的担忧，倾听照护者对自我感受的倾诉，给予共请的回应和积极的支持。

2. 技能训练　主要关注照护者的应对技能、沟通技能以及问题解决的能力，同时关注照护者的行为变化。如伤口/造口的护理技能、缓解淋巴水肿的操作技能、压疮照护技能，等等。疾病所处分期越晚，患者身体功能越差，上述技能对于照护者来说就显得越重要。另外，通过沟通技能培训可以引导照护者与临床医务人员进行有效沟通，从而在医疗过程中做出更为恰当的决策。

3. 针对照护者具体症状的心理治疗　照护者如果出现一些具体的精神心理问题，如焦虑、抑郁、失眠等，或存在家庭问题、性的问题，可考虑个体心理治疗、团体心理治疗、认知行为治疗、家庭治疗等干预措施，具体可参考本书相应章节对心理治疗的描述。

二、父母患癌后孩子的需求及照护

随着癌症人群的年轻化，越来越多的癌症患者处在"上有老、下有小"的人生阶段。很多患癌的父母都会遇到一个棘手的问题，那就是"我该怎么和孩子说？"实际上，在接受治疗期间，尽管身患癌症的家长仍期望自己能够帮助孩子，但他们自己正在为生存而斗争，承受了很多的心理痛苦、躯体不适和情绪压力，所以很难以孩子需要的方式提供支持。身患癌症的家长自顾不暇，更不知道要怎么做才能帮助孩子应对父母罹患癌症对他们的影响，特别是如何应对孩子在面对自己父母的癌症诊断时的情感需求。很多家长还会担心与孩子沟通癌症的问题会让孩子陷入痛苦，于是试图通过回避来保护他们。然而患者及其家人选择隐瞒不说只能是权宜之计。在全家都会受到影响的抗癌治疗及康复的过程中，没有人能独善其身，也不太可能完全保密。孩子会很敏锐地感受到父母以及家庭氛围的变化，如果没有得到恰当的沟通，很可能会造成情绪压力甚至心理问题。与事实相比，孩子对未知的想象往往会更糟糕。有研究表明，8~15岁的孩子会明确地表达，即使谈话会很困难，但知道家长的疾病对他们来说很重要。

有调查显示，有20%~30%的孩子在家长患癌症以后没有从家长或其他家庭成员处得到任何应对策略方面的帮助。当身患癌症的家长同孩子谈话时，其形式和内容更像是上一节生物课，而没有试图了解孩子的想法和感受。这些谈话可能还包含一些令人恐惧的画面、字眼或体验。单亲家长在这一过程中会更加困难，而且单亲母亲在身患癌症时，更可能把孩子视为唯一的心理支柱，这可能会给孩子造成更大的心理负担。对于孩子来说，他们可能并不愿意表达自己的困惑和担心。当他们看到家长和其他家庭成员因为癌症而精疲力竭时，会压制自己的情绪，试图保护家人或不造成更多的麻烦。

孩子在疾病和正常生活之间游走，无论是意识层面还是情绪上，他们都在努力地应对和维持生活的平衡。然而通常当孩子说"他们还好"时，背后隐藏着大量的坚持和努力，他们的生活质量可能很脆弱。在家长得知诊断或者病情进展时，孩子的身心健康也处在危机中。而在这种危机下，孩子的行为表现和心理变化却常容易被忽视，使得他们缺乏有效的应对策略。但在家长治疗癌症的过程中，孩子常常不得不主动或被动地参与其中：一些孩子会通过上网等方式主动了解有关的医疗信息，对患癌的家长表现出过度的关心和敏感；还有些孩子则会让自己与疾病有关的问题保持距离。很多孩子会表现出分离焦虑，体验到丧失、被忽视、失控感。癌症对孩子的内在心理状态的影响会通过很多方式表现出来。

（一）不同年龄阶段儿童和青少年的心理特点和需求

不同年龄阶段的儿童和青少年（children and adolescence）在应对父母患癌这一负性事件的过程中，有着不同的心理特点和需求，向他们提供相关信息或与其交流，以及提供可能的心理支持，需要根据其不同发展阶段的特点做出相应的调整。

对于婴幼儿来说，他们还不具备良好的语言沟通能力，对外在世界的理解和应对也有限，所以对他们来说最重要的是安排好日常的照料，尽量能够保持稳定的照管方式和环境，比如相对固定的睡觉、进食、洗澡等，尽量固定照管人。比语言更重要的，是对话中的情绪色彩，所以需要尽可能少地让婴幼儿暴露在负面情绪中。婴幼儿需要有足够的安全感和稳定感。

对于学龄前儿童，需要用他们能够理解的词语，简单、明确地对家长所患的疾病进行介绍和说明，并且需要让他们了解大致的治疗安排、可能的副作用。这样做的目的在于让孩子明确家长或家里的一些变化并不是因为他们的问题，否则孩子常常会认为家里一些负面的变化是自己造成，比如"妈妈经常不在家，是因为我不听话了"或者"本来说好去公园玩儿的，不能去了，是因为爸爸生我的气了"。学龄前儿童通常会依赖于外在秩序的稳定来建构内心的安全感，所以还需要提前对治疗可能会带来的生活变化进行说明，有可能的话，还可以让孩子参与到生活计划的安排中来，以增强他们的掌控感，比如她/他希望谁带他去上课外班、希望什么时候去游乐场等。

当儿童成长到学龄阶段，他们往往对死亡已经有了一定的认识，并且已经听到过一些有关癌症或肿瘤的话题，能够认识到癌症诊断的严重性。对于很多事情他们有着自己的理解和看法，并且发展出自己的应对方式。所以对于学龄儿童来说，顺畅的沟通就变得尤为重要。要注意这种沟通是双向的，家长不但要对疾病和治疗进行直接、明确、具体的说明，而且要根据孩子的理解和困惑进行适当的解答，及时对他们的误解进行澄清。比如有的孩子可能会认为妈妈生病是她为家里过度操心和劳累导致的，或者是被爸爸气的；只要妈妈去接受治疗就会马上好起来；只要得了癌症，就会马上死去，等等。如果这些想法得不到及时的澄清，就会被积压在孩子心中并向不良的方面发酵，带来很多本可以减少的心理压力和负面情绪。除了信息上的沟通，还需要注意孩子可能的异常心理或情绪反应，可以定期与孩子交流，或者让孩子在有压力和情绪波动的时候能够向家长求助，还可以和孩子一起安排一些事情，通过忙起来以分散注意力。有时间的情况下，多带孩子进行一些日常的娱乐活动以调整情绪，增强良好的感受。需要额外关注的是，有很多孩子的情绪压力可能会通过身体上的不适来表达，所以也要留意孩子的身体状况，及时进行心理关照和沟通。

到了青春期以后，青少年的心理状态和发展到了更加寻求独立的阶段，对于被尊重和被理解的需求比较高，对于情绪、人际关系也更加敏感。虽然从心理需求上，青少年有着被作为独立个体对待的要求，但他们的心理成熟水平和稳定度还在发展的过程中，这就要求家长更加敏锐地对待孩子的心理变化。在疾病信息的获取上，青少年可能会自己从网上搜索资料，家长需要对这类行为进行劝阻，强调真实准确的信息是需要从家长处获取的。青少年往往十分看重人际交往和群体认同，可能会不愿意在他人面前表达痛苦，倾向于退缩甚至是回避。家长需要对青少年在情感上的需求有更多的理解和支持，主动交流而不是把青少年的回避看作冷漠，从而错失了交流爱意或表达悲伤的机会。

（二）沟通时的注意事项

无论孩子的发展处于什么阶段，父母能够与孩子进行诚恳的沟通都是提供实际支持和情感支持的必要基础。然而父母往往会对这样的沟通感到压力重重。下面的一些要点可以帮助父母缓解焦虑，达到更好的沟通效果。

1. 设置　在正式沟通之前，可以提前和孩子进行预告和邀约，让双方都能够留出充足的时间；选择一个安静、有隐私的空间进行谈话。在沟通的过程中，随时停下来，让孩子有空间消化所听到的信息以及可能出现的情绪。

2. 让孩子能够充分表达自己的想法和困惑　在沟通开始，可以先了解孩子已经获得的信息和对信息的理解，并在此基础上进行沟通；要不时地确认孩子对所沟通内容的理解，并且让孩子有机会就沟通过程中所产生的疑惑进行提问。

3. 对医疗相关的信息进行明确的说明　用适合孩子年龄的语言对相关信息进行说明，根据孩子的需求决定沟通的细致程度，对于孩子提出的问题进行具体的回应。最重要的是避免模棱两可的说法。

4. 留出时间专门对孩子的情绪进行确认　对于孩子所表达出的任何情绪，如担心、害怕、愤怒、内疚、悲伤等，都要关注和认可，明确这些情绪是正常的、能够被理解的，对孩子进行陪伴和情感上的支持。

5. 关注日常生活的应对　与孩子讨论生活中出现的具体变化以及应对策略。

6. 确定后续的沟通方法　比如当出现新的医疗变化时，或者孩子有新的困惑和情绪压力时，要如何发起沟通；强调家长的支持和交流的意愿，并告诉孩子在出现情绪负担时可以找家长进行交流，而不要一个人陷在情绪中。

（三）分离与探视（separate and visit）的问题

在患癌的家长接受治疗期间，可能会有很多时间需要和孩子分开。对于分离，需要提前进行讨论，包括是否可以探视、日常生活的安排等。家庭需要把这类分离看成需要专门应对的短期面临的挑战。分离期间，需要有意增强孩子的参与度，比如对照顾者的选择、如何安排学校的接送、如何安排日常活动等。还需要保持与患病父/母的接触，比如电话、视频连线、写卡片等。可以到医院进行探视时对孩子进行心理建设，如描述患病的家长看起来会是什么样子，孩子在医院可能会听到或看到什么，等等；并对孩子的担心进行解答，尽量让孩子在自愿的情况下到医院进行探视。

（四）何时需要专业的帮助

当父母患癌时，儿童和青少年的心理复原力有赖于家长对于家庭整体运转和积极家庭功能的维持。父母自己能够进行良好的应对并使用恰当的应对策略对于儿童的身心健康非常有益。在向儿童提供支持的过程中，亲子间的沟通是最为核心的策略，能够在很大程度上缓解儿童的心理痛苦。在多方的共同努力下，大部分儿童和青少年都能够进行良好的应对，从父母患病和接受治疗的过程中逐渐恢复过来，继续在学校和家庭中保持活力，维持良好的人际互动。但也有很多家长无法在抗癌的同时为孩子提供充分的支持，无论是关注孩子对疾病的认识还是提供支持的能力都很有限。这时就需要专业人士的介入和干预。

一般来说，当儿童或青少年出现以下一些预警信号时，就需要家长给予特别的重视，包括儿童或青少年有意或无意地表达出伤害自己或伤害他人的想法；主动向家长提出自己想要找心理医生谈一谈；饮食和睡眠出现问题，比如食欲下降、大量进食、入睡困难、早上起不来、无法上学，以及出现砸东西、打架等攻击行为等，如果儿童或青少年本身就存在一些情绪障碍或精神疾病，抑或家族中就有精神病史，则更需要留意其心理方面的状况，必要时进行及时的干预。

（五）面对生命终结时的议题

越来越多的研究发现，孩子在面对所爱之人即将死亡时，有着清晰明确的要求，那就是他们想要被纳入到这一过程中，他们想要开诚布公地交流和获得真实的信息，哪怕现实是令人心碎的，他们也不愿意被蒙在鼓里。与此同时，孩子又常常会因为担心父母的状况而不表达自己的这些需要，从而导致哀伤整合困难和心理痛苦延长。有研究发现，能够提前获知与父母死亡有关的医疗信息的儿童，与家长有着更高水平的信任，且有机会与即将面临死亡的家长进行告别，这对于孩子处理哀伤是有益的。

除了及时的坦诚沟通，在经历家长走向死亡的过程中，孩子的情感反应和需求需要被时刻关注。这需要平衡两点：一方面是要给孩子足够的时间来消化家长即将死亡这一噩耗，并有机会进行告别；另一方面也要注意，如果得知消息和死亡之间的时间间隔太长，孩子可能会感到焦虑和困惑。理想状况下，这一谈话最好能在患癌的家长出现不可逆的精神状态异常或认知障碍之前进行。是否告别和如何告别要尊重孩子的意愿，并根据临床状况进行调整。比如有的儿童对医院感到恐惧，或者害怕单独与临终的家长待在一起，也有青少年担心自己无法记住妈妈健康时的样子。如果无法见面，那么还可以通过视频、电话等方式让双方进行交谈，也可以通过卡片、绘画等方式来进行告别。

当死亡发生以后，很多家长会对是否让孩子特别是青春期以前的孩子参与葬礼等仪式感到迟疑，并且会用一些隐晦的说法和比喻来替代"死亡"这一字眼，比如用"睡了""去了遥远的地方"等词语，甚至用欺骗的方式告诉孩子他的家长出国了或是出差了。这里需要强调的是，真实以及随之而来的信任非常关键。在真实的基础上，需要尽量减少儿童的困惑，需要用简单而具体的语言向儿童解释死亡。比如说"死亡是指身体完全停止了运转，心脏不跳了，不再有呼吸，和睡着了不一样。"在这一过程中，孩子往往会有很多的问题，比如"吃些药，会活过来吗？""还能见到爸爸/妈妈吗？能打电话吗？他们什么时候回家？"家长要有足够的耐心，真诚地回应这些问题，并通过增强儿童与仍在身边的家长的联结来增强其安全感和稳定感，促进儿童情绪的表达和疏解。在葬礼和纪念仪式方面，所有面对死亡的人都能从中获益。在这些仪式中，人们能够更好地表达哀伤，获得情感支持，增强面对死亡的真实感和适应力。需要注意的是，对于年龄较小的儿童，在参加葬礼或纪念仪式之前，需要对可能发生的事情进行说明，帮助他们做一些准备。

家庭哀伤计划（family bereavement program，FBP）是专业人员为青少年及其仍在世的家长制订的。该计划共有 14 次会谈，其中 2 次为个体会谈，12 次为团体会谈，旨在促进经历哀伤家庭的复原力。FBP 是基于正常哀伤的过程，为 8~16 岁的儿童和青少年及其照顾者的方案设计。FBP 认为经历哀伤的家庭，其复原力的核心不只是支持性的环境，还包括必要的技能。照顾者的技能包括加强照顾者与儿童之间积极的联接、有效的生活管理以及保护儿童少受压力事件的影响，比如经济问题。儿童、青少年的技能包括对所发生的负性事件能够有更多适应性，让他们感受到哀伤是允许表达的。FBP 团体会谈形式能够减轻参与者在经历死亡事件之后的孤独感。已有研究显示，FBP 能够有效减少青少年在家长去世后出现心理问题的比例，且这一效果在长期追踪时仍然存在。

（六）小结

针对父母患癌的孩子的心理社会需求，本文概述了不同年龄和发展阶段孩子的心理特点，根据孩子的身心发展状况，给出了与孩子进行沟通的注意事项。儿童在面临如此困境的过程中，分离和探视以及可能会面对的父母的离世都是非常棘手的问题，本文针对这些状况给出了一些普适性的建议，并且对孩子可能需要专业干预的预警信号进行了介绍。

参考文献

［1］ANDERSON J G, FLATT J D. Characteristics of LGBT caregivers of older adults：Results from the national Caregiving in the U.S. 2015 survey［J］. Journal of Gay & Lesbian Social Services，2018，30（2）：103-116.

［2］BRAUN M, MIKULINCER M, RYDALL A, et al. Hidden morbidity in cancer：spouse caregivers［J］. Journal of Clinical Oncology，2007，25（30）：4829-4834.

［3］NORTHOUSE L L, KATAPODI M C, SONG L, et al. Interventions with family caregivers of cancer patients：meta - analysis of randomized trials［J］. CA：A Cancer Journal for Clinicians，2010，60（5）：317-339.

［4］李秋萍，徐林. 癌症患者家庭照护者负担量表的研究进展［J］. 中国护理管理，2015（2）：246-249.

［5］JIMMIE C H. Psycho-oncology［M］. 2nd ed. Oxford：Oxford University Press，2010.

［6］JULIA N M, ANGELITA M, DAVID P. The well-being of children impacted by a parent with cancer：an integrative review［J］. Support Care Cancer，2016，24：3235-3251.

［7］ESTELAA B, DEBRA S, EDURARDO B. Parents dying of cancer and their children［J］. Palliative and Supportive Care，2004，2（4），387-393.

［8］WARNICK A L. Supporting youth grieving the dying or death of a sibling or parent：considerations for parents, professionals, and communities［J］. Current opinion in supportive & palliative care，2015，9（1）：58-63.

第八章

老年心理社会肿瘤学

衰老是一个普遍但高度多样化的过程，涉及医学、功能、智力、情感、社会和灵性等多个领域。老龄化现象是癌症疾病增多的重要原因，超过一半以上的癌症患者为老年人。因此，关注老年癌症患者的特殊需求对提高癌症诊疗质量至关重要。老年癌症患者的心理社会问题对临床医生是一个巨大的挑战，因为这一群体在症状现象学、评估和治疗方面存在差异。本章将介绍老年癌症患者的特殊考虑与功能评估，重点在于对老年癌症患者常见精神问题的评估和治疗。

第一节　老年患者的特殊考虑

一、对治疗信息的需求

年龄是患癌的最大危险因素。患癌风险从 20 岁时的 1/10 000 上升到 80 岁时的 1%。其中一半的癌症发生在 70 岁以上的人群中。每个人的衰老轨迹有很大不同，有些人到年老时仍能保持健康，而另一些人则会出现多种疾病和功能损害。

一项前瞻性研究调查不同年龄对癌症患者支持性治疗和信息需求的影响，研究者对常见实体瘤（前列腺癌、肺癌、乳腺癌和结直肠癌）患者在诊断后 3 个月和 9 个月时分别进行支持性治疗需求、治疗信息满意度和服务需求问卷调查，并对 65 岁以上老年组和 65 岁以下年龄组进行了比较。研究发现，在诊断后 3 个月时，年轻患者对于支持性治疗需求较高，而老年患者组更倾向于由医生做出治疗决定。对癌症复发的恐惧以及对未来的不确定感在所有年龄组都普遍存在。

二、多重用药

多重用药是老年患者另一个需要特殊考虑的方面。一项回顾性研究调查了老年癌症患者在门诊就诊时使用多药治疗（5～9 种药物）和过度多药治疗（10 种以上药物）的发生率超过 40%，提示对于这一复杂而脆弱的老年癌症患者群体应进一步优化药物治疗。提高老年患者药物安全性最重要的两点为：①要根据肾损害情况调整药物剂量；②药物相互作用。尽可能使用非药物干预措施，避免使用有高风险引起不良事件的药物。

三、老年癌症患者的抑郁谱系障碍

（一）概述

虽然老年患者在癌症患者中所占比例越来越大，但在研究中却一直没有得到充分的体现。老年人的抑郁发生率在 17%～26%。其通常表现为轻度抑郁或适应障碍。有研究表明，多达 1/3 的老年癌症患者可能会经历某种形式的心理痛苦。此外，老年是癌症患者自杀的危险因素。

老年患者不易抱怨精神症状但更容易出现抑郁的躯体症状，如易怒和无食欲，而不是抑郁或悲伤的体验。对于医生来说，由于"年老"而忽视抑郁症状并不罕见，抑郁的躯体症状可能与癌症本身或治疗的不良反应重叠，也可能被错误地归因于癌症本身或治疗的不良反应，反之亦然。此外，常见的抑郁症诊断量表对老年癌症患者并不敏感或特异。由此可见，老年癌症患者抑郁患病率较低很可能是由于对抑郁症状认识不足所致，因此造成老年人群抑郁发病率被低估。

在一项研究中，调查早期乳腺癌、结直肠癌确诊后 12 个月内的 70 岁以上的老年患者和 50～69 岁相对年轻患者的心理社会问题的变化，然后将这些患者与一组没有癌症的老年患者进行比较。共有 536 名患者（77% 女性）在基线和 12 个月时接受了抑郁、认知障碍和疲乏的评估。在 12 个月的时间里，这些乳腺癌和结直肠癌的幸存者面临着越来越多的抑郁和认知功能方面的困难。年龄较大和较年轻的癌症患者之间没有显著差异。多因素分析显示，抗癌治疗增加了抑郁的风险，而与衰老相关的因素如年龄增长、共病和多药治疗则没有增加抑郁风险。虽然老年和年轻癌症患者之间没有差异，但癌症患者在一年随访中的抑郁患病率是非癌症患者的 2 倍。两组在认知功能和疲劳方面均无差异。这项研究的结论是，年龄较大和较年轻的癌症患者都面临心理社会问题，而持续损害的主要危险因素是基线时存在问题。这可能提示在诊断时对所有患者进行心理社会问题筛查的做法是合理的，以实现有针对性的支持性干预。

（二）评估

对老年癌症患者的抑郁评估应包括对可能的病因和药物不良反应的评估。作为老年抑郁症评估的一部分，全面的认知评估必不可少。谵妄、轻度认知障碍、痴呆、悲伤和适应障碍是老年人抑郁症状的主要鉴别诊断。

如果缺乏对老年癌症患者自杀风险的评估，抑郁评估将不完整。与一般人群相比，老年癌症患者出现自杀意念的风险更高。此外，癌症患者的实际自杀完成率比健康人群平均高 50%。确定具有较高自杀风险的患者是否存在自杀意念非常重要。既往有自杀意念史、抑郁症、焦虑症或其他精神疾病者自杀的风险会增加。需要及时处理潜在因素（如疼痛、疲劳、抑郁和焦虑），因为这些症状可能会加重患者的自杀意念。谵妄、认知障碍和脑肿瘤/转移的患者由于冲动控制受损而有更高的自杀风险。如果住院患者有很高的自杀风险，一定要注意移除其身边潜在的危险物品（如药物或尖锐物品）。

（三）临床特征

抑郁的特征是悲伤和绝望，这些感觉可能伴随着易怒、丧失乐趣、从事任何愉快活动的动机降低、注意力下降以及躯体症状，如食欲和睡眠模式的改变、精神运动障碍、身体疼痛或疲劳等非特异性主诉。老年人抑郁的躯体症状可能比年轻人更为突出。老年人不太可能报告感到沮丧或悲伤。快感缺乏是老年人抑郁情绪更常见的症状。"孙辈"征指的是老年抑郁症患者在谈论孙辈时情感反应消失的一种现象。癌症合并的抑郁症状的范围从悲伤到真正的重度抑郁发作，通常可以与焦虑混合，并且经常表现在与疾病相关的无助感。尽管家人可能认为患者饮食或睡眠不好，或存在疲劳是因为抑郁了，但患者的躯体症状可能更多地与癌症本身或癌症治疗有关，而不是与抑郁有关。由躯体疾病引起的抑郁障碍很常见，这些患者的抑郁症状可能与他们的疾病状况（如甲状腺功能减退、左额叶脑转移）或使用的药物（如皮质类固醇）有关。既往就存在抑郁障碍的患者可能会使癌症治疗复杂化，增加癌症期间抑郁的风险。

（四）干预

对越来越复杂的癌症治疗方案做出明智的决定，需要老年癌症患者有完整的决策能力。抑郁会影响患者参与癌症治疗计划的决策能力。因此了解抑郁症、癌症和老年人之间独特的细微关系是提高诊疗水平，最终提高患者生活质量和癌症治疗依从性的关键。

在老年癌症患者中，有许多躯体和情绪上的危险因素会增加抑郁的风险。躯体与生物学因素，如未控制的疼痛、听力或视力丧失、疲劳、认知功能下降、药物（如皮质类固醇）、血管性脑病和某些类型的癌症（如胰腺癌、头颈部肿瘤和肺癌）等与这一群体的抑郁有关。缺乏控制感、孤独感、缺乏社会支持、悲伤、经济困难、受教育程度较低、有抑郁和自杀的个人或家族史，是老年癌症患者抑郁风险增加的常见心理社会危险因素。

心理社会干预在老年癌症患者的抑郁治疗中发挥着重要作用。有一些专门针对老年癌症患者的干预措施，如专门针对衰老和癌症"双重打击"所致抑郁、孤立和绝望的干预措施，其治疗目标是培养关系、接受疾病和有意义的融合感。随机对照试验的初步结果表明，该干预能有效降低老年癌症患者的抑郁、焦虑和孤独感。此外，支持性心理治疗、认知行为治疗和人际心理治疗等心理社会干预措施对老年抑郁症患者均有效。

总之，老年癌症患者的抑郁是一个诊断难题，可能导致诊断不足和治疗不足，在现象学上不同于年轻、无躯体疾病人群。肿瘤心理学家在评估和治疗时应注意共病问题。鉴于老年癌症患者自杀的发生率，临床医生应该对这一人群的自杀筛查保持警惕。多种药物和心理治疗模式可用于治疗老年癌症患者的抑郁。

四、老年癌症患者的焦虑

（一）概述

焦虑，特征为过度担心或恐惧，表现为情绪、思维、行为和生理活动的紊乱，这些特征在老年人和年轻人中表现一致。在癌症的背景下，患者出现的焦虑可能与死亡恐惧、对未来和家庭的担忧以及失去控制相关。大多数癌症患者会在其病程中经历一定程度的焦虑，通常在一些关键节点出现，如初始诊断、治疗开始、治疗失败和癌症复发。当一个患者的焦虑持续超过正常的应激反应并导致功能受损时，则需要进一步的评估。老年人焦虑的主要危险因素是功能性残疾、日常生活需要别人帮助、身体状况不佳、视力下降以及共病等。

焦虑的患病率随着疾病进入晚期、身体功能的下降而增加。在老年癌症患者中，焦虑通常与抑郁有关。患有癌症的老年人的焦虑障碍比抑郁更容易被忽视，发生率在 2.5%～23%。

焦虑是癌症的一种常见的心理后遗症，会导致治疗的依从性下降和住院时间延长，焦虑带来的不良生活方式（例如物质或烟草使用）则会增加新的疾病的发生风险，并干扰患者做出治疗决定和坚持长期治疗的能力。

（二）临床评估

老年人的焦虑包括认知症状和躯体症状两部分。认知症状包括：死亡恐惧、丧失控制感、即将来临的厄运感、泛化和灾难感。一项定性研究记录了对未知的恐惧以及癌症的不可预测性的焦虑，"我对这种疾病感到担忧，需要很长时间才能从中恢复过来。"另一个不确定的声音说："我已经患癌 4 年了，而且我一直在接受治疗，我总是问医生，将如何结束？"另一个患者分享了对于死亡的恐惧："当我得知诊断时，我很害怕。癌症是一种你经常听说的疾病。他们总是说得了这种病就只有一条路，那就是死亡！"躯体症状可能包括心率加快、呼吸急促、多汗、口干、失眠、胃肠道问题、恶心和头晕。

诊断通常需要在临床访谈的基础上进行，筛查工具可以作为评估焦虑的有效方法。筛查可以使用单条目的症状评估（如心理痛苦温度计）或多条目症状评估，如医院焦虑抑郁量表（HADS）、简明症状量表（BSI）或广泛性焦虑障碍量表（GAD-7）。临床医生也可以根据《精神障碍诊断与统计手册（第 5 版）》（DSM-5）来评估临床综合征（即广泛性焦虑障碍、惊恐障碍或社交焦虑障碍）。由于临床合并症和药物治疗的干扰，老年人焦虑症的诊断具有挑战性，存在躯体问题的患者最初可能表现为焦虑。在这种情况下，更好的处理方式是处理躯体问题并提供教育和支持。

焦虑的潜在原因如下：疼痛、疲劳、抑郁、失眠、呼吸困难、恶心和谵妄，缺氧或呼吸窘迫，肺栓塞，败血症，内分泌异常、低血糖、高钙血症、甲状腺功能亢进，药物（如止吐药、皮质类固醇或支气管扩张剂），戒酒或停用苯二氮䓬类药物。

（三）干预

管理老年癌症患者焦虑的主要目标是减少患者的焦虑和痛苦，改善整体功能。重要的是要识别出焦虑的诱发因素和临床表现。其他因素还包括患者的行为问题，如治疗依从性，以及家属和工作人员对患者痛苦的反应。

心理治疗的选择包括心理教育和认知行为治疗，改善导致患者过度担忧的自动的、不现实的观念，帮助患者提出一个更可信和准确的观点。一些行为治疗方法也可以有效地减少焦虑症状，如进行性肌肉放松、呼吸练习、冥想、基于正念的减压、催眠、生物反馈、系统脱敏和引导意象。

老年癌症患者焦虑的药物治疗包括有效地选择抗抑郁药、苯二氮䓬类药物和抗精神病药物。尽管临床证据支持使用药物治疗老年癌症患者的焦虑，但需要随机对照试验来确定该患者群体用药的风险和获益。药物治疗焦虑症状可带来获益，但在老年患者中使用应谨慎。在年轻患者中，苯二氮䓬类药物可能是一线治疗药物；然而，对于老年患者，临床医生可能希望首先尝试其他药物，如抗抑郁药，但必要时可考虑使用较低剂量的苯二氮䓬类药物。对于老年患者，药物起始剂量应该减半，甚至 1/4 或 1/8，这取决于老年患者的身体状况，需要考虑药物间的相互作用。在需要时逐渐缓慢加量，并密切监测药物不良反应。短期使用小剂量抗精神病药物通常用于治疗严重的焦虑症状。然而，对老年人应谨慎考虑使用抗精神病药物的风险和获益，特别是对于有潜在痴呆的患者，因为有报告称这类患者使用抗精神病药物会导致死亡率增加以及心脑血管事件的风险增加。

五、孤独、失志和生存危机

老年肿瘤学研究发现，社会孤立与死亡率风险增加有关。一项研究评估了社会支持对 2835 例 I ~ Ⅳ 期乳腺癌患者的影响，结果发现，存在社会隔离的患者其死亡风险增加了 66%，乳腺癌特异性死亡风险增加了两倍。类似的发现在老年医学领域中也有报道，表明缺乏社会支持是生存率降低和更多心理痛苦的预测因素。一项同时调查抑郁和孤独的研究发现，同时存在抑郁和孤独感的老年人其死亡风险增高 2.1 倍。

老年人，尤其是面对临终问题的患者，面临着一系列生存危机，尤其是失志。Jacobsen 将失志与 Erikson 提出的关于生命最后阶段绝望的概念联系起来，它指的是对自己所经历的生活的遗憾和绝望的感觉。Kissane 把失志定义为存在的绝望、无望感、无助感和个人的失败感。失志包括无能感、生活意义和目的丧失感以及社会疏离感。失志有别于抑郁之处在于有一种无法实现人生目标的主观挫败感，而抑郁的核心特征则是快感缺乏。

在老年患者中，失志有忧虑的特征，与生活中目标和意义、人际关系以及自我丧失的感觉有关。这些患者通常说："没有任何意义，没有理由继续下去了。"导致患者失志的因素包括社会孤立、健康下降、毁容、残疾、丧失尊严感、担心成为家庭负担等。

关于老年癌症患者存在痛苦的研究较少。一项研究发现，随着年龄的增长，老年癌症患者诊断 6 个月后出现存在问题。患有晚期疾病和丧失希望的患者最容易遭受存在痛苦。对很多患者来说，希望和价值感取决于在日常生活中发现持续意义的能力。老年人失志的发生率是抑郁的 2

倍。临床医生应该筛查老年癌症患者的失志综合征，并管理这种存在痛苦。

六、老年癌症患者的失眠

失眠是癌症患者的常见症状。如被诊断为癌症的患者失眠的患病率是普通人群的 2 ~ 5 倍。睡眠障碍可能包括入睡困难、维持睡眠困难和总的睡眠时间减少。例如，患有乳腺癌的女性中大约 25% 的人使用睡眠药物。癌症患者的睡眠障碍通常在初次治疗后持续数年，这表明失眠已成为一种慢性病，会影响患者作为癌症幸存者的整体生活质量。

失眠的发生率也会随着年龄的增长而增加，一些研究表明，超过 50% 的 65 岁以上的人会经历某种类型的睡眠障碍。一些与年龄相关的睡眠变化包括睡眠效率下降、慢波睡眠和快速眼动睡眠百分比下降、快速眼动潜伏期减少以及 1 期和 2 期睡眠百分比增加。有数据显示，失眠症状与共病的数量有关。例如存在 4 种或以上躯体疾病的患者中 41% 的人报告睡眠质量一般 / 差，而没有任何躯体疾病的患者这一比例只有 10%。

评估老年癌症患者失眠症的 5 个关键标准：①至少有 1 个月的睡眠困难；②睡眠障碍引起的严重痛苦或损害；③排除原发性睡眠障碍（如嗜睡症或睡眠呼吸暂停）；④排除精神科共病（抑郁或焦虑）；⑤排除一般的医疗状况，药物影响或药物滥用。治疗失眠的方法包括认知行为疗法和（或）处方镇静催眠药。虽然镇静催眠药对失眠的短期治疗可能有效，但对老年癌症患者的长期风险和获益尚不清楚。此外，还需要考虑药物的副作用，如日间镇静、认知障碍和运动不协调。

老年癌症患者失眠有几个重要的潜在后果。老年失眠症患者非处方药使用率更高，就诊率更高，有睡眠问题的老年人有更严重的功能损害。有睡眠问题的人发生严重车祸的可能性是正常人的 2 倍，并且在记忆力和注意力方面表现出认知障碍。还有数据表明，睡眠障碍与死亡风险提高相关。鉴于失眠对健康和生活质量的影响，对老年癌症患者进行常规评估必不可少。

七、小结

由于老年人在现象学、评估和治疗方面的差异，以及缺乏循证指导的研究，因此老年人的心理社会照护更复杂。需要评估和干预老年患者的抑郁、焦虑和失志。由于老年癌症患者的自杀意念风险增加，因此对其进行深入的风险评估非常重要。

第二节　　老年患者的功能评估

一、概述

功能受损是老年患者特别是老年癌症患者的重要特征，有证据表明，运动和功能受损是老年癌症患者抑郁障碍的独立危险因素。因此有必要对老年患者进行适当的评估，以便调整个体化的治疗计划。有研究表明，标准化的肿瘤临床评估不足以充分估计老年癌症患者的功能储备。如肿瘤临床常用的美国东部肿瘤协作组的功能状态评估（Eastern Cooperative Oncology Group Performance Status，ECOG PS）对于日常生活活动和日常工具性活动的损害程度的评估就不足。对老年患者开展全面的综合评估越来越受到重视。研究发现，ECOG PS 评分为 0 的 50 岁、60 岁和 70 岁的癌症患者使用老年综合评估发现，28% 的患者有失能，58% 的患者有潜在的功能下降，15% 的患者存在功能受损。国际老年肿瘤学学会（International Society of Geriatric Oncology，SIOG）更新的共识也对老年评估的应用提供了简明的指导，老年评估识别出的老年相关问题通常不能通过常规病史和检查来确定。此外，老年评估还可用于预测治疗相关的不良反应，预测总体生存率，并影响治疗决策。因此，国际老年肿瘤学学会和美国国家癌症综合网络已经在他们的指南中纳入了需进行老年患者评估的建议。

老年综合评估有 3 个主要目的：识别和评估未曾预料到或未得到充分解决的老年健康问题，预后判断，治疗指导。

二、功能评估与心身症状、生活质量

一项对 1092 名 70 岁以上老年癌症患者的研究探讨了老年癌症患者的临床抑郁与功能状态之间的关系，结果显示，抑郁症患病率为 28.4%。抑郁症与性别、肿瘤部位或转移状态无关，但与癌症相关的疼痛和一些老年评估结果（如运动和功能受损、社会支持不足、认知障碍等）独立相关。作者由此得出结论，老年评估检测到的危险因素值得特别关注。

数项研究表明，接受老年评估并据此对老年癌症患者实施干预措施，可使老年癌症患者的日常生活能力、疼痛控制、心理健康得分和生活质量方面均有所改善。另外两项随机研究评估了在接受手术的老年癌症患者的照护中加入老年评估的影响。其中一项结果发现，干预组患者中位生存期增加。这种生存优势在晚期疾病患者中明显（67% 的干预组和 40% 的对照组在 2 年内存活）。作者对此解释为关注患者和家庭的需要，监测功能状况和早期并发症可能是这一获益的原因。另一个可能的假设是，这种干预可以防止急性功能失调所导致功能的长期下降。另一项随机研究中，经过专业的老年评估的老年乳腺癌患者在手术完成 2 个月后更有可能恢复正常功能，并且更有可能感到他们在治疗决策上有了正确的选择，社会支持差的患者从这一干预中获益最大。

三、功能评估对干预措施和治疗决策的影响

对乳腺癌术后的老年患者进行的一项研究表明，为期 6 个月的重复老年评估发现，功能评估为每位患者平均带来 17 项干预措施，其中 26% 是多学科的干预，14% 涉及护理领域的干预，16% 涉及社会工作者的干预，17% 涉及营养师干预，27% 涉及药剂师干预。同时 87% 的干预措施被认为是成功的。

一项对转诊至老年肿瘤门诊的患者的分析发现，经过老年综合评估，有超过 1/3 的患者改变了原来的治疗方案，主要的改变是选择替代方案或其他治疗策略。

四、功能评估与多学科合作

现在的肿瘤临床必然是多学科合作的临床。然而，对于老年癌症患者这一特殊人群，尚未形成专业化的多学科合作，相关的专业人员缺乏，如老年科医师、处理老年患者的专业社工、心理医生、营养师、物理治疗师、药剂师、职业治疗师等。因此，需要将心理社会肿瘤学融入老年肿瘤临床，建立老年综合评估并开展多学科合作管理。

近年来，在评估老年癌症患者功能指导治疗方面取得了明显进展，并且发现功能评估是重要的结局预测因素，独立于经典的肿瘤预测因素。因此，为患者结局提供了额外的信息。

五、小结

由于老年患者在精神现象学、心理评估和治疗方面的差异，以及该领域循证证据的缺乏，导致老年癌症患者的心理社会照护相对复杂。因此，需要开展特定的评估和个体化的干预。

参考文献

［1］NAEIM A，AAPRO M，SUBBARAO R，et al. Supportive care considerations for older adults with cancer［J］. J Clin Oncol，2014，32（24）：2627-34.

［2］NIGHTINGALE G，HAJJAR E，SWARTZ K，et al. Evaluation of a pharmacist-led medication assessment used to identify prevalence of and associations with polypharmacy and potentially inappropriate medication use among ambulatory senior adults with cancer［J］. J Clin Oncol，2015，33（13）：1453-9.

［3］PARK S H，LEE H. Is the center for epidemiologic studies depression scale as useful as the geriatric depression scale in screening for late-life depression？ A systematic review［J］. J Affect Disord，2021，292：454-63.

［4］LYNESS J M. Treatment of depressive conditions in later life：real-world light for dark（or dim）tunnels［J］. JAMA，2004，291：1626-1628.

［5］WALKER J，WATERS R A，MURRAY G，et al. Better off dead：suicidal thoughts in cancer patients［J］. J Clin Oncol，2008，26（29）：4725-4730.

［6］KISSANE D. Demoralization：a useful conceptualization of existential distress in the elderly［J］. Aust J Ageing，2001，20（3）：110-111.

［7］REPETTO L，FRATINO L，AUDISIO RA，et al. Comprehensive geriatric assessment adds information to Eastern Cooperative Oncology Group performance status in elderly cancer patients：an Italian Group for Geriatric Oncology Study［J］. J Clin Oncol，2002，20（2）：494-502.

［8］AUDISIO R A，PARTICIPANTS P A C E，POPE D，et al. Shall we operate？ preoperative assessment in elderlycancer patients（PACE）can help—a SIOG surgical task force prospectivestudy［J］. Crit Rev Oncol Hematol，2008，65（2）：156-163.

第九章

癌症生存者的心理社会问题

第一节　恐惧癌症复发

一、概述

虽然癌症治愈率在不断提高，但癌症的复发和转移仍是肿瘤临床尚未解决的问题。癌症幸存者中最普遍的未被满足的支持治疗需求是对癌症复发的恐惧。近些年，恐惧癌症复发（fear of cancer recurrence，FCR）也成为研究热点。尽管人们对 FCR 的研究兴趣越来越大，但当其达到临床水平时，对其定义和特征缺乏共识，阻碍了医护人员对患者提供相应的支持。2015 年 8 月在加拿大渥太华，经过研究 FCR 的专家、政策制定者、学员和患者代表的讨论和投票，确立了 FCR 的定义：恐惧、担心或者关注癌症可能会复发或进展。关于临床 FCR，提出了以下 5 个特征：①高水平的先占观念、担忧、反刍或侵入性思维；②非适应性的应对方式；③功能障碍；④过度痛苦；⑤很难制订未来计划。癌症生存者及照护者都存在某种程度的 FCR，FCR 可加重患者的焦虑、抑郁情绪，影响其身心状态及生活质量，同时这些负性情绪还可能会影响药物的疗效，增加药物不良反应的发生率。严重的 FCR 患者对医疗服务的满意度较低，会寻求和使用更多的医疗资源，额外增加医疗费用，造成患者、家庭和社会的潜在花费增高。

二、恐惧癌症复发的患病率和影响

系统性回顾发现在成人恶性肿瘤生存者中，FCR 的发生率为 39%~97%（平均 73%），在青少年和中青年（18~39 岁）恶性肿瘤生存者中，FCR 的发生率为 31%~85.2%，心理痛苦和较高强度治疗与 FCR 的程度呈正相关，躯体和心理问题严重、生活质量较差的患者，FCR 发生率也会相应增高。一项荟萃分析结果显示，女性的 FCR 总体水平高于男性。此外，FCR 并不总是随着时间的推移而降低，即使在复发风险较低的情况下也可能同样严重。有的乳腺癌患者在确诊 5 年后继续经历 FCR 越来越严重的困扰，睾丸癌患者在平均诊断 11 年后仍会报告 FCR 带给他们相当多的困扰。

癌症患者照护者中发生 FCR 也非常普遍，而且持续时间及程度都不低于患者，甚至有些照护者的 FCR 严重度会高于患者。荟萃分析结果表明，近 50% 的照护者经历过 FCR 的困扰，且照护者较为年轻、患者的 FCR 较严重及患者总体健康状况较差等因素均会导致照护者的 FCR 程度加

重。FCR 会为恶性肿瘤生存者及其家人的日常生活功能带来负面影响，包括躯体症状负担增加、生活质量降低、心理痛苦增加、活动锻炼减少、焦虑和抑郁比例较高，不良生活嗜好增加。

三、恐惧癌症复发的发展过程

许多人在面对癌症诊断时，会尽其所能地渡过难关，完成治疗，以期达到治愈并将"一切都抛在脑后"。癌症患者常常会有这样的想法："我希望一切都会好起来""别人可以战胜它，我也可以""等治疗结束，我的生活就会恢复正常"。当然，这些想法对每个人来说都是不同的，但其主题通常是尽一切可能"战胜"癌症。因此，这也就带来了潜在的假设，任何癌症的复发都是值得担心和不可避免的，这正是癌症引发人们恐惧的一面。

在真正结束癌症治疗后，最初可能感到放心的想法往往变得不那么确定。患者开始质疑"打败它""好了"以及"正常"的真正含义。此时，患者的家人和朋友认为他们应该松一口气，全身心投入到生活中去。然而，一种不安的感觉却不请自来，会第一次出现这样的想法："如果（复发）呢？"

当患者面对怀疑或担心复发时，家人和朋友几乎不可避免地倾向于提供安慰，从而阻止了患者表达他们的恐惧和担忧。同样，患者可能不愿意向医护人员表达他们的担忧，以免被视为忘恩负义或是对医生不信任。无法讨论这些问题将会导致与他人失去连接的感觉，并可能渗透到个人生活的许多方面。

四、恐惧癌症复发的相关理论

在健康焦虑模型中，适应不良的健康信念和模式是在以往疾病相关经验的基础上形成的。一旦形成，这些适应不良的认知图式就会被疾病相关的触发器激活，从而产生消极的自动思维和认知处理偏差。反过来，这些变化会导致情感（如焦虑和抑郁情绪）、生理（如自主唤醒和体感放大）、认知（如反刍和焦虑）和行为（如自我检查和寻求医疗保证）变化，这些变化将进一步维持或加重健康焦虑。

自我调节执行功能模型（self-regulatory executive function model，S-REF）是一种强调信息处理方式出现问题导致情绪障碍的理论方法。与其他已经为 DSM-Ⅳ 疾病（如广泛性焦虑或疑病症）开发的理论模型不同，S-REF 是理解情绪困扰和障碍的一种方法。由于很多癌症患者并未达到任何精神障碍的诊断标准，因此，该模型更适用于癌症患者。

S-REF 模型提出认知注意力综合征（cognitive attentional syndrome，CAS）是情感障碍的普遍特征，导致痛苦情绪的延长和加剧。CAS 包括：自我关注，忧虑和反刍，对威胁相关信息的注意偏差以及应对不良行为（如抑制、回避、最小化）。

S-REF 模型强调负性元认知（例如，"担心会导致我复发"）和积极元认知（例如，"担心有助于我避免可能的复发"）的作用，并认为元认知是激活 CAS 的基础。

基于 S-REF 模型，FCR 理论模型建立在以下假设的基础上：癌症发生后，患者经历应激反应是正常的，并试图在认知和行为上回避，随着时间的推移，对癌症的应激反应会自然消退。对于大多数 FCR 水平相对较低的患者来说，这种愈合过程是不受阻碍的。然而，对于那些经历严重或持续性 FCR 的患者，恢复正常的癌症前心理状态可能会被个人的信息处理方式所破坏。

五、FCR 测评工具

FCR 的定义及临床特征已形成专家共识，但 FCR 仍未被列入精神及心理相关的疾病分类中，尚未有明确的诊断细则。因此，在临床工作中，对于 FCR 的识别仍然依靠精神科医生的访谈评估以及量表的应用。专家推荐在肿瘤临床治疗结束之后以及随访时（每次进入到医疗程序时）对患者进行 FCR 筛查。对于初步筛查的工具，建议选择条目简短、容易理解、便于操作的评估工具。

对初步筛查 FCR 评分较高的患者可进行深入的评估和访谈，并在此基础上给予及时、合理的干预。在临床及研究人员关注 FCR 的初期，研发的量表大多为在综合性生活质量量表或心理社会评估工具中嵌入的关于 FCR 内容的分量表。随着研究的深入以及 FCR 临床工作的开展，更多专注于 FCR 评估的工具被开发出来。其中包括 10 个条目以内的简短量表，如癌症担忧量表 "Cancer Worry Scale（A），CWS-A；Cancer Worry Scale（B），CWS-B"，恐惧复发量表 "Fear of Recurrence Scale（A），FRSS"，癌症相关担忧量表 "Cancer-related Worries Scale，CRWS"，恐惧复发量表 "Fear of Relapse/Recurrence Scale，FRRS" 以及 10 个以上条目的长量表，包括恐惧复发问卷 "Fear of Recurrence Questionnaire，FRQ"，恐惧疾病进展问卷 "Fear of Progression Questionnaire，FoP-Q"，恐惧癌症复发量表 "Fear of Cancer Recurrence Inventory，FCRI" 等。下面主要对已有中文版本且已在国内临床开始应用的量表进行介绍。

（一）恐惧疾病进展问卷（Fear of Progression Questionnaire，FoP-Q）

该量表由 Engst-Herschbach 等于 2005 年研制，主要用于评估癌症及其他慢性病患者对于疾病进展的恐惧程度。FoP-Q 包括 5 个分量表，共计 43 个条目：情感反应（13 个条目）、自主感丧失（7 个条目）、家庭关系（7 个条目）、职业（7 个条目）、应对焦虑（9 个条目），各个条目均采用 Likert 5 级评分，1 分表示"不存在"，5 分表示"总是存在"，总分为 43 ~ 215 分，得分越高，表示患者对于疾病进展的恐惧程度越高，总问卷的 Cronbach's α 系数 > 0.70，重测信度为 0.77 ~ 0.94。Mehnert 等对 FoP-Q 进行了简化，形成了 12 个条目的简化版问卷（Fear of Progression Questionnaire-Short Form，FoP-Q-SF）。FoP-Q-SF 删除了原问卷中的应对焦虑分量表，仅保留其余 4 个分量表，仍采用 Likert 5 级评分，总分为 12 ~ 60 分，分数越高，表明恐惧疾病进展程度越重。此量表信效度较好，填写方便，具有较强的实用性。中文版量表分别在新加坡华人癌症患者以及国内的肝癌患者中得到验证。

（二）恐惧癌症复发量表（Fear of Cancer Recurrence Inventory，FCRI）

恐惧癌症复发量表由 Simard 等于 2009 年研制，最初为法语版，后由 Lebel 等于 2015 年翻译为英文版，并进行推广和应用，目前在全球应用较为广泛，用于测评癌症患者恐惧复发的严重程度。该量表共有 42 个条目，包括 7 个维度（触发因素 8 个条目、严重程度 9 个条目、心理痛苦 4 个条目、应对策略 9 个条目、功能损害 6 个条目、洞察力 3 个条目及寻求安慰 3 个条目），每个条目采用 Likert 5 级评分，0 分表示"从不"，4 分表示"总是"，总分越高，表示恐惧癌症复发程度越高，总量表的 Cronbach's α 系数为 0.96，重测信度为 0.88。该量表条目较多，涉及范围广泛且信度较好，是测量恐惧癌症复发的常用工具之一。中文版 FCRI 量表的信度及效度已得到研究证实。因 FCRI 中的严重程度分量表（Fear of Cancer Recurrence Inventory-Severity，FCRI-S）与总量表具有强相关性，因此很多学者推荐使用该分量表作为常规筛查的简短评估工具。研究者以心理访谈为金标准，评估 FCRI-S 诊断的准确性，结果显示，当分界点为 13 分时诊断的敏感性和特异性最高。我国在乳腺癌生存者中开展的研究显示，中文版 FCRI-S 得分在 12 分时诊断准确性最高，因此建议使用 12 分为分界点。

六、FCR 的心理干预

FCR 已成为恶性肿瘤生存者常见的心理问题，且可对患者的生活质量造成显著的影响。FCR 心理干预成为生存者照护指南中的重要组成部分。对于 FCR 的心理干预分为两类：能缓解 FCR 的普适性心理干预方法以及专为 FCR 设计的特定心理干预策略。Tauber 等的一项对于 FCR 干预效果的系统回顾和 Meta 分析结果显示，总体来说心理干预对改善 FCR 的效果为中等强度且持久存在，专注于 FCR 认知过程的干预（如担心、沉思和注意偏差等）效果更加明显。

（一）缓解 FCR 的普适性心理干预方法

认知行为治疗（cognitive behavior therapy，CBT）是主要的干预技术，包括认知治疗和行为治疗。因其结构特点清晰、短程，且易于评估，目前在心理社会肿瘤学领域应用最为广泛。广义的认知行为治疗是一类心理治疗方法的总称，也包括患者教育、正念认知、接纳与承诺疗法等。患者教育策略更容易被临床医生和护理人员掌握，并不需要高强度的专业心理学的培训。Lichtenthal等的随机对照研究证实，认知矫正治疗可以有效缓解患者的FCR。van de Wal等的一项称之为SWORD（Survivors Worries of Recurrent Disease）的盲法随机对照研究证实，联合个体面对面治疗、远程咨询、网络资料分享等的认知行为治疗策略可以有效缓解FCR。其他有研究报道可以改善FCR的心身干预方法包括：冥想练习、正念减压、支持表达、接纳与承诺疗法等。

（二）FCR 特定干预策略

Butow等阐述了一种新型的、面对面个体干预策略，称之为克服恐惧（conquer fear）。这一干预策略结合了元认知治疗（挑战两类价值观念：持续担忧以及避免担忧）和接纳与承诺治疗（接纳无法改变的事情并致力于按照自己的价值观应对）。研究证实，该干预模型与单纯放松治疗组相比可更加明显地改善患者的FCR，明显缓解其心理痛苦。此干预模型是一种结构化的心理治疗模式，通过系统的培训和督导，医疗人员包括临床医生、护士、精神科医生、心理学工作者等都可以成为干预者，因此这种干预模式可以在肿瘤临床进行推广。具体干预方法及过程，详见第六章第四节中关于该疗法的描述。

参考文献

［1］LEBEL S，OZAKINCI G，HUMPHRIS G，et al. From normal response to clinical problem：definition and clinical features of fear of cancer recurrence［J］. Supportive Care in Cancer，2016，24（8）：3265-3268.

［2］YANG Y，LI W，WEN Y H，et al. Fear of cancer recurrence in adolescent and young adult cancer survivors：A systematic review of the literature［J］. Psycho-oncology，2019，28（4）：675-686.

［3］PANG C，HUMPHRIS G. The relationship between fears of cancer recurrence and patient gender：a systematic review and meta-analysis［J］. Frontiers in Psychology，2021，12：640866.

［4］SMITH A B，WU V S，LAMBERT S，et al. A systematic mixed studies review of fear of cancer recurrence in families and caregivers of adults diagnosed with cancer［J］. Journal of cancer survivorship：research and practice，2021.

［5］张阳，田丽，高月乔，等. 癌症患者复发恐惧的研究进展［J］. 中华护理杂志，2017，52（008）：997-1001.

［6］BUTOW P，SHARPE L，THEWES B，et al. Fear of cancer recurrence：a practical guide for clinicians［J］. Oncology（Williston Park），2018，32（1）：32-38.

［7］National Comprehensive Cancer Network：NCCN Clinical Practice Guidelines in Oncology：Survivorship. Version 3.2021. Fort Washington，Pa：National Comprehensive Cancer Network，2021［DB/OL］. Available online with free registration. https：//www.nccn.org/guidelines/guidelines-detail？category=3&id=1431

［8］TAUBER N M，O'TOOLE M S，DINKEL A，et al. Effect of psychological intervention on fear of cancer recurrence：a systematic review and meta-analysis［J］. Journal of Clinical Oncology，2019，37（31）：JCO.19.00572.

［9］LICHTENTHAL W G，CORNER G W，SLIVJAK E T，et al. A pilot randomized controlled trial of cognitive bias modification to reduce fear of breast cancer recurrence［J］. Cancer，2017，123：1424-33.

［10］VAN DE WAL M，THEWES B，GIELISSEN M，et al. Efficacy of a blended cognitive behaviour therapy for high fear of recurrence in breast，prostate and colorectal cancer survivors：the SWORD study，a randomized controlled trial［J］. J Clin Oncol，2017，35：2173-83.）

［11］BUTOW P N，TURNER J，GILCHRIST J，et al. Randomized trial of conquer fear：a novel，theoretically based psychosocial intervention for fear of cancer recurrence［J］. Journal of clinical oncology：official journal of the American Society of Clinical Oncology，2017，35（36）：4066-4077.

第二节 经历癌症后的成长

癌症是一个重大的负性事件和应激事件，患者不得不面对癌症给生活带来的巨大变化。癌症严重威胁着患者的生命和健康，同时抗癌治疗的副作用、疾病复发的不确定性也给癌症患者带来了一定的心理痛苦。随着癌症发病率的不断升高以及患者生存期的延长，癌症生存者问题也日渐突出。癌症生存者除了面临癌症本身或治疗所带来的不良反应外，还会面临恐惧癌症复发、社交障碍等心理社会问题。但部分癌症生存者在经历了负性情绪的同时，也表现出了与成长相关的积极的变化，也就是"创伤后成长（posttraumatic growth，PTG）"这一正性心理反应，有利于提高患者的生活质量。本节主要介绍癌症生存者在经历癌症过程后的成长与获益。

一、从患癌的经历中寻找积极意义

在对癌症生存者创伤后成长的研究中，使用较多的评估量表为创伤后成长评定量表（The Posttraumatic Growth Inventory，PTGI）。该量表由 Tedeschi 和 Calhoun 在 1996 年编制，用于评估特定压力下产生的所感知的成长变化，主要是经历创伤事件后正性变化的程度，具有较好的信效度指标。该量表由 21 个条目组成，包括人际关系（relating to others）、新的可能性（new possibilities）、个人力量（personal strength）、精神变化（spiritual change）和对生活的欣赏（appreciation of life）5个维度。每个条目采用 0~5 分的 Likert 6 级评分法，0 分为"创伤后全然没有经历这种改变"，5分为"创伤后这种改变非常明显"，总分为 105 分，分值越高，预示创伤后成长越多。目前该量表已被多国学者修订，广泛应用于癌症生存者、地震后等各类人群。

癌症生存者在患癌后有许多方面的成长，其中最重要的是人际关系方面的成长，包括与家人亲密度的提高、意识到自己对他人的重要性、与他人关系的增进。此外，还有对生活的欣赏提高，个人力量增强，灵性的改变更深入，以及更重视生活的目标等。国内有研究发现，乳腺癌生存者创伤后得分为 70.18 分，成长最多的是个人力量，灵性层面的成长最少。乳腺癌患者的患癌后成长包含 5 个领域：认识到自己的积极特质与能力，认识到生活中新的可能性，对心灵问题有了更好的理解，更加欣赏生活及与他人关系的增进。

创伤后成长意味着什么？从某种程度看代表着保持一种积极乐观的生活态度，从而实现个人成长。癌症患者通过在疾病中获得的经验而获益，通过对癌症经历的积极评估（例如，"我在已经发生的事情中寻找到一些有益的方面"）来预测与癌症相关的成长，以及患癌 1 年后对情绪和健康的积极影响。

二、创伤后成长的影响因素

（一）社会人口学因素

有研究认为，年龄与 PTGI 分数呈负相关，年龄越小，创伤后成长得分越高。国内 Wang 等研究认为年轻者有更多的工作机会可以获得，所以社会支持和经济支持更多，而且年轻者身体状况更好，患其他慢性病的概率低于年长者，因此能够更好地调整心态，适应成长。随着年龄的增长，癌症生存者的社会经验增多，也能更好地应对创伤，调整情绪状态。性别方面，女性生存者可能更倾向于倾诉情绪，因此更易获得情感支持和帮助，创伤后成长水平高于男性。在受教育程度方面，受过高等教育的生存者往往有更多可能获得工作机会和社会支持，创伤后成长水平更高。在家庭经济状况方面，经济收入高者创伤后成长更多，可能是由于家庭经济收入高，患者对经济的担忧少，因而有更多的机会探讨疾病积极的方面，从而促进创伤后成长。此外，不同宗教信仰以及不同人种的创伤后成长也存在差异。

（二）临床诊疗因素

创伤后成长水平可能与癌症诊断的时间有关。随着患病和治疗的进行，诊断或治疗结束后的时间越长，生存者获得的调整适应的时间越长，创伤后成长水平可能越高。在疾病严重程度方面，处于轻中度疾病严重程度的患者创伤后成长水平更高，这可能与病情较轻、不足以影响癌症患者的认知有关，而病情过重则可能会耗尽促进创伤后成长的心理资源。在治疗方式上，患者所经历过的治疗方式，如手术、化疗和放疗，都会影响患者的创伤后成长。目前关于疾病与治疗等因素对创伤后成长水平影响的研究结果尚不一致，有待进一步的研究。

（三）心理社会因素

个体所经历的创伤性事件和个人参与程度是促进创伤后成长的重要条件。也就是说，患癌后所感知到的丧失生命的威胁可以促进成长，而且通过积极应对，如以问题为中心的应对方式，积极接受癌症诊断、给予积极的回应，均可以获得更多的创伤后成长。有着积极的情绪调节方式和积极情感的个体更容易采取正确的应对方式，寻求并利用有效资源，有利于促进创伤后的成长。研究表明，创伤后应激障碍与创伤后成长呈负相关，严重的创伤后应激障碍可能预测创伤后成长的水平较低，与家人、朋友、病友或专业人员讨论负性情绪可以加强患者对创伤性事件的理解，更加积极地适应患病后的生活。此外，社会支持是创伤后成长的直接预测因素，支持性的社会环境有助于获得较高的创伤后成长水平，社会支持可以促进个体发现创伤性事件的积极方面。

三、创伤后成长的意义

在逆境中寻找生活的意义非常重要，生命受到威胁可以使人们增强对生命的珍重，促进人们按照良好的生活方式去有序生活，体贴关心他人，促进与他人的良好关系，并且认识到自己能够克服困难、战胜疾病，从而带来自豪感，增强自信心。将成长视为一个人经历困难的结果本身就是有价值的，这代表着在面对危及生命的疾病时保持或增强一种控制感和意义感。研究表明，创伤后成长不仅能为癌症生存者战胜疾病创伤带来更多希望，为其更好地回归社会打下基础，还可以通过改变患者对疾病及自我的认知，促进其身心健康。

如何理解创伤后成长与精神心理和身体健康之间的关系？首先，创伤后成长对一些癌症生存者可能是出于回避动机，而对另一些癌症生存者则是出于以方法为导向的动机，具有明显的适应意义。其次，创伤后成长可能受到一些因素的制约，包括临床诊疗因素（如癌症诊断的时间）、社会人口学因素（如民族/种族）和心理社会因素（如人际关系特征）等。因此，需要进行更多的研究，来确定创伤后成长与精神心理和身体健康之间的关系。

四、促进癌症生存者创伤后成长的干预措施

心理社会干预可以促进癌症生存者的创伤后成长。认知行为疗法是目前应用较多的促进创伤后成长的干预方法，可以促进癌症生存者的创伤后成长水平。正念认知疗法是在认知行为疗法的基础上，引入正念疗法发展起来的一种心理治疗方法。有研究表明，充分利用并扩大社会支持有助于促进创伤后成长。社会支持在创伤后成长的过程中起到中介和促进作用，癌症生存者可以通过与他人分享和交流，从家人、朋友和社会团体等处获得较多的情感和物质支持，从而促进创伤后成长。此外，帮助有工作能力的癌症生存者重返工作岗位，也可以帮助生存者提高存在感和价值感，减轻经济压力，从而促进创伤后成长。

当然，讨论在癌症经历中获得的成长并不等同于一定要保持积极的想法。只关注积极的想法，而抑制消极的想法和感受，在临床上并不可取，可能会给患者造成心理影响。例如，让乳腺癌患者思考患癌后的积极影响可能对促进创伤后成长有效，这种有效与干预所选择的时间有关，如果是在全部治疗结束后进行，当时患者可能已经有相当长的时间来处理和表达癌症的负性情绪，因此效果比较好；但如果在诊断后不久就开始进行关于创伤后成长的干预，可能会因为抑制

患者的负性情绪而得到不好的结果。一位乳腺癌患者曾写道："当我第一次被要求写20分钟的关于创伤后成长的文字时，我在想，'你是在开玩笑吗？'而当我逐渐冷静并开始思考这个问题的时候，我发现所有我想到的事情都令我感到惊讶！"

此外，加强随访，满足患者的信息需求，对患者进行生活方式的指导，通过分享、交流、从家人和朋友等处获得更多的社会支持等，均可促进癌症生存者创伤后成长。

综上所述，在肿瘤临床和护理工作中，首先要引导患者在患病后感知个人的积极变化以及周围环境中具有积极意义的事物，如通过改变健康行为、充分利用与亲人在一起的时间等，都可以帮助患者调动积极的情绪，降低痛苦水平，促进创伤后成长。其次，鼓励患者合理评估患病后的处境，准确表达自己的感受，有效应对不良情绪，缓解压力，寻求有效的心理支持。再次，鼓励患者合理宣泄不良情绪，降低对负性情绪的敏感性，将注意力集中在正性感知和积极意义上，在宣泄不良情绪的同时也促进成长。

参考文献

［1］WANG M L，LIU J E，WANG H Y，et al. Posttraumatic growth and associated socio-demographic and clinical factors in Chinese breast cancer survivors［J］. Eur J Oncol Nurs，2014，18（5）：478-483.

［2］BRAD Z K，MINYOUNG K，JOHN S N，et al. The relationship between posttraumatic stress andposttraumatic growth among adolescents and young adult（AYA）cancer patients［J］. Psycho-Oncology，2015，24（2）：162-168.

［3］ROEPKE A M. Psychosocial interventions and posttraumatic growth：a meta-analysis［J］. J Consult Clin Psycho，2015，83（1）：129-142.

第三节 生存者的健康行为

随着癌症早期发现与治疗技术的不断进展，癌症患者治疗后的生存期逐年增加，一半以上新诊断的癌症患者将经历至少5年或更长的生存期。我国癌症患者5年生存率已经从2003—2005年的30.9%，逐渐增加至2012—2015年的40.5%。事实上，这是个好消息，因为绝大多数癌症患者都是以治疗后生存时间的长短为目标。但不好的是，这些生存者中可能有一部分人会复发或发现患第二种癌症而再次回到诊断和治疗的阶段。此外，还有一部分人长期存在合并症，如心血管疾病、糖尿病或骨质疏松等。

随着癌症生存者数量的不断增加，促进生存者的健康行为显得越来越重要，这不仅能够提高生存者的生活质量，减轻疾病负担，而且对社会和经济问题也有一定的帮助。因此，要关注癌症生存者的长期健康问题，预防不良并发症，以保持或改善其功能状态和整体健康状况。选择不良反应少的治疗药物、制订癌症生存者的照护计划对癌症患者保持健康有很好的效果，而生活方式的改变以及一些替代疗法不仅能够降低癌症风险，还可以改善治疗期间的躯体、精神症状，提高其生活质量。不良的饮食习惯、体育运动少、超重和肥胖、饮酒和吸烟等都是公认的不良生活习惯，与癌症生存者普遍存在的共病（如心血管疾病和糖尿病）有关。持续的吸烟或饮酒行为不仅可导致癌症的发生，还可导致并发症的发生率增加，降低癌症及其他慢性疾病的生存率。在提高生存率方面，体育运动和体重控制可能与化疗同样重要。因此，本节将讨论癌症生存者的健康生活方式，即饮食和体重控制、吸烟和饮酒以及运动。

美国国立综合癌症网络（National Comprehensive Cancer Network，NCCN）于2021年发布了《NCCN癌症生存者临床实践指南2021.1版》。其中关于健康生活方式的一般原则如下：

健康的生活习惯可以改善癌症生存者的整体健康和生活质量。对于癌症患者来说，健康的生活方式可以降低癌症复发和死亡风险。

应该鼓励所有的生存者达到并保持健康的生活方式，至少应该鼓励所有的生存者：

1. 在整个生存过程中，达到并保持健康的体重。

2. 每天进行体力活动（如锻炼、爬楼梯等）。

3. 保持健康饮食，多吃蔬菜、水果和全谷物，少摄入过量的糖、油炸食品、红肉和加工肉类。

4. 尽量减少酒精摄入。

5. 避免摄入或停止摄入香烟/烟草制品。

6. 注意防晒。

（1）使用 SPF ≥ 30 且防水的防晒霜，可以阻挡紫外线 A 段（UVA）和紫外线 B 段（UVB）。

（2）大量涂抹防晒霜，每 2 h 涂抹 1 次，或游泳/出汗过多后重新涂抹 1 次。

（3）尽可能使用物理屏障（如帽子、带袖上衣，避免在日晒的高峰时间直接晒太阳）。

（4）避免进行日光浴。

7. 确保充足的睡眠。

8. 定期随访。

（1）遵循适合年龄的治疗相关健康筛查、预防措施和癌症筛查建议。

（2）从食物中获取营养，而不是依赖膳食补充剂。不建议为了控制癌症而常规使用膳食补充剂。

（3）为饮食、体力活动和体重管理逐步设定目标。

临床医生应评估个人和社会层面的障碍，以满足健康生活方式的建议，并支持患者制订应对挑战的策略。

一、饮食和体重控制

体重管理是癌症生存者健康行为的重要内容。有数据表明，肥胖是乳腺癌（绝经后）、结肠癌、肾癌（肾细胞癌）、食管癌（腺癌）、胰腺癌和子宫内膜癌公认的危险因素。体重增加与癌症死亡率增加相关，特别是与非霍奇金淋巴瘤和多发性骨髓瘤，以及乳腺癌、食管癌、结直肠癌、宫颈癌、子宫内膜癌、肝癌、胆囊癌、胃癌、胰腺癌、前列腺癌和肾癌死亡率增加相关。体重增加还可能降低生活质量，增加患者共病的风险，甚至导致癌症复发或癌症相关死亡增加。因此，体重管理对癌症生存者来说是非常重要的内容。

食物的选择及其在饮食模式中的比例可能比绝对数量更重要。因为癌症生存者有患其他慢性病的风险，指南建议选择未经处理的植物性食物，如水果、蔬菜和全谷类食物，这些食物中含有脂肪、单糖的量很少。对乳腺癌及结直肠癌生存者的健康行为研究表明，与那些选择高脂饮食（如摄入过多肉类、精制谷物、高脂肪乳制品和甜点）的人相比，选择植物性饮食（如摄入适量水果、蔬菜、全谷物和低脂肪乳制品）的人总体生存率更高，复发率和死亡率更低。因此，饮食模式对癌症生存者的生活质量和预防各种并发症有重要的作用。此外，饮食模式也可能在能量调节和体重维持方面发挥作用，不仅对癌症生存者，更多的是对某些癌症的预防（如结直肠癌和其他消化系统恶性肿瘤）作用明显。

对于癌症生存者的饮食，需根据其营养状况及饮食情况给予个体化指导。对于癌症诊断和抗癌治疗过程中存在的营养不良，需找出其主要原因并有针对性地进行治疗。癌症生存者营养不良的主要原因有饮食摄入量不足、摄入饮食的能量及结构不合理等。对于食欲减退、饮食摄入量少的患者，可采取增加进餐次数、提高摄入食物的营养来增加能量和营养的摄取；对于无法通过食物摄取保证营养供给的癌症生存者，可以通过适当补充营养品，来增加能量和营养的摄取；对于完全无法通过进食摄入营养的癌症生存者，可通过营养管或静脉途径输入药物性营养液；根据具体情况，也可选择全胃肠外营养。

1.《NCCN 癌症生存者临床实践指南 2021.1 版》关于体重管理的一般原则

（1）鼓励所有的癌症生存者达到并保持正常的体重指数（BMI），并努力达到健康的新陈代谢。

1）体重不足的癌症生存者的首要任务是增加体重。

2）超重或肥胖的癌症生存者的首要任务是减肥。癌症诊断和治疗后出现体重增加很常见，可能会加重癌症生存者的功能下降，增加共病、癌症复发或死亡的风险，降低生活质量。

3）正常体重的癌症生存者的首要任务是保持体重。

（2）结合初级保健，应独立于 BMI 对癌症生存者的新陈代谢及身体成分进行评估。

（3）讨论体重管理策略。

1）练习分量控制。

2）通过对食物标签的常规评估选择合适的食物。

3）结合体力活动，尤其是体能训练，确保达到最佳体重。

4）监测体重、饮食、热量和日常体力活动（如日记、手机小程序等）。

（4）推荐注册营养师，尤其是得到肿瘤营养认证的专家。

（5）不推荐癌症生存者使用减肥药。

2.《NCCN 癌症生存者临床实践指南 2021.1 版》关于饮食营养的一般原则

（1）评估每日摄入水果、蔬菜、粗粮、红肉和加工肉、酒精、加工食品或添加脂肪和（或）糖的饮料的膳食结构。

（2）评估饮食和零食摄入习惯，包括分量大小、外出就餐频率、用餐时间，以及在食物或饮料中添加脂肪和（或）糖的情况。

（3）鼓励所有的癌症生存者：

1）对食物做出恰当选择，以确保食物的多样性和充足的营养摄入。

2）每周限制红肉摄入量，避免摄入加工肉类。

3）限制摄入精制糖和加工食品。

4）饮食中至少有 50% 是植物性食物，大部分是蔬菜、水果和全谷物。

5）监测热量的摄入。

6）尽量减少饮酒。女性每天饮酒量不超过 1 杯，男性每天不超过 2 杯。

二、吸烟和饮酒

吸烟对健康的危害众所周知，尤其表现在恶性肿瘤、慢性阻塞性肺疾病、肺源性心脏病、脑血管病等的死亡率方面。除肺癌外，吸烟还与多种癌症死亡有联系，如胃癌、胰腺癌、膀胱癌等。在癌症生存者中，吸烟患者的比例很高，癌症诊断后持续吸烟可能会给患者带来许多不良影响，如治疗并发症增加、第二原发性疾病和合并症增加等。戒烟在预防和初级保健中发挥着重要作用，在癌症生存者中，特别是遗传性癌症生存者中更为重要。此外，由于吸烟者可能会有其他不健康的行为（如久坐、摄入高脂肪红肉和过度饮酒等），因此需要进行多重风险因素的评估与干预。

酗酒与癌症的关系也很密切，酗酒可能是肝癌、胃癌和食管癌的危险因素之一。饮酒"危险使用"是指男性每天饮 2 杯以上，女性每天饮 1 杯以上。在大多数癌症生存者中，"危险使用"的发生率较低，但对于大多数癌症患者而言，没有安全的饮酒标准，指南认为经常饮低剂量的酒也会增加患癌风险，由于肾癌和头颈部肿瘤治疗的并发症、共病和第二种癌症的发生率明显较高，因此肾癌和头颈部肿瘤的生存者不应饮酒。乳腺癌生存者饮酒风险在人群中已经很高，酒精无疑与乳腺癌原发病风险增加相关。

《NCCN 癌症生存者临床实践指南 2021.1 版》关于饮酒方面的建议为：尽量减少饮酒。女性每天的饮酒量不超过 1 杯，男性每天不超过 2 杯。酒精的含热量高，会导致食物的选择更差，并且酒精与多种癌症的风险升高有关。

三、运动

抗癌治疗期间进行适当运动不仅安全而且有效，适当运动可以改善癌症生存者的身体状况，提高生活质量。对于接受化疗或放疗的患者来说，需要适当降低运动的强度。运动强度因人而异，需根据躯体情况等适当调整运动量。对于免疫力低下的癌症生存者，在血细胞计数未恢复到正常水平前，应避免到公共场所运动。运动时要注意安全，避免跌倒等风险。

《NCCN 癌症生存者临床实践指南 2021.1 版》关于运动的一般原则如下：

1. 体力活动和锻炼应根据个体能力和偏好来制定。

2. 建议癌症生存者的体力活动量

（1）每周的总运动量应至少有 150 ~ 300 min 的中等强度运动或 75 min 的高强度运动（或两者结合）。

（2）每周进行 2 ~ 3 次力量训练，包括主要肌肉群。

（3）每周至少 2 天通过其他方式锻炼主要的肌肉群。

3. 每天进行一般的体力活动（如走楼梯）。体力活动包括锻炼、日常活动和娱乐活动等。

4. 避免久坐行为。

此外，指南中也提出应注意防晒。众所周知，对于许多癌症生存者，特别是接受局部放疗和造血细胞移植的患者来说，其发生黑色素瘤和皮肤基底细胞癌的风险很高，而且可能会因暴露在阳光下而导致发病增加。因此，对于已知患黑色素瘤风险增加的人（黑色素瘤生存者和接受局部放射治疗和造血干细胞放射治疗的生存者）应该注意防晒。

参考文献

［1］ZENG H，CHEN W，ZHENG R，et al. Changing cancer survival in China during 2003—2015：a pooled analysis of 17 population-basedcancer registries［J］. Lancet Glob Health，2018，6（5）：e555-567.

［2］NCCN. Clinical practice guidelines in oncology. Survivorship，version.1.2021.

第四节　年轻生存者的问题

目前，尚无明确的生物学或心理学标准来定义"年轻生存者"。美国国家癌症研究所（the National Cancer Institute，NCI）采用 15 ~ 39 岁年龄段来定义年轻生存者，加拿大采用 15 ~ 29 岁年龄段，而澳大利亚倾向于 15 ~ 25 岁。癌症会影响个人生活的许多方面。对于年轻生存者来说，可能面临着更为特殊的挑战。如果在青春期或年轻时被诊断为癌症，则会面临更多的问题，如过早地面对自己的死亡、体相变化、对父母的依赖增加、由于治疗而中断学业或工作、可能丧失生育能力等，这些与健康及未来相关的担忧可能会影响患者的情绪和后续治疗，并对患者产生长远的影响。

年轻生存者与老年生存者需要区分开来，尤其是在认知和心理社会领域。年轻生存者在治疗、社会心理适应以及预后等方面值得肿瘤科医生和精神心理科医生的特别关注。在本节中，将重点讨论年轻生存者面对的一系列特殊的挑战。

一、年轻生存者面临的特殊挑战

所有年龄段的癌症患者通常会经历 5 个方面的压力源和生活困扰：人际关系，依赖 - 独立，成就，身体形象和完整性，存在问题。虽然这些方面的压力源和生活困扰普遍存在，但会因癌症发生的时间而有所不同。

（一）人际关系问题

癌症使得年轻生存者对同伴支持的需求增加。如果被诊断为癌症，则可能成为健康同伴的压力源，同伴会对自己的健康感到焦虑和恐惧，可能会因此而避免与年轻生存者交往。而在相互交往时，也可能会回避谈论有关癌症的话题或忽略癌症的影响，这可能会导致年轻生存者适应癌症的能力下降。由于不能与同龄人共同分享生活经历，年轻生存者会存在社会孤立和心理上的疏远。根据埃里克森的心理学理论，自我的基本功能是建立并保持自我认同感。自我认同感在一定程度上是由人的社会角色所塑造的，如学生、教师、职员、技术人员等，当这些角色因患癌而丧失或中断时，年轻生存者与同龄人之间可能会出现疏离，社会支持水平低、不确定感强的人自我认同感会更差。

年轻生存者在性和亲密关系方面也会遇到挑战。有些年轻生存者可能会很好地适应与癌症相关的性欲和功能变化，但有些人会感到非常痛苦，包括产生焦虑或抑郁情绪，进而进一步影响性欲和性功能。年轻生存者在面对性问题时可能会感到困惑或尴尬，他们不知道这些问题可能与癌症和（或）癌症治疗相关，并且不愿向医务人员提出。在与他人交往时，他们最担心的是"是否、何时或如何"在社交场合谈论自己的疾病，要说什么以及说多少，特别是对那些希望建立亲密关系的人，这可能也是导致其压力倍增的重要原因。

（二）依赖 - 独立

年轻生存者可能需要依赖父母，并且可能要重新依赖。虽然他们认为父母是他们主要的支持来源，但这种关系是不稳定的，他们和父母的应对方式可能不同，甚至会发生冲突。他们在努力平衡对独立的渴望及对父母的依赖，希望保持独立，但也意识到必须由父母陪同他们去看医生、帮助他们决定治疗方案、提供经济支持，甚至帮助自己进行身体护理等。

（三）成就

年轻生存者的成就包括职业规划、建立亲密和承诺的关系等。由于各种复诊、住院治疗、治疗的副作用等，他们可能会在实现这些成就方面遇到困难。这些困难会导致其社会功能的下降，或者会限制受教育程度、就业机会和职业选择等。此外，年轻生存者在工作中也可能会受到影响，比如由于复诊或治疗的原因不能按时上班、缺勤、工作能力或效率下降等，这样可能会面临失业的风险。失业是造成年轻生存者心理痛苦的最重要因素之一。

（四）身体形象与完整性

由于癌症或治疗导致的身体形象改变，如皮肤变色、手术瘢痕、体重变化、脱发等，都会令年轻生存者感到与同龄人不同，因而产生病耻感。他们害怕身体不能恢复正常，害怕被误解而感到羞耻、孤立和退缩。有些人认为身体的变化可能会威胁到自身健康，并由此产生焦虑。与认为治疗导致身体发生轻微变化或没有变化的人相比，部分年轻生存者认为癌症治疗导致自己身体发生了中到重度的变化，这些年轻生存者的自我形象降低，生活观更为消极。

从青春期到成年期的转变过程中，个体从意识到性的存在而发展为一种性身份。不论年龄、种族／民族、性别或社会经济背景如何，癌症及其治疗都可能会影响性能力。治疗的副作用，如绝经、骨质疏松、认知改变、不孕和疲劳等，也会影响年轻生存者的性行为。身体的性形象和完整性、人际关系的改变都会对年轻生存者造成不良影响。对他们来说，探索和发展性关系和亲密关系是正常的。性行为和亲密关系不仅在治疗和长期生存过程中会受到影响，而且对现在或未来的伴侣也会造成影响。因此，需要帮助年轻生存者解决性行为和亲密关系的问题，发展自我意识以及形成安全健康的亲密关系。

此外，癌症及其治疗也会影响生育能力。生育问题在年轻生存者中普遍存在，可能会影响他们对治疗的决定，从而加重心理痛苦，甚至降低对癌症治疗和其他治疗的依从性。然而，也有部分年轻生存者并没有在治疗开始前与医生充分讨论不孕风险或寻找降低风险的方法，可能是因为他们更关心疾病对生命和机体功能的威胁，而忽略了潜在的生育影响。

（五）存在问题

疾病带来的不确定性一直被认为是癌症患者心理社会压力的最大来源。癌症的诊断始终是潜在的创伤性事件，可能将不确定性扩展到生活的方方面面，特别是思考是否还会有未来以及未来会如何的不确定性。对年轻生存者而言，这种不确定性尤其强烈，因为他们通常了解癌症的严重性，但却缺乏疾病经验和应对能力，因此使事情更加复杂化。

二、对年轻生存者心理社会照护的思考

可以用心理发展理论来指导年轻生存者人群的临床干预和研究。在心理发展理论的指导下，对年轻生存者的支持性照护干预应包括以下方面：身体形象、经济和情感独立／依赖、社会参与、身份认同和学业／职业成就。干预的主要目的是通过加强社会支持和参与，提高应对策略和生活质量。父母是主要的支持来源，而患有癌症的同龄人也可以起到重要的支持作用。加强同伴支持的干预措施可以提高年轻生存者的接受程度和心理适应能力。

（一）社会支持网络

在癌症诊断和治疗的早期阶段，社会支持较多，家人和朋友往往会更加关注患者，主动提出各种帮助。然而，随着时间的推移，社会支持会逐渐减少，朋友之间打电话的次数减少，家人疲惫不堪，各种鼓励和支持都减少，与医生的交流沟通也会减少。在治疗和康复过程中，年轻生存者也会错过许多与健康同龄人分享生活经历的机会，如社交活动和工作等。因此，年轻生存者心理痛苦增加、生活质量下降的相关风险逐渐加剧。

研究表明，缺乏社会支持、低自尊和低自我效能的癌症患者可以在同伴支持项目中获益，与自尊水平和自我效能水平较高的患者相比，他们得到了明显的改善，因为同伴支持计划可以培养人际交往和解决问题的能力，团体互动和分享生活经验可以减轻年轻生存者的社会隔离、抑郁和焦虑。此外，技能培训计划可以提升年轻生存者的自我形象，提高其自信心和独立性。

（二）应对和行为自我管理

年轻癌症患者需掌握 7 项应对和行为自我管理技巧：①保持活动性和独立性；②寻求并理解医疗信息；③管理压力；④在出现治疗相关副作用时的自我照顾；⑤承认癌症对生活的不良影响；⑥保持情绪健康；⑦寻求社会支持。

（三）生存

青春期和成年期是认知和情感迅速发展的阶段。生物医学和心理社会模式以及相关需求会影响患者的生理、心理、社会等方面。例如，在诊断和开始治疗的过程中，对癌症及其治疗信息的需求是最关键的问题。相对于其他阶段，许多成年患者从治疗到生存的过程中，其恐惧和痛苦的经历表明，他们更需要医疗信息和社会支持。对于儿童癌症患者，与其兄弟姐妹相比较，他们的受教育程度低或失业的可能性增加。因此，建议从治疗到生存的过程中，提供更多的职业康复或其他促进其重返学校或工作的社会干预措施。

三、小结

年轻生存者由于面临不同的心理社会问题，因此更需要全面的心理社会照护。这些患者有着特殊的需求，这不仅是他们的年龄所独有的，而且需求范围更广，比其他任何年龄的患者都更加需要。心理社会肿瘤学医护人员应关注这个年龄段的生存者，给予适当的照护和干预，以便能够更好地帮助年轻生存者在整个癌症经历中获得成长。

参考文献

[1] CROM D B. "I think you are pretty: I don't know why everyone can't see that": reflections from a young adult brain tumor survivor camp [J]. J Clin Oncol, 2009, 27: 3259-3261.

第五节　职业回归

一、前言

随着肿瘤早期筛查及检测技术的提高，医疗技能和肿瘤治疗手段的不断进步，肿瘤生存者的人数呈现不断增长的趋势。国家癌症登记中心的数据显示，2003—2015 年，我国癌症患者的 5 年生存率由 30.9% 升高到了 40.5%。肿瘤患者年轻化也是另外一个趋势，这就意味着在职人员确诊肿瘤的人数及比例在增加，近一半的肿瘤生存者年龄小于 65 岁。很多生存者在结束手术、化疗、放疗后仍然经历着很多痛苦问题，包括躯体症状（疼痛、疲乏、认知功能下降），以及心理、社会及灵性问题，如焦虑、抑郁等。这些问题有可能短期存在，也有可能逐渐发展成慢性过程，对患者的生活质量造成长期的影响，患者社会功能下降甚至缺失，包括找工作或者重新回归工作岗位的能力下降。

职业回归（return-to-work）不仅仅是患者的问题，更是整个社会层面的问题。从患者及家庭角度来说，职业回归是提高生活质量的必要组成部分，是缓解经济压力的直接保障，尤其对于患癌前是家庭主要经济收入支撑的患者，职业回归更为迫切。此外，职业回归也会增强患者的价值感，帮助患者找回生活的意义，提高患者的自我认同感以及强化患者的社会和家庭角色，并且绝大多数患者认为职业回归是完整康复或回归正常的一个重要指标。研究显示，理想的职业状态有助于改善患者的躯体和精神健康；相反，长期失业会对患者的身心带来负面影响。从社会角度看，患者的职业回归能够创造更多的价值，成为社会经济增长的积极因素。

二、定义和术语

职业在文献中有很多定义，Wilcock 曾经将其描述为：职业是一个人行为、存在以及成就自我的综合体。行为和存在之间的动态平衡对健康生活和健康结局起到了核心作用，而在群体中或者社会生活中成为一个什么样的人取决于前两者。行动是职业的启动因素，没有行动的开始无所谓职业的存在，更不能设想人类发展的过程；存在是反映一个人自然、本质、能力所呈现出来的一切的真实性；"成就自我"则是对未来存在的一种补充，包含着转变和自我实现的概念。Wilcock 认为职业与健康有着非常重要的联系，甚至在某种意义上，职业是健康最本质的生理机制。职业功能受损可能来自患者的躯体问题，也可能来自患者的精神心理问题，因此不仅仅要从医学的角度解决职业问题，更应该思考它的心理、社会、政策及其发展和社会发展平衡相关的因素。

对于癌症生存者来说，职业范围是一个更加广义的概念，既包括工作性质的职业（可获取或不获取劳动报酬），也包括日常职业，如家务劳动；恢复体能的职业，如体育、日常走路或骑行；创造性职业，如园艺和木工手艺；文化性职业，如去剧院或电影院。因此，作为肿瘤康复治疗项目的一部分，职业治疗（occupational therapy，OT）不仅要让患者回到原来的职业岗位（被雇用），也包括帮助患者参与到日常活动中。世界职业治疗师联盟（World Federation of Occupational Therapists，WFOT）指出，OT 的目的是帮助患者推进、形成、保持和重获应对日常活动所必需的能力，从而防止其功能下降，治疗项目要能够最大化发挥患者的功能状态，从而满足工作、社会、个人以及环境的需求。

三、流行病学

自 1980 年开始，肿瘤临床的医务人员或研究者开始关注患者的就业情况，有数据显示，大约 60% 的肿瘤患者在治疗结束后 1 ~ 2 年能够再次回到工作岗位。然而，癌症患者在回归职业过程中与正常人相比会遇到更多困难。研究显示，与正常人相比，癌症患者失业的比例高 1.4 倍，不同癌种患者失业比例也不同。随着距离诊断时间的延长，癌症患者职业回归的比例呈现上升的趋势。

四、病因及病理生理

职业回归是一个复杂的社会问题，影响职业回归的因素也较为复杂。根据文献报道，将影响职业回归的因素归纳为 5 个类别：总体健康状况、症状及功能、职业期望和职业环境、个体性格特征、社会和文化因素。

（一）总体健康状况

总体健康状况与患者是否能够成功回归工作岗位密切相关。如果患者对日常生活状态满意，那么更容易找到合适的工作或者回归自己原有的工作岗位。自我评估健康状况较差，或者总体健康状况下降，则成为患者工作的阻碍因素，比如经常会因为健康状况变差而不得不请假。

（二）症状及功能

抑郁情绪和疲乏症状是最常见的影响肿瘤生存者就业的两个症状。对于乳腺癌患者来说，上肢淋巴水肿或手术后患侧肢体活动功能下降也是影响就业的重要因素。研究显示，与正常人相比，肢体活动受限的乳腺癌患者工作的生产力下降 2.5 倍。体象也是另外一个影响就业的因素，乳腺癌术后乳房缺失、肠道肿瘤术后腹部造口，化疗期间引起的脱发、严重皮肤色素沉着等，尤其是对于演员、服务人员以及教师职业的影响较大。认知功能下降也是造成职业回归的阻碍因素，"化疗脑"虽然会在化疗结束后逐渐恢复，然而经历这个过程的患者会感受到明显的痛苦，患者记忆力下降，在工作中无法集中注意力，对于需要脑力劳动的职业类型则影响更大。

（三）职业期望和职业环境

患者的职业期望受到家庭需求、治疗后身体状况与职业性质要求的影响，比如钢琴演奏者，手术后上肢活动能力和力量下降，患者的职业期望则下降。职业环境包括患者工作的外在环境以及人际社会因素，如是否能够被同事接受，是否能够给予相应的隐私保护，是否可以在工作的具体岗位上进行弹性化的调节，聘用方以及同事是否能够提供必要的支持等。

（四）个体性格特征

很多个体性格特征或者人口社会学因素会影响癌症生存者的职业回归选择。受教育水平较低是患者职业选择的负面影响因素。良好的人格特征、脾气以及乐观的态度有助于患者职业回归；乐观的患者职业参与度较高，并且会成为患者再次回归工作岗位时遇到负面环境影响的保护因素。同时对癌症确诊、治疗以及预后的接受程度也会影响患者继续工作的意愿。患者如果认为职业回归是摆脱"患者角色"并"恢复正常人"的一种方式，则会积极付出努力；而有些患者则会在经历威胁生命的疾病后，质疑自己再次回到工作中是否还值得。

（五）社会和文化因素

社会因素包括对癌症生存者职业回归的社会态度和社会常识，而这些因素也会成为给患者提供社会支持的力量来源。有研究显示，癌症生存者既不愿意被贴上"残疾人"的标签，也不愿意被认为是"完全正常的"，常常在二者的选择中挣扎。家人、朋友以及对患者影响较大的其他人在职业回归选择中也会起到很重要的作用。如果患者与上面提到的这些人保持良好、积极的联系，会让他们感觉自己并不是孤独的一个人在奋斗，有助于帮助他们职业回归。让人意外的是，婚姻状态成为职业回归的负面因素，婚姻状态良好的生存者职业回归的愿望较小。过多的家庭保护也会成为职业回归的阻碍因素。

五、职业回归的干预方法

职业回归应该贯穿于患者康复的各个阶段。职业回归的干预措施多数是联合了心理治疗、教育咨询、职业咨询和（或）躯体活动等若干方法的综合。无论是单纯的职业干预还是多学科的干预措施，均尚无研究推荐使用药物干预方法。

（一）心理 - 教育干预

患者教育可以通过个体的形式开展，也可以通过团体的形式进行。心理教育包括：关注患者具体问题，并为其提供应对技巧，给予压力管理指导，改善影响职业回归的躯体及心理症状，如焦虑、抑郁及疲乏等。科普讲座是教育的一种最通用的形式，针对患者在治疗过程中的躯体副作用、压力管理以及应对策略等，由专业人员给予讲座教育指导。讲座后可以针对应对技巧等进行小组讨论。另外，心理教育可以涉及自我活动能力管理的内容，帮助患者改善乏力等影响职业回归的躯体症状。患者教育折页或小册子可以成为患者长期学习的资料，在资料中可以简洁描述哪些情况（疾病本身、治疗、躯体症状等）有可能会影响职业回归以及应该如何应对。

（二）躯体活动干预

根据患者的躯体状况制订合理的活动计划。美国运动医学学会推荐癌症患者适宜的活动为：坚持中等强度的活动，每天 30 min，并且保持 1 周内大部分时间能够进行活动；或者每周坚持 3 ~ 5 h 的中等强度活动，可以选择走路、骑行、游泳、对抗练习等。走路是适合所有患者的运动方式，选择其他运动方式前需要评估患者有无运动风险，如合并心血管疾病及慢性阻塞性肺疾病、特定身体部位缺陷，如头颈部淋巴结清扫导致颈部活动受限，或骨转移、贫血、血小板下降等。持续监测患者的活动情况，督导患者完成活动训练计划，提供面对面的指导，干预程序结束后给患者留家庭作业。

（三）职业咨询

目前，我国职业咨询（career counseling）是包括求职、就业咨询、创业指导、人才素质测评、职业生涯规划一系列相关业务的人力资源开发咨询服务，多数情况下是为求职人员提供建议、信息和帮助。美国及欧洲等发达国家已经有专门针对癌症患者或患某种特殊疾病人群的职业咨询的专职人员。应用职业规划专业知识、心理学、社会学等多学科知识为患者提供职业回归的帮助。针对肿瘤患者的职业咨询框架包括：讨论肿瘤诊断、治疗和预后，讨论职业类型、受聘公司及职业的现况，并讨论法律法规对于职业细节问题的规定以及社会失业保险，如何与同事和聘用方人员沟通，讨论患者躯体和精神心理问题，以及患者对于职业回归和个人效能的认识等。

（四）多学科干预

将职业咨询、患者教育、个体咨询、生物反馈协助下的行为训练和（或）躯体活动有机结合。有研究报道，干预的提供者大部分为肿瘤临床的护士或者社工。每种干预方式有自己的优势，目前尚无研究显示某种干预模式适合于某些特定患者群体，因此多学科干预的方法更适合于开展工作。已有 Meta 分析结果显示，有中等质量证据支持多学科干预对于职业回归的促进作用。

参考文献

[1] ZENG H, CHEN W, ZHENG R, et al. Changing cancer survival in China during 2003-15: a pooled analysis of 17 population-based cancer registries [J]. Lancet Glob Health, 2018, 6 (5): e555-e567.

[2] WILCOCK A A. Reflections on doing, being and becoming [J]. Australian Occupational Therapy Journal, 1999, 46 (1): 1-11.

[3] TAMMINGA S J, BOER A G D, VERBEEK J H, et al. Breast cancer survivors' views of factors that influence the return-to-work process-a qualitative study [J]. Scandinavian Journal of Work, Environment & Health, 2011, 38 (2): 144-154.

第十章

缓和医疗与安宁疗护

第一节　缓和医疗中的心理社会照护

一、概述

缓和医疗（palliative care）始于公元 4 世纪的安宁疗护运动，具有教育、慈善和宗教性质，用于为旅游者或生病的贫困者或濒临死亡者提供娱乐、食品和避难。20 世纪 50 年代，医生、社工人员以及心理社会学家开始对因恶性肿瘤致死的患者其社会因素及临床症状表现出兴趣，认为医院方面似乎希望治愈所有患者，但大部分患者的治疗以失败告终。

20 世纪 60 年代中期，现代安宁疗护运动的创始人——西西里·桑德斯女士提出"全方位疼痛"（total pain）的概念，对于晚期恶性肿瘤患者而言，全方位疼痛包括躯体上的不适、精神上的痛苦、社会方面的压力及感情上的创伤。西西里·桑德斯女士于 1967 年在伦敦成立了第一家现代安宁院——圣克里斯托弗安宁院，其主要照护对象是身患不可治愈疾病并可能进入终末期的患者群体，目的是让患者尽可能舒适、平静、有尊严地离世，自此，全世界开始关注并善待生命垂危者，而她所倡导的"我们必须关心生命的质量，一如我们关心生命的长度"这一观点成为现代缓和医疗朴素哲学理论的基石——"现代缓和医疗服务不仅要善始，而且要善终；不仅要关注患者的躯体，而且要关注患者的心理和精神。"

从 20 世纪 80 年代起，安宁疗护运动及缓和医疗的先驱者在不同国家致力于发展这门学科，逐渐建立了国际协作的网络平台。世界卫生组织（WHO）将缓和医疗列入解决恶性肿瘤问题的四个重点工作之一，并将恶性肿瘤疼痛的控制作为推动缓和医疗的切入点。1986 年 WHO 发布《癌症三阶梯止痛治疗原则》，建议在全球范围内推行三阶梯止痛治疗方案。1987 年，缓和医疗作为全科医学的亚学科正式成立，经历了 7 年的发展探索时期，首先在英国最终获得认可并成为独立的一门学科。1993 年，英国和加拿大学者编写了牛津大学教科书《缓和医疗》，奠定了该学科的基础。1994 年，美国公共卫生署出版了《癌痛治疗临床实践指南》。1996 年欧洲肿瘤学会出版了《癌症疼痛手册》。这些都标志着该学科的前期发展。

1990 年，我国卫生部与世界卫生组织专家合作，正式开始在中国推行 WHO 三阶梯癌痛治疗方案。1991 年，卫生部下达了《关于在我国开展癌症病人三阶梯止痛治疗工作的通知》。1993 年又以文件形式发布了《癌症病人三阶梯止痛治疗指导原则》。1999 年，出版《癌症病人三阶梯止痛治疗指导原则》修订版，2002 年出版《癌症病人三阶梯止痛治疗指导原则》第二版，1999 年出版《新编常见恶性肿瘤诊治规范：癌症疼痛控制与姑息治疗分册》，2005 年《麻醉药品和精神药品管理条例》和《麻醉药品、精神药品处方管理规定》发布。2005 年 10 月 8 日诞生了一个新的世界纪念日，即每年 10 月份的第 2 个星期六，成为"世界安宁疗护与缓和医疗日"（World Hospice and Palliative Care Day）。与此同时，WHO 对恶性肿瘤工作者的要求也由"肿瘤预防、早期诊断、早期治疗"三项任务改为"肿瘤预防、早期诊断、综合治疗、缓和医疗"4 项任务。

2012 年癌痛规范化治疗示范病房项目在全国推广。作为国际麻管局用于评价一个国家和地区癌痛治疗水平的主要指标，我国医用吗啡的消耗量在 1990 年仅有 8 kg，而到了 2013 年，消耗量达到了 1300 kg，取得了显著的进步。但我国的吗啡用量仍然排在全球第 85 名以后，属于落后国家，甚至远远落后于东南亚的其他国家。

2015 年底，英国经济学人智库发布了一项《全球死亡质量排名报告》，聚焦世界各国缓和医疗的实施情况和患者的死亡质量综合评分。结果显示，在 80 个国家及地区中，我国缓和医疗总体水平远远落后于发达国家，中国大陆地区排名第 71 位。我国对肿瘤缓和医疗的需求很大，但能够提供相应服务的机构却远远不足，供需之间极不平衡。

二、定义

1990 年，WHO 对缓和医疗的定义为：当患者的疾病不再对治愈性的治疗有反应时，给予患者积极的全面的治疗。最重要的是控制疼痛或其他症状，处理心理、社会和灵性问题。缓和医疗的目标是促使患者及其家庭的生活质量达到最佳。缓和医疗的许多手段也可以与抗癌治疗一起早期应用于疾病的全过程。这个定义第一次表明缓和医疗不仅可用于生命末期，还可用在疾病的各个时期。

1995 年，加拿大缓和医疗协会对缓和医疗的定义为：缓和医疗作为一种治疗理念，既包括积极的治疗，又包括提高患者生活质量的治疗，旨在安慰和支持患致命性疾病的个体及其家庭。在疾病和居丧的各个阶段，缓和医疗尽量满足生理、心理、社会和灵性的期望和需求，同时对个人的、文化的和宗教的价值、信仰和行为保持敏感。缓和医疗可以与减轻或治愈疾病的治疗相结合，也可以是治疗的全部重心。

2002 年，WHO 对缓和医疗的定义重新作了修订，即通过早期识别、积极评估、控制疼痛和治疗其他痛苦症状，包括躯体的、心理的、社会的和灵性的痛苦，来预防和缓解身心痛苦，从而改善面临危及生命疾病的患者和家庭的生活质量。WHO 指出缓和医疗应遵从以下原则：提供缓解一切疼痛和痛苦的办法；将死亡视为生命的自然过程；既不加速也不延缓死亡；综合照护患者的心理和精神需求；用系统方法帮助患者过尽量优质的生活，直至去世；用系统方法帮助患者及家庭应对面临死亡的危机；以专家协作的团队满足患者及家属需求，包括丧亲辅导；提升生存质量，积极影响疾病过程；有时也适用于疾病早期，与其他疗法，如化疗或放疗共同使用，以达到延长生命的目的，从而更好地管理各种并发症所带来的所有痛苦。

缓和医疗"不加速"死亡，而安乐死（euthanasia）的本质是主动结束生命，是加速死亡的过程，这与缓和医疗"不加速"的原则相对立，所以缓和医疗不是安乐死。缓和医疗"也不延缓"死亡，支持自然死亡，不进行无意义的"维持生命"的治疗，比如在生命终末期使用呼吸机维持呼吸、进行心肺复苏等。缓和医疗不是"放弃治疗"，而是为患者提供"身、心、社、灵"的全面照护，缓和医疗所"放弃"的只是那些不再让患者获益的治疗。

2019 年，国际安宁疗护及缓和医疗协会（International Association for Hospice and Palliative care，IAHPC）将缓和医疗定义为：对因严重疾病而遭受严重健康损害的所有年龄段的个人，尤其是对生命末期患者，所进行的积极的全面的照护。它旨在提高个人及其家属和照护者的生活质量。

三、内容

缓和医疗的内容包括预防、早期识别、全面评估和管理躯体症状、心理痛苦、社会需求和灵性痛苦。缓和医疗主要从症状控制、心理疏导、社会支持和灵性照护等方面为患者提供"身、心、社、灵"的全面照护，以提高患者及其家庭的生活质量为最终目标。

（一）症状控制

症状控制是缓和医疗服务内容中一个重要的方面。恶性肿瘤患者由于疾病本身以及治疗相关的不良反应存在严重的症状负担。常见的症状有疲乏、疼痛、恶心、呕吐、便秘、呼吸困难、厌食、焦虑、抑郁、谵妄等。其中疼痛是恶性肿瘤患者最为常见及严重的症状之一，严重影响患者的生活质量，是症状控制中最重要的方面。Temel 等在《新英格兰医学》杂志发表的研究将新诊断的转移性非小细胞肺癌患者随机分为两组：一组采用标准的化疗方法，另一组采用化疗加早期缓和医疗干预方法（控制症状、医疗决策、心理支持、认知教育等）。结果发现接受缓和医疗干预的患者相比于接受标准肿瘤治疗者具有更高的医疗满意度、更好的生活质量、较少的抑郁症状以及较长的中位生存期，生存时间平均延长了近 3 个月。这项研究被美国肿瘤学会（ASCO）评为当年肿瘤治疗领域的十大进展之一。Basch 等的研究表明，给予患者系统的症状监测即可显著改善患者的生存期，甚至取得了比抗癌新药更好的效果。

（二）心理社会支持与干预

恶性肿瘤患者焦虑、抑郁的患病率高于健康人群，在晚期恶性肿瘤患者中更普遍，但却经常被忽略，以至于得不到有效的治疗。焦虑、抑郁可降低患者的生活质量，降低患者对抗肿瘤治疗的依从性，增加自杀风险，增加家属的心理负担，延长住院时间。Bakitas 等的研究发现，对于在晚期恶性肿瘤确诊、复发或出现进展 2 个月内早期接受缓和医疗的患者，其生存率较 3 个月后才接受缓和医疗的患者明显提高。不仅要对患者提供心理社会支持，对照护者也应提供心理社会支持等缓和医疗服务。Dionne-Odom 等的研究显示，早期接受缓和医疗（电话辅导会谈）的照护者相比于 3 个月后接受缓和医疗的照护者的抑郁评分更低。鲁志豪等在 "*Journal of Clinical Oncology*" 上发表的研究表明，早期营养及心理干预联合一线标准化疗对比单纯化疗可显著延长晚期食管胃癌患者的生存时间，能延长约 3 个月，显著降低 32% 的死亡风险。

（三）灵性照顾

恶性肿瘤患者存在多方面的灵性需求，只有这些灵性需求得到满足，患者才能得到灵性的安适。晚期恶性肿瘤患者的灵性痛苦往往与躯体、心理和社会痛苦同时存在，这些灵性痛苦往往与生命意义和死亡相关联。2018 年初，欧洲肿瘤内科学会（ESMO）颁布的《ESMO 支持 / 缓和治疗意见书》，提出了"以患者为中心"的治疗理念，指出患者随着时间会出现不同的躯体、心理、社会、灵性需求，因此可以在标准的框架下提供以患者为中心的治疗，但是没有统一的标准；为了确保患者能够表达他们的需求，肿瘤科医师应常规进行躯体和心理的评估，将个体化的支持和缓和医疗干预融入临床治疗。

（四）提高生活质量

缓和医疗以提高患者和家庭的生活质量为最终目标。一项发表在 *Lancet* 杂志的研究表明，对于晚期恶性肿瘤患者，早期给予缓和医疗能够提高患者的生活质量和满意度，且缓和医疗开始得越早，患者的生活质量和满意度将会越高。一篇综述显示，早期将缓和医疗整合入恶性肿瘤治疗路径中会提高患者的生活质量，提高患者和照护者的满意度，改善终末期照顾的质量及生存期，降低医疗成本。

四、治疗模式

以往治疗的模式分为积极的抗癌治疗和缓和医疗，缓和医疗用于没有治愈性治疗时生命的最后几天、几周或几个月。于是患者在诊断时先接受抗癌治疗，抗癌治疗无效时才过渡到缓和医疗，或突然转变到缓和医疗。当前的缓和医疗模式是，从诊断时起，缓和医疗就可以与积极治疗一起使用。虽然疾病逐渐进展，但积极的、治愈性的或延长生命的治疗变得越来越少，缓和医疗的比重逐渐增加。当积极治疗开始减少时，缓和医疗成为主要手段。重要的是治疗并没有随着患者的死亡而结束，而是关注患者及其家庭时，所以家庭成员的居丧过程也是缓和医疗的重点。

完善的缓和医疗一般包括：①居家照护（home care）：在家中为患者提供缓和医疗，使患者在熟悉的环境中，在家人的陪伴下走完人生最后的旅程；②以医院为基础的会诊服务（hospital-based consultation）：为住院患者提供缓和医疗服务，协助临床医生控制各种躯体及心理症状；③日间治疗（day care）：提供躯体、心理症状控制的服务；④住院治疗（inpatient care）：需要在病房内设置缓和医疗病床；⑤居丧支持（bereavement support）：为居丧家属和其他主要的照护者提供支持；⑥教育和研究（education and research）：教育是缓和医疗服务工作的一个重要部分，为肿瘤相关的医务人员开设各种课程，培训缓和医疗的各种理论知识。

目前我国缓和医疗的发展还有许多障碍：缓和医疗从恶性肿瘤治疗方案中分离；从事缓和医疗的医务人员的专业化程度与接受的培训不足；缺乏适当的治疗标准，存在治疗差异；公众缺乏缓和医疗的相关知识；公共部门在缓和医疗的教育和研究上投资较少。

五、心理社会肿瘤学科的作用

缓和医疗是通过一个多学科团队的协调工作完成的。在缓和医疗的团队中，每个成员在自己的职责范围内都是专家，团队成员包括：缓和医疗专科医生、护士、心理社会肿瘤科医师、康复理疗师、营养师、药剂师、社会工作者、志愿者等。心理社会肿瘤科医师在缓和医疗中的作用很多，主要包括帮助控制躯体和精神症状、提供心理治疗、解决灵性问题、加强医患沟通、居丧支持等。

1. **处理躯体症状**　心理社会肿瘤科医师可以帮助临床医生处理疼痛、恶心、呕吐、疲劳和失眠等各种躯体症状，可以用精神科药物治疗上述症状，也可以提供非药物辅助治疗。

2. **处理精神症状**　恶性肿瘤患者可以出现许多常见的精神症状，如忧虑、紧张、疲乏和悲伤。晚期恶性肿瘤患者可以出现许多精神症状和综合征，包括焦虑障碍、抑郁障碍、认知障碍如谵妄，与抑郁障碍和谵妄有关的问题如自杀观念与行为、沮丧和渴望死亡。心理社会肿瘤科医师熟悉发生于恶性肿瘤患者的主要精神症状和综合征的诊断与处理。

3. **提供专业的心理治疗**　心理社会肿瘤科医师在提供心理治疗和行为干预方面发挥着重要的作用。许多针对普通人群的心理治疗，如个体和团体支持治疗、认知行为干预和人际心理治疗等，能被用于治疗晚期恶性肿瘤患者的症状和心理痛苦。一些专门针对晚期恶性肿瘤患者的心理治疗，如生命叙事疗法和生命回顾疗法、尊严疗法、意义疗法、认知存在主义治疗等可以改善终末期患者的生活质量。

4. **解决灵性问题**　恶性肿瘤常会引发患者死亡、丧失、孤独等灵性和存在主义问题，心理社会肿瘤科医师可以帮助患者解决因这些问题带来的心理痛苦。对死亡的预期性焦虑进行认知行为治疗和存在主义心理治疗，对丧失引发的抑郁给予癌症管理与生存意义（Managing Cancer And Living Meaningfully，CALM）心理治疗和哀伤治疗，对孤独进行人际心理治疗和支持团体治疗。

5. **加强医患沟通**　心理社会肿瘤科医师常常帮助促进终末期患者及家属与缓和医疗团队进行有效沟通。当出现问题时，心理社会肿瘤科医师常作为患者的支持者，辅助解决患者及家属和医务人员之间的冲突。缓和医疗中沟通的要素包括基本的倾听技巧、告知坏消息的技巧和治疗性对话。

6. **居丧支持**　为丧亲的家属和照顾者提供持续的支持，识别哀伤的情感、认知、躯体和行为表现，监测哀伤的精神并发症如抑郁和焦虑障碍。针对悲伤反应欠缺、延缓、过度或过久的人，心理社会肿瘤科医师给予哀伤治疗和居丧干预。

第二节 安宁疗护中的心理社会照护

一、概述

20世纪80年代后期，安宁疗护的理念传入中国。1982年，中国香港九龙圣母医院首先提出善终服务。1986年，中国香港成立善终服务会。1988年7月，我国天津医科大学安宁疗护研究中心正式成立，同年10月，上海成立了我国第一所安宁疗护医院，标志着中国也开始跻身于世界安宁疗护事业的行列。1990年，中国台湾地区在马偕纪念医院成立安宁病房。1992年，北京成立松堂医院从事安宁疗护服务。近些年来，北京、安徽、西安、宁夏、成都、浙江、广州等城市也相继建立了安宁疗护医院或病区，由此可见，我国的安宁疗护事业在不断发展和壮大中。

2016年4月，全国政协第49次双周协商座谈会的主题为推进安宁疗护工作。2017年2月，国家卫生和计划生育委员会发布三个安宁疗护工作相关文件：《安宁疗护中心基本标准（试行）》《安宁疗护中心管理规范（试行）》和《安宁疗护实践指南（试行）》。2017年9月，北京市海淀区等五个市区开展了第一批全国安宁疗护试点工作。2019年5月，在上海全市和北京市西城区等71个市区开展了第二批安宁疗护试点工作。2019年11月，国家卫生健康委员会召开新闻发布会时指出，全国可以提供安宁疗护服务的机构从35个增加到61个，安宁疗护的床位从412张增加到957张，执业医生的数量从96人增加到204人，执业护士的人数也从208人增加到449人，由此可见，我国安宁疗护服务已经进入快速发展的阶段，呈现出良好的发展势态。

二、定义

安宁疗护（hospice care）在我国香港地区被译为"善终服务"，在我国台湾地区被译为"安宁照顾"，是指为临终患者及其家属提供全面的照护，包括医疗、护理、心理、精神、灵性等方面，以期临终患者的生命受到尊重，症状得到控制，心理得以安慰，生命质量得到提高，同时使患者家属的身心健康得到维护。安宁疗护主要服务的晚期恶性肿瘤患者，是指预期生命少于6个月的终末期患者。安宁疗护是对人的生命与尊严的最深切的关注，它关怀肉体也关怀心灵，用一种有组织的特殊的照顾和服务减轻患者肉体的痛苦，同时帮助患者及家属正确认识死亡，减少对死亡的恐惧和不安，使患者在最后的日子里免于躯体的痛苦和心理的恐惧，感受到充满人性温情的气氛，安详、自然、尊严、平静地离开人世。

随着物质文化水平的提升和科技的进步，安宁疗护体现着这样一种新的生命和医疗理念："善终照顾的是人，而不是病；它突出质量，而不是寿命"。也就是说，它强调的是对临终患者的护理而非治疗，它的目标是提高临终患者的生命质量，而非延长患者的生命长度。就安宁疗护的理念来看，安宁疗护的最终目的是帮助临终患者"善终"，旨在帮助患者在终末期获得"幸福"。

善终要满足4条标准：①应尽可能地减少临终者内心的冲突，如担心失去控制；②个体的个人认同感应该保持；③重要的关系要加强或维持，尽量解决矛盾；④鼓励当事人制订有意义的目标并努力去实现，如参加毕业典礼、婚礼等。

预立医疗照护计划在国外实践应用较为广泛，而我国预立医疗照护计划尚处于初步探索阶段，有着发展的萌芽。预立医疗照护计划（advance care planning，ACP）是安宁疗护的重要内容之一，指患者在意识清楚时，在获得病情预后和临终救护措施的相关信息下，凭借个人生活经验及价值观，表明自己将来进入临终状态时的治疗护理意愿，并与医务人员和（或）亲友沟通其意愿的过程。预立医疗照护计划是一个沟通及制订护理计划的过程，它的结果必须以文件或其他交流工具的形式进行记录，而用来表达医疗意愿的文书称为预立医疗指示（advance directives，

ADs），传统的预立医疗照护计划以签订预立医疗指示为目标。预立医疗指示包括生前预嘱（living will）与医疗决策委托人（durable power of attorney）两种形式。生前预嘱即患者直接就将来可接受和不可接受的治疗措施和方案做出明确的表态。2006 年，罗点点创办"选择与尊严"公益网站，倡导生前预嘱。2013 年，罗点点与陈小鲁创办北京生前预嘱推广协会，推广生前预嘱等理念。医疗决策委托人即患者可事先指定一人，当患者将来丧失决定能力时，由该人代表患者的意愿来行使对医疗选择的同意权。

三、心理社会照护

（一）晚期恶性肿瘤患者的心理社会照护

1. 心理问题　常规评估晚期恶性肿瘤患者的心理状况和情绪反应，应用恰当的评估工具筛查和评估患者的焦虑、抑郁程度及有无自杀倾向。要鼓励患者充分表达感受，恰当应用沟通技巧表达对患者的理解和关怀，鼓励家属陪伴，促进家属和患者的有效沟通，指导患者使用放松技术减轻焦虑，帮助患者寻找团体和社会的支持，如患者出现愤怒情绪，帮助其查找引起愤怒的原因，给予个性化的辅导；如患者有明显的抑郁状态，应请精神科医生会诊或给予专业的心理治疗；如患者出现自杀倾向，应及早发现，做好防范，预防意外发生。

2. 灵性问题　恶性肿瘤的诊断常常引起意义的危机，常常削弱、动摇患者过去对于现实毫无疑问的信任，动摇患者的自信和信仰，使得患者的人际关系也因为不确定的未来而变成负担。很多患者在诊断出恶性肿瘤时，他们与自己的整合，与他人、环境、信仰的关系遭遇了困境，此种困境加速了他们对于灵性的觉知。灵性（spirituality）指在与天、人、物、我的关系上寻求共融，寻求永恒的生命意义与价值，在不断超越的整合过程中达到平安的感受。灵性与宗教、心理不同，灵性是人之所以为人的本质，是最终的挂念、质疑、意义与价值，是与自己、他人以及神之间最深层的关系，是终极意义相关的议题。

恶性肿瘤患者的灵性需求包括：把还没有做对的事情做好的紧迫感，需要从此生、受苦、死亡中找到意义、目的及成就，需要有活下去的希望与意念，需要有对自己、他人及高于自己的主宰或神的信心及信仰，需要自己的爱，想要找到生命有什么意义，活着是为什么，需要神／天的爱，需要家人、重要的人的爱。发现患者的灵性需求是安宁疗护工作的重要方面，是提高患者生活质量不可或缺的前提。灵性照顾（spiritual care）的先驱者伊利沙白·库伯勒·罗斯把临终患者的"灵性需求"归纳为："寻求生命的意义、自我实现、希望与创造、信念与信任、平静与舒适、祈祷获得支持、爱与宽恕等"。

3. 死亡问题　濒死者对死亡产生的反应包括：依赖、愤怒、自尊丧失、罪恶感和丧失人生乐趣。死亡教育可以帮助人们正确面对死亡，提升人们对死亡的认识，帮助患者正确理解死亡和平静接受死亡的现实，给予临终患者家属情感支持，预防不合理的自杀。国家《安宁疗护实践指南（试行）》中建议对患者进行死亡教育。应评估临终患者对死亡的态度，评估患者的性别、年龄、受教育程度、疾病状况、应对能力、家庭关系等影响死亡态度的个体和社会因素。尊重患者的知情权利，引导患者面对和接受当前疾病状况。帮助患者获得有关死亡、濒死相关知识，引导患者正确认识死亡。评估患者对死亡的顾虑和担忧，给予针对性的解答和辅导。引导患者回顾人生，肯定生命的意义。鼓励患者制定现实可及的目标，并协助其完成心愿。鼓励家属陪伴和坦诚沟通，适时表达关怀和爱。允许家属陪伴，与亲人告别。建立相互信任的治疗性关系是进行死亡教育的前提。坦诚沟通关于死亡的话题，不敷衍、不回避。患者对死亡的态度受到多种因素影响，应对其予以尊重。

（二）恶性肿瘤照护者的心理社会照护

临终不仅给患者带来痛苦，也引起患者照护者痛苦的心理反应，正如伊利沙白·库伯勒·罗斯所说："亲属往往比患者本人更难以接受死亡的事实"。作为临终者的照护者，他们与临终者一样也需要加强关怀照顾，给予安抚。患者临终前后，照护者承受着巨大的痛苦和折磨，因此，全方位的安宁疗护工作应延续至患者死后，安抚照顾患者的照护者，为照护者给予居丧支持或哀伤辅导。

安宁疗护中的家庭常常存在功能失调，一种是敌对家庭，其特点是高冲突、低凝聚力和低表达力，往往拒绝帮助；另一种是沉闷家庭，这种家庭在沟通、凝聚力和解决冲突方面也存在障碍，但他们的愤怒往往是无声的，且他们愿意寻求帮助。这些功能失调家庭的心理疾病发病率很高，因此，他们成为干预的目标人群。可以采用聚焦家庭的悲伤治疗（family focused grief therapy，FFGT）帮助这些家庭，实现优化凝聚力、促进思想和情感的沟通，提高解决冲突的能力，同时促进分担哀伤和相互支持；可以在患者生命的最后 6 个月开始进行治疗，在患者身体允许的情况下可以积极参与 4～5 次活动，在患者死后的 1～2 个月恢复治疗，持续 5～6 次活动，直到治疗的目标全部达成且得到巩固。

（三）安宁疗护团队的心理社会照护

在照顾恶性肿瘤患者的过程中，安宁疗护团队常体验到心理社会方面的影响，如应激、抑郁、同情心疲乏等，甚至出现职业倦怠。安宁疗护团队的职业倦怠，是指从事安宁疗护的专业人员逐渐失去理想和工作的愿望、精力下降和失去目标，对自己的角色不满，对患者、同事和自己产生消极态度。这最终会导致筋疲力尽，出现一系列亚临床的表现或完全发展为抑郁障碍或创伤后应激障碍。

团队成员应从躯体、心理、情绪、灵性、工作场所 5 个方面进行自我照顾。躯体自我照顾策略包括：规律地锻炼身体，保持好的营养，充足的睡眠，有计划地进行医疗照顾，满足自身的需要包括理发、按摩等，每天留出时间做一件滋养自己的事情等。心理自我照顾策略包括：建立把工作和生活区分开的程序，保持一个爱好，学会对过多的压力说"不"，学会得到而不仅仅是给予，重新定义成功等。情绪自我照顾策略包括：允许流泪和大笑，向能够支持自己的人包括同伴表达自己的感受，能够有效表达对丧失的哀伤，觉察让自己感到低落的负性情绪，建立困难时刻的应对策略，有建设性地表达愤怒，对自己的成就感到骄傲，寻找让自己感到舒适的活动，与孩子和动物一起玩耍等。灵性自我照顾策略包括：留出时间规律地冥想和反思，记录自我照顾日志，注意到自然，花时间回归自然等。工作场所的干预策略包括：采取有助于减轻工作负担的策略，开展自我照顾的教育项目或活动，开展支持团体活动等。

在美国的撒拉纳克湖畔，镌刻着倍受人们尊敬的 Trudeau 医师的名言：医学有时去治愈，常常去帮助，总是去安慰。这句话对今天人类恶性肿瘤的治疗现状而言依然是恰当的。对于晚期恶性肿瘤患者，更多应该是关心、减轻或解除患者的疼痛和痛苦，尽量为他们营造一种比较舒适、有意义、有尊严、环境协调的气氛，提高患者有限生命的质量，使其平静地走完人生的旅途。

参考文献

［1］TEMEL J S，GREER J A，MUZIKANSKY A，et al. Early palliative care for patients with metastatic non-small-cell lung cancer ［J］. N Engl J Med，2010，363：733-742.

［2］BASCH E，DEAL A M，DUECK A C，et al. Overall survival results of a trial assessing patient-reported outcomes for symptom monitoring during routine cancer treatment ［J］. JAMA，2017，318（2）：197-198.

［3］BAKITAS M A，TOSTESON T D，LI Z，et al. Early versus delayed initiation of concurrent palliative oncology care：patient outcomes in the ENABLE III randomized controlled trial ［J］. Journal of Clinical Oncology，2015，33（13）：1438-1445.

［4］DIONNE-ODOM J N，AZUERO A，LYONS K D，et al. Benefits of early versus delayed palliative care to informal family caregivers of patients with advanced cancer: outcomes from the ENABLE III randomized controlled trial [J]. Journal of Clinical Oncology, 2015, 33 (13): 1446-1452.

[5] LU Z, FANG Y, LIU C, et al. Early interdisciplinary supportive care in patients with previously untreated metastatic esophagogastric cancer: a phase III randomized controlled trial [J]. Journal of clinical oncology, 2021, 39: 748-756.

[6] FERRELL B R, TEMEL J S, TEMIN S, et al. Integration of palliative care into standard oncology care: American society of clinical oncology clinical practice guideline update [J]. J Clin Oncol, 2017, 13 (2): 119-121.

[7] JORDAN K, AAPRO M, KAASA S, et al. European society for medical oncology (ESMO) position paper on supportive and palliative care [J]. Ann Oncol, 2018, 29 (1): 36-43.

[8] ZIMMERMANN C, SWAMI N, KRZYZANOWSKA M, et al. Early palliative care for patients with advanced cancer: a cluster-randomized controlled trial [J]. The Lancet, 2014, 383 (9930): 1721-1730.

[9] HUI D, BRUERA E. Integrating palliative care into the trajectory of cancer care [J]. Nature Reviews Clinical Oncology, 2016, 13 (3): 159-171.

[10] National Comprehensive Cancer Network. NCCN Clinical Practice Guidelines in Oncology, Palliative Care. Version 1.2020.

[11] 沃森, 基桑. 癌症患者心理治疗手册 [M]. 唐丽丽, 译. 北京: 北京大学医学出版社, 2016.

[12] 郭静波, 王玉梅. 灵性照顾与辞世教育 [J]. 医学与哲学, 2013, 34 (2): 13-15.

第三节　哀伤和哀伤辅导

一、哀伤的定义

哀伤（grief）指任何人在失去所爱或所依附的对象（主要指亲人）时所面临的境况，既是一种状态，也是一个过程，包括悲伤（一个人在面对损失或丧失时出现的内在生理、心理反应）以及哀悼（一个人在面对损失或丧失时，因身心的反应而带来的外在社交、行为的表现）。

任何的损失或丧失都可能引发哀伤，其程度因人因事而异。损失或丧失乃人生命中不可避免和分割的一部分，丧失挚爱的亲友固然会带来沉重的打击与伤痛，但生命中很多转变所引起的损失也不容忽略。每个人过去所经历的损失，往往影响着今日面对丧失时的反应。我们相信，昔日被隐抑的悲伤可以令今日的哀伤经验变得复杂化。

Machin 曾将人生中经历的各种损失分为以下 3 种。

第一种，成长性损失。源于个体无法控制的自然规律，或个体所做出的选择取舍，例如入学象征着与父母的进一步分离、青春期的种种身体变化提醒着儿时已不再、儿女的出生带来二人世界的终结、父母离世造成的重要他人的丧失等。

第二种，创伤性损失。来自突发的不可预测的损失，并非每个人必然经历，这种损失会带来压力与创伤，例如天灾人祸、虐待、遗弃、离婚、子女夭折等。成长性损失同时也可以具有创伤性特质，而创伤性损失的影响也会有程度上的差异。

第三种，预期性损失。指有一些损失尚未真正发生，却又在人的预期之内，会带给人预期性的悲伤反应，常见于被诊断患上长期疾病或不治之症的患者及其家属。虽然死亡的威胁并未迫在眉睫，但患者与家属已预期随着病情的恶化，患者将失去正常、独立、自主的生活；不再期待患者可以有正常人的寿命，预想患者会失去选择饮食、活动的自由等。

需要指出，预期性的悲伤也有其积极的适应性功能，能够帮助患者与家属储备心力，准备去面对即将到来的损失。然而为时过久的预期悲伤可能会导致过早的情感抽离与耗尽，对患者和亲友都会造成一些负面影响，例如产生很深的内疚、愤怒、绝望、自暴自弃及其他复杂的情绪。

正常的哀伤反应包括某种形式的身心症状或生理不适，逝者影响在脑海中挥之不去，对逝者或死亡发生当时的情境感到愧疚、敌意，丧失部分生活功能，发展出逝者曾有的行为特质等。具体而言，悲伤反应有 4 个层面，躯体、情绪、认知和行为。躯体反应主要包括胃部空虚、呼吸急促、肌肉无力等；情绪反应包括悲伤、愤怒、自责、焦虑、无助、麻木、轻松等；认知层面的反应包括否认、困惑、感到逝者仍然存在等；行为上的反应包括睡眠障碍、食欲丧失、社会退缩、回避、哭泣等。

得与失往往是同一个钱币的两面，任何损失的背后都有等待着人们去发掘的收获，同样，任何得到的背后也往往伴随着一些损失，这也是中国圣人早已领悟的道理："塞翁失马，焉知非福？"只是损失带来的得到、成长、积极意义与祝福，往往不容易被正在悲伤哀悼中的人所体察、认同甚至欣赏。只有很好地表达哀伤、处理哀伤，将哀伤整合到自己的心智中，才能真正从哀伤中走出并得到更好的成长。

二、哀伤的理论

理论能够帮助人们了解、解释现象的成因和规律，从而预测结果。哀伤的理论对于了解哀痛者的反应和需要、制订哀伤咨询的方案以及进行相关的科学研究相当重要。从多个理论角度去思考，可以使人们有更开阔的视野，但没有一种理论可以解释哀伤现象的全部。

弗洛伊德最早对哀伤的过程提出了自己的观点，其心理动力学假设的基础是强调哀痛者过去投注于逝者的心理能量需要得到释放，并转而投注于新的对象身上。他认为，当旧有的联结由于逝者离世而消失时，如果心理能量从关系中被抽离释放出来的话，过度性精神投入的过程便会开始。生者的情感会随着投入重温与逝者有关的每一个记忆，并持续地发现逝者不再存在这一现实而产生波动与抽离。随着时间的流逝，这些经过不断投入和抽离的经历会逐渐转移到新的对象身上，直到生者的哀伤最终可以画上休止符。如果这一过程受到异常的外在或内在干扰，当事人仍然停留在某种与逝者矛盾或被内疚支配的关系下，生者的精力难以转移，因而形成延迟、夸大或病理性的悲伤。这种复杂的哀伤便需要特别的关注和处理。

心理学者大多接受了弗洛伊德的看法。研究哀伤的荷兰心理学者 Stroebe 将他们的看法总结为"悲伤过程假设（grief work hypothesis）"，即"当事人的一系列认知过程，包括直面丧失、回顾去世前后的事件、在心理上逐步与逝者分离的过程。"它是一个积极持续和需要付出努力的过程。这其中最重要的是当事人需要意识到亲人丧亡的事实，释放被压抑的情感。

Bowlby 是研究亲子依附关系的专家，他认为依附是从出生婴儿与照顾者身上本能产生的，这种亲密的连结会扩展至其他重要他人。任何亲密联结关系的瓦解，均会导致焦虑、愤怒、对抗或寻找的行为。而悲伤是分离焦虑的一种。当一个人失去所爱，会尝试如何重获与逝者的亲密关系，如果哀痛者最终未能打破过去的联结，则可被视为适应不良。

依恋理论相信个体早年的依恋模式有相当的稳定性，并能影响其成年以后的人际关系，包括面对丧失、分离等。依恋类型被分为 4 类：安全型、回避型、矛盾型和混乱型。很多学者将依恋理论用于研究哀伤。有研究发现，安全型的个体能毫无困难地接近与依恋相关的记忆，叙述也前后一致。他们对亲人的去世感到悲伤，但不会因此被完全压垮。回避型的个体对他人缺乏信任感，有某种强迫性的自立，往往在亲人丧亡后压抑或逃避和依恋关系有关的情绪。矛盾型的个体表现得比较情绪化，他们沉溺于丧失亲人的悲痛中，不能建设性地应对与依恋相关的情绪。而混乱型的个体对他人和自身都缺乏信任感，以往的创伤损害使他们不能正常地思考和谈论丧失依恋，前后的叙述也不一致。

上述的理论视角丰富和深化了人们对哀伤的理解，但还显得较为散乱。有许多学者试图整合各种理论，以期获得更为整体性的理解。2005 年，Stroebe 针对丧偶者提出的"依恋与哀伤双程模型"，认为哀伤过程的日常经验可以分为丧失导向和恢复导向，前者与评估丧失和内心重新安置逝者的位置有关，包括悲伤过程、悲伤干扰、破坏联结、否认／回避恢复的转变；后者包括使自己专注于生活的转变、做新的事情、从悲伤中分神、否认／回避哀伤、适应新角色／身份／关系。一般丧偶者往往在两者之间来回摆动，既接近又逃避哀伤，来回往复于"丧失导向"和"恢复导向"的经验之间，如图 10-1 所示。

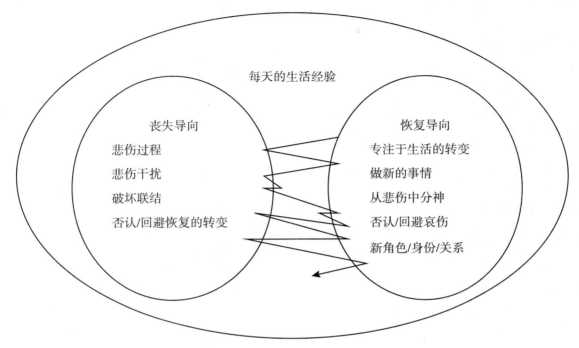

图 10-1　哀伤的双程模型

源自：陈维樑，钟莠菊．哀伤心理咨询—理论与实务．北京：中国轻工业出版社，2006.

　　Stroebe 假设这种接近和逃避的来回摆动具有适应性的调节功能。若没有摆动的发生，长期滞留在丧失导向或恢复导向一端，都可能导致病态或复杂的哀伤。例如，长期的悲痛者常常沉思默想逝去的亲人，他们强迫性地让自己停留在丧失导向的经验里；而延迟或抑制的悲痛者在早期没有或很少表现出悲伤，但可能在以后会出现躯体症状，他们只关注于恢复导向，而逃避丧失导向。

　　综合哀伤辅导的理论，"与逝去的亲人在内心逐步分离"是"悲伤过程假设"的核心论点，也是基于此发展出了许多哀伤咨询理论，加上对个体的关注及哀伤的动态过程。现代哀伤辅导普遍关注哀伤应对过程中灵活性的重要，并重视不同文化背景（价值观、风俗习惯、宗教信仰）对哀伤过程的影响。

三、哀伤辅导原则

　　哀伤如同身体创伤，不可能回避，而且有一个逐渐恢复的过程，压抑和逃避无助于其消失，体验这一过程中的甘苦才能将哀伤的力量升华。哀伤辅导（grief counseling）的目标就是协助哀伤者在合理的时间内，引发正常的哀伤，健全地完成哀伤任务。

　　哀伤的结束时间没有一致的答案，很少有人能在一年之内完全解决，有些人似乎永远不能完全脱离哀伤。不完全的哀伤会损害个体进一步的成长和发展，就像身体的创伤只愈合了一部分，没有完全抚平一样。哀伤辅导所提供的基本教育之一就是提醒当事人，哀悼是一个长期的过程，而终极点并不一定会达到悲伤前的状态。

　　每个人处理哀伤所需的时间和状态不同，因此哀伤辅导需要以个体的需要为中心，但也有很多共同可遵循的原则。

（1）帮助哀痛者接受失落的事实。鼓励哀痛者谈论逝者，一同看照片、拜访墓地、完成某些特定的哀悼任务等都有助于增加生者对亲人亡故的现实感。

（2）帮助哀痛者界定及表达情感。哀伤的过程没有痛苦是不可能的。在表达情感的过程中，悲伤和内疚等情绪相对比较容易获得宣泄，而对逝者表达愤怒对大多数人而言则不太容易。心理工作者除了协助哀痛者表达负面情绪外，还需要帮助他们辨别和放弃一些非理性的自责，并挖掘他们对逝者的正面情感。

（3）让哀痛者无拘无束地哭泣。心理工作者要给予哀痛者足够的时间去表达，注意不要急于递纸巾或安慰，因为这会表达出"不要哭"的信息，反映的可能是心理工作者自身的不安。

（4）加强哀痛者独立生活的能力。通过问题解决和角色扮演等方法协助来访者提高开始新生活的能力和自信。一般而言，心理工作者不会鼓励来访者在丧失初期做出任何重大的生活决定，因为悲伤的情绪可能会影响一个人正常的判断能力。这些转变可能会延缓或复杂化正常的哀伤进程。

（5）阐明正常的哀伤行为。使用正常化的技术缓解哀痛者的感受和反应，以减轻其焦虑，并使其对哀伤的过程有所预期。

（6）持续的支持。丧亲者在某些纪念日或节日特别需要关怀和支持。心理工作者需要对此有所觉察，并提供足够的支持，以协助来访者度过这些艰难的时刻。

（7）允许个体差异。每个人对于哀伤的表现和步伐都是独特的。心理工作者要避免为来访者的哀伤预设过多的标准。哀伤辅导的主要任务是"陪伴"。

（8）评估转介的需要。心理工作者需要了解自己在经验和能力方面的限制，在必要时寻求督导并做出适当的转介。

四、复杂的哀伤

在生活节奏飞快的现代社会，人们所面对的失落数不胜数，但由于变化太快，人们对这些失落往往来不及认知，更不用说很好地处理自己的感受，导致每个人的心里或多或少都埋藏着一些未能得到完全处理的悲伤。这些累积的悲伤，加上其他潜伏在性格及家庭中的问题，使得当人们再次遇到重大失落时，对于哀伤的处理会变得异常困难，因而需要额外的照顾和关怀。

复杂的哀伤用来描述不正常的和病态的悲伤，其与正常哀伤的区别在于当事人反应的强度和持久度。复杂的哀伤可以分为4类：长期的哀伤反应、延迟的哀伤反应、夸大的哀伤反应和伪装的哀伤反应。

最新出版的《精神障碍诊断与统计手册（第5版）》（DSM-5）中，将异常的哀伤反应命名为持续性复杂哀伤相关障碍（persistent complex bereavement related disorder，PCBRD）。《国际疾病分类（第11版）》（ICD-11）草案中则将异常的哀伤反应定义为延长哀伤障碍（prolonged grief disorder，PGD），指在重要他人死亡后6个月仍持续存在的病理性哀伤反应，主要表现为对已故者强烈而持久的怀念，并伴有难以接受死亡、回避提醒死亡的线索、觉得生活空虚、毫无意义等认知、情绪和行为症状。

识别复杂的哀伤对于临床工作尤为重要，因为它提示心理工作者需要给予特别的注意并适时地进行转介。复杂哀伤的诊断标准包括：

（1）过度否认：对逝者怀着强烈的罪责或矛盾的感觉，并拒绝接受逝者已去的事实；强烈地感到逝者仍然生存，一直不合理地长期保存遗体或遗物。

（2）持续的长期的哀伤：经过相当长的时间却依然对丧失的经验产生强烈并无法缓解的反应；迟迟未能恢复正常的社交或工作。

（3）延迟、压抑、夸大的哀伤：曾经的丧失并未经历适当的哀伤反应，但在之后的丧失中引发出夸大或程度超出预期的反应；可能引发躯体症状，如背痛、胸口痛、肠胃不适等；夸大的病症可能达到精神障碍诊断的标准，如抑郁症、创伤后应激障碍、焦虑症、进食障碍等；病症会持续，直至哀伤得到某种程度的缓解。

（4）伪装的哀伤：高涨的情绪、过度活跃的行为、冲动控制障碍，可能发展出与逝者死前病症相似的生理症状。

引发复杂哀伤的危险因素包括突然死亡、早前的丧失、丧亲、缺乏社会支持、人格障碍、家庭支持不足等。

五、癌症相关的哀伤

随着癌症患者病情的加重，丧失就已在不断发生。癌症患者亲属在患者离世后可能产生抑郁情绪，生活质量下降，普遍产生哀伤反应。大部分丧亲者的哀伤反应并不严重，且会随时间推移逐渐恢复，但有部分个体会因此严重影响其社会功能。此类哀伤呈现出一定的病理性特征，需要接受临床照料和关注。对于心理干预者而言，必须在死亡发生之前就与患者及其家人建立起信任的关系，帮助他们理解死亡的过程并对哀伤的反应有所预期。心理工作者还需要了解复杂哀伤的危险因素，并对处理复杂的哀伤有所准备。本部分内容将对与癌症有关的哀伤及心理干预加以说明。

（一）预期性哀伤

癌症末期患者及其家人哀伤的特点之一就是哀伤在死亡之前就已经开始了。从接到癌症诊断的那一刻开始，患者及其家人就意识到悲惨的结局可能不可避免。随着疾病的进展和治愈的希望的波动，对死亡在认知和情感上的接受将是一个不断变化的过程。家人可能表现出不切实际的乐观、反抗、愤怒或对癌症患者的过度保护。

如果整个家庭能够适应疾病进展所带来的多重丧失，他们可能会变得更为紧密和团结。家人和癌症患者之间有机会通过关心和照顾表达彼此的依恋，或者解决可能存在的家庭问题。然而，对于功能不良的家庭而言，其成员则更可能表现出否认、敌意、回避或其他适应不良的行为并导致紧张和冲突。

随着疾病的进展，心理工作者可以鼓励家庭充分沟通，患者与家人相互告别，表达彼此的感激并处理未完成的事件。

（二）死亡阶段的哀伤

在临终时刻，围绕在患者床旁的家人通常都会非常的情绪化，并对相关医疗讯息变得非常敏感。在患者死亡之后，对于临终过程鲜活的回忆会保持很长时间，临床医护人员需要对家人的这些表现有足够的尊重和敏感，不断向他们确认患者死亡的过程，说明医疗指标的含义，如分泌物、呼吸方式的改变、意识水平等。

当患者病危，医护人员应该通知家庭成员前来与临终者告别。对于未能及时赶到的家人，应该允许他们探望死者，并告知相关的信息。一些文化或宗教可能有特别的仪式用以帮助患者家属表达哀伤，医务人员应尊重并允许这些仪式的举行。虽然对死亡有所预期，但对死亡的哀伤不一定会变少。患者家属可能会需要医护人员进一步的支持，如充满温情的电话、提供应对焦虑或睡眠问题的药物、丧葬事宜的指导和提供心理社会服务的转介等。

（三）死亡后急性的哀伤

即使是在同一个家庭内，哀伤的过程和表达也多种多样。伴随着丧失的情感往往非常痛苦，在起初的 1 个月内，这些反应往往很难说是正常还是异常的。情绪像波浪一样起起伏伏，包括悲伤、愤怒、绝望和焦虑。家人会对患者表现出深深的怀念，并可能同时体验到强烈的悲伤和轻松。个体对逝者的怀念可能是有序的，也可能是闯入式的图像和记忆。在行为上，个体会不断地寻找逝者的踪迹，表现出社交退缩，并寻求支持和帮助。急性哀伤阶段的个体还会出现一些躯体症状，包括睡眠困难、疲劳、不安、食欲不佳等。

早期理论认为，适应性哀伤中的个体需要经历几个阶段，包括震惊、怀念、愤怒、反抗、悲伤或抑郁，最终从丧失中复原。随着哀伤的进展，早期阶段的情感强烈，起起伏伏，逐渐减弱，并在以后的生活中间歇性出现。在克服丧失的过程中，适应性的应对得以发展，包括处理相关的情绪，重新建构没有逝者的生活。哀伤的强度和持续时间与生者和逝者之间依恋的亲密程度密切相关，因此适应的时间不应受到限制。

80%～90% 的哀伤者在家人死亡 6 个月后能够接受现实。也就是说，大多数癌症患者的家人能够适应亲人死亡的丧失，并有能力处理好与逝者之间的关系，重新回归生活并建立新的关系。在一些纪念日，癌症患者的家属会继续感受到哀伤，但强度会逐渐降低。

（四）癌症相关的哀伤辅导

近 20 年来，关于心理社会肿瘤学领域哀伤辅导的研究结果并不一致。大多数个体并不需要干预就可以获得自然的缓解，但很多学者仍然坚持哀伤辅导的有效性。虽然有所争议，但有一点是一致的，即治疗对于那些高风险或出现症状的个体能够显示出很好的效果。

对于癌症患者家属的哀伤辅导包括几个方面，首先，医护人员对家属持续的照护是一种强有力的支持，包括提前的预防性干预，特别是对临终患者家属进行恰当的死亡教育，向家属介绍临终患者常出现的一些症状及相应的处理措施，并及时告知家属患者的病情变化，使其有心理准备，安排好探视时间，为家属提供机会与患者道别。受我国传统文化中家本位思想的影响，家属的态度和意见在癌症的医疗行为决策中仍然占据主导地位，家属往往更关注如何延长患者的生命，并将此认为是尽孝。有研究指出，当患者离世后，患者家属常常表示非常后悔自己为患者做出的医疗决策。而适当的死亡教育可以帮助患者家属树立正确的生命观，重视患者的生活质量，从而与患者一起做出正确的治疗决策，使患者有机会按照自己的想法走完人生的最后阶段。而家属在患者离世后所出现的后悔、自责等负性情绪也会相应减轻。

在此基础上，丧亲者可能还需要个体心理治疗，包括支持性心理治疗、心理动力学心理治疗、认知行为治疗、小组治疗和家庭治疗。在癌症治疗和缓和医疗阶段就以家庭为单位进行筛查，可以找出在哀伤阶段更容易出现问题的群体。Kissane 等制订并实施了以家庭为中心的哀伤辅导项目，从缓和医疗开始直到患者死亡之后，对高风险家庭进行预防式的、持续 6～10 次会谈的干预。持续的干预和对于癌症患者家庭的理解能够影响哀伤的过程。高风险家庭的特征包括激烈的冲突、低凝聚力和沟通不足。这些功能不良家庭的成员在干预中获得彼此的支持并分享彼此的哀伤。在对照研究中，参与以家庭为中心的哀伤辅导项目的家庭，在患者死亡 13 个月后其心理痛苦明显减少。在临床工作中，有效识别在哀伤过程中可能出现问题的个体或家庭并进行适当的干预，是癌症相关哀伤辅导的关键。

六、小结

本节主要介绍了哀伤的定义，强调了哀伤的普遍性，并在此基础上引入哀伤有关的理论，讨论了在经历哀伤的时候，人们会有怎样的心理过程，以及哀伤对心理产生的影响。一般而言，当人们经历丧失和哀伤，并不一定需要哀伤辅导，但对于一些出现复杂哀伤的当事人则很可能需要额外的帮助才能够使其逐渐适应，恢复身心健康。本节对哀伤辅导的原则进行了概述，并且介绍了复杂哀伤的概念和相关诊断标准。最后，针对癌症患者及其家属，本节将癌症相关的哀伤分为 3 类，分别为预期性哀伤、死亡阶段的哀伤和死亡后急性的哀伤，并对癌症相关丧亲者的哀伤辅导要点和哀伤辅导项目进行了介绍。在临床工作中，最重要的是对风险人群进行有效识别，并有针对性地提供干预，以将哀伤辅导的效益最大化。

参考文献

［1］陈维樑，钟莠筠.哀伤心理咨询—理论与实务［M］.北京：中国轻工业出版社，2006.

［2］刘建鸿，李晓文.哀伤研究：新的视角与理论整合［J］.心理科学进展，2007，15（3）：470-475.

［3］康莉，郑雪梅.癌症患者家属哀伤体验的质性研究［J］.中国医学伦理学，2017，30（10）：1251-1254.

［4］王海英，王军辉.癌症丧亲者哀伤反应状况的调查分析［J］.中国癌症防治杂志，2014，6（3）：298-301.

第十一章

医患沟通

第一节　概　述

一、医患沟通的定义

医患沟通（doctor-patient communication）是一种医疗情景中的沟通行为，是指医务人员在医疗的过程中，与患者及其家属不断交换信息，达成共识，从而做出准确、全面的诊断，并制订和实施适合患者需求的、个体化的医疗和护理方案。医患沟通贯穿着从接诊患者到临床诊断、治疗的全过程，沟通的过程除了传递信息之外，思想的交换和情感的互动也是其重要环节。

医患沟通由语言沟通和非语言沟通两部分组成。其中语言沟通又包括口头沟通和书面沟通，口头沟通具有直接性和即时性的特点，更为灵活，对医护人员语言表达能力要求较高，需要医护人员根据患者的理解能力组织语言，避免使用难以理解的医学术语；而书面沟通的信息更为严谨且具有法律效应，在实际沟通过程中，两种方式互为补充。非语言沟通也称为肢体语言的沟通，其包括的内容更为广泛，包括表情、眼神、语气、语调、语速、姿势、动作甚至是医生的着装和仪态等都能在沟通中传递一定的信息。美国一位心理学家曾经通过研究证实："沟通中全部信息的传递只有7%由语言来表达和完成，而其余93%都要通过肢体语言交流来表达和完成。"

医患沟通不仅仅是医护人员的一项必备技能，同时也体现着一位医务工作者的医学理念和临床态度。在很多国家，医患沟通都是医学生的必修课，也是一些医疗资格认证和业务考核中的必考科目。目前，在我国的住院医师规范化培训一阶段考试中，医患沟通也成为考核内容之一。

随着医学模式的转变，医患沟通的模式也发生着变化，在"生物 - 心理 - 社会"医学模式下，更提倡"以患者为中心"的沟通模式。这种沟通模式对医护人员提出了更高的要求，不但要关注患者的生物医学信息，还要了解患者心理、社会层面的信息，例如价值观、对疾病的认知、经济状况、心理状态、社会支持现状等，并评估以上心理社会因素对患者的疾病及其治疗可能存在的影响，询问并尊重患者参与治疗决策的意愿，允许患者参与共同医疗决策。

二、医患沟通的重要性

医患沟通是医患之间构筑的一座双向交流的桥梁，有效的医患沟通对促进患者康复有着非常重要的意义。但同时，医患沟通也是一把双刃剑，不良的沟通也会带来负面的影响。医患沟通不良是引发医疗纠纷的重要因素，调查显示，大多数医疗纠纷并非由于医疗技术本身所引起，而是由于医患沟通不良所导致。此外，医患沟通不良会降低患者的满意度，导致患者对诊疗过程缺乏信任，影响医疗效果，甚至会加深医患矛盾。因此，良好的医患沟通是非常重要的。

（一）满足患者对医疗信息的需求，提高医疗效果

有效的医患沟通有助于医患之间建立良好的信赖关系，对诊断和治疗有着积极的作用。通过与患者进行良好的沟通，医生可以更加全面而准确地了解患者的情况，这对疾病诊断及治疗方案的选择都是非常重要的，有助于医生做出正确的诊断和治疗。同时，患者与医生坦诚交流各自关于疾病治疗的想法，让患者主动参与其中，医生给予患者必要的关怀等，会让患者更好地了解医疗相关的信息，使患者更好地遵照医嘱，执行医疗计划。有效的医患沟通对治疗效果的作用可以体现在很多方面，如缓解症状、减轻心理压力等。

（二）增加患者的满意度

良好的医患沟通能够增加患者对医疗的满意度，提高对治疗的依从性，从而提高治疗效果，并有助于满足患者的心理社会需要。患者对医生的期望不仅仅是单纯的医学技术范畴，他们还希望医生对他们表现出应有的尊重，愿意倾听他们的诉说，理解他们的遭遇与身心痛苦，同时给予适当的心理社会支持。良好的沟通技能需要医生对患者表达真诚的关心，能够使用通俗易懂的语言向患者解释复杂的医学问题，并愿意倾听患者的诉说。

（三）减少医疗纠纷，构建和谐医患关系

近年来，由于某些社会及人为因素，使得医患之间的信任出现了严重的危机，医患关系也成为社会各界普遍关注的话题。有效的医患沟通是挽救信任危机、减少医患矛盾的重要途径。在医疗活动中，医务人员对即将进行的医疗行为的效果、可能的并发症、治疗的局限性、疾病转归及风险等与患者和家属进行有效的沟通，使其能够正确理解和对待医疗效果和相关风险，并做出恰当的医疗决定，可以明显减少医疗纠纷的发生。

（四）体现人文关怀

有效的医患沟通对患者有很多益处。温暖的语言能使患者感到欣慰，带来希望和鼓舞，并提供相应的信息，使他们能够更好地进行心理调控，更容易理解一些复杂的疾病信息，减少不确定感，减轻心理压力和焦虑情绪。通过有效沟通的行为、语言，帮助医患之间交流情感、表达思想、传递信息，使医患双方达成共识并建立信任的合作关系，给予患者情感上的鼓励和支持，体现人文关怀的理念。

三、医患沟通培训

（一）医患沟通培训的有效性

目前对于医患沟通有效性的最主要的证据是，沟通技能培训可增加临床医生开放性问题和同理心的使用，减少仅仅对于"事实"的陈述。此外，沟通培训对医护人员的职业倦怠、患者满意度以及患者对医护人员沟通技能的认知也有一定的影响。

一项荟萃分析报告，沟通技能培训能够改善肿瘤临床医生的沟通行为，另一个令人鼓舞的发现是，沟通技能培训对患者坚持治疗也有影响，当临床医生接受培训后，患者坚持治疗的概率会显著提高。这项分析未能确定沟通技能培训效应是否会随着时间的推移而持续、是否有必要开展继续教育以及哪些类型的培训项目最有可能奏效。

（二）临床医生获得沟通技能的最有效方式

沟通技能培训是临床医生获得沟通技能的最有效方式，应基于良好的培训原则，包括使用角色扮演场景进行沟通技能练习和体验式学习。

需要强调的是，传统的讲座式教学是一种无效的技能培训方法，需要配合有督导的练习，如角色扮演，直接观察真实患者或标准化患者。此外，还应包括结构化督导反馈，以便临床医生能够了解他们的哪些行为是有效的。

为了使沟通技能培训最有效，还应该加强医护人员的自我意识和与情绪、态度相关以及可能影响沟通的信念，以及意识到可能影响决策的隐性偏见。提高自我意识和情境意识的练习包括：反思遭遇到的困难、挑战或不愉快的患者；反思满意或愉快的患者；作为患者或患者所爱的人，反思个人在医疗系统中的经历可以提高个人和情境意识；在角色扮演练习中扮演患者或家属的角色，以体验他们的观点和情绪反应，并深入了解有效的沟通反应；在工作中进行短暂的正念练习可能有助于提高自我意识、反应能力和面对痛苦时的平静。

尽管对于医患沟通训练所需的最佳培训时长仍不确定，但大部分证据支持至少 3 天的课程可能是必要的，以确保将沟通技能转移到临床实践中。交错式的培训方法是首先培养技能，然后在真实的临床实践中练习一段时间，再通过进一步的角色扮演来加强，可有效巩固培训效果。

第二节　肿瘤临床医患沟通的内容

一、告知坏消息

坏消息一般是指任何关于现在的或未来的、与人的愿望相违背的消息。恶性肿瘤的诊断、复发、转移、预后欠佳、终止治疗等都属于坏消息。与恶性肿瘤患者沟通坏消息，需要良好的医患沟通技巧。医患沟通培训可以提高临床肿瘤医护人员的信心、理论水平以及沟通技巧，帮助临床医护人员有效传递坏消息。

目前在国际上用于告知坏消息最为常用、广泛被认可的医患沟通培训模式是 SPIKES 模型和 SHARE 模型。SPIKES 模型由美国 MD Anderson 癌症中心于 2000 年开发，在西方国家运用较多，包括 6 个阶段，每个字母代表一个阶段，包括：①设置（Setting）：创造一个隐私的且使患者舒适的沟通环境，面对面坐下，保持平视，减少"白大衣综合征"；②患者认知（patient's Perception）：告知坏消息前，要了解患者对病情和检查结果的理解程度，医生要清楚患者对疾病的认识程度与实际情况之间的差距大小；③信息需求（Information need）：确定患者想知道多少信息和什么信息，避免将大量信息托盘而出，可以采用开放式问题、举例子、邀请患者提问的技巧；④给予信息（provide Knowledge）：告知患者病情和治疗的信息，可以采用将信息分成易于理解的单元、足够多的停顿等技巧；⑤用共情对患者的情绪做出反应（responding to emotions with Empathy）：要学习使用共情表达，询问、接纳和理解患者的情绪；⑥策略和总结（Strategy/Summary）：总结、制订出治疗及随诊计划，可以采用邀请患者提问并充分回答这些问题的技巧。

SHARE 模型由日本心理社会肿瘤学协会于 2007 年开发，在东方国家运用较多，包括 4 个阶段，每个字母代表一个阶段：①支持性环境的设定（Supportive environment）：在隐私场所进行，建议家属一同在场；②坏消息的传达方式（How to deliver the bad news）：态度诚实、清楚易懂，仔细说明病情，采用患者可以接受的方式；③提供附加信息（Additional information）：讨论今后的治疗方案，适时提出替代治疗方案等；④提供保证和情绪支持（Reassurance and Emotional support）：表现体贴、真诚、温暖的态度，鼓励患者表达情感。SHARE 模型是建立在亚洲文化的儒家价值观基础上，强调了家属也应纳入告知坏消息的医患沟通中，对患者及家属给予安慰及情感支持。

二、协助医患共享决策

近年来，随着医患沟通模式向"以患者为中心"的医患沟通模式转变，越来越多的患者也从被动接受，逐渐转变为主动参与到肿瘤临床决策之中。共享决策（shared decision making，SDM）是 1982 年由美国总统生命伦理委员会首次提出的，SDM 的含义为：医护人员要善于识别并满足患者需要，尊重其选择偏好，患者也要勇于清晰地表达愿望，共同寻求治疗共识。

SDM 是临床决策的一种方法，其要点是使患者参与到决策过程中，为患者提供可选择的必要的信息，使患者的选择偏好和价值观能更好地融入医疗方案。在 SDM 的过程中，患者应该：①理解疾病和各种不同治疗选项的风险及后果的严重性；②理解各种选择的风险、益处、替代方案和不确定性；③权衡价值和利弊；④在决策过程中受到尊重和公平的对待。

SDM 由 3 个步骤组成：完整知情、治疗信息共享和讨论预后。第一个步骤是完整知情。如果患者对病情的了解不全面，就无法参与到后面的决策过程中，所以第一个步骤是明确的病情告知。在告知的过程中，医生要采取开放、诚实的态度，采取简单但清楚明白的方式，为患者提供清晰、准确、完整的信息，使患者能够知情且接受，同时要密切注意患者的情绪反应，给予情感支持。而患者则需要向医生表达自己的愿望、偏好和价值取向等，患者在理解困难时要向医生提问。第二个步骤是治疗信息共享，包括恶性肿瘤的治疗方案和疾病整体的治疗计划相关信息。在这个过程中，医生要明确说明目前已确定的可选择的治疗方案有哪些、推荐的治疗方案是什么、获益和风险是什么，并与患者进行讨论，帮助患者进行抉择。比如治疗方式的选择，是手术后再化疗，还是手术后再放疗，或是先放化疗再手术，是选择临床试验还是常规治疗，等等，这些问题都需要与患者交流协商。第三个步骤是讨论预后，明确患者的需求，为患者提供其所需要的预后信息，在这个过程中要注意对患者的情绪给予共情的回应和让患者保持希望。此外，医生还需要核查患者的理解程度，并在必要时澄清问题与患者理解的偏差。最后结束谈话。

SDM 有助于提高恶性肿瘤患者对医疗的依从性、对医护人员的满意度，最重要的是可以提高其生命质量。

有研究报道，年轻、男性、受教育程度高、性格外向的恶性肿瘤患者更愿意参与到医疗决策中，也更能清晰地表达自己的意愿。中国患者和家属更倾向于"医生 + 患者 + 家属"的医疗决策模式。但是 SDM 在肿瘤临床中也面临着一些挑战，其中最大的挑战是医护人员的短缺，导致医护人员无法分配出更多的时间和精力与患者进行决策沟通。

三、应对患者的情绪反应

在肿瘤患者治疗过程中，医务人员能否恰当地应对患者的情绪反应（emotional response）是良好医患沟通的关键。美国德州农工大学传播系 Dean 等建立了应对患者情绪反应的三阶段概念模型，分别为：识别、探索、治疗。在此模型基础上，对于应对肿瘤患者的情绪反应，每个阶段又有不同证据值得参考。

（一）识别（recognizing）

医务人员识别患者的情绪反应是应对患者情绪反应的最大挑战之一，因为肿瘤患者通常不愿意透露或试图隐藏情绪，或担心尴尬或不想给医务人员带来情绪负担。有些患者认为恐惧和焦虑等情绪是癌症的一部分，是不可避免的。还有证据显示，患者对于医生帮助其解决情绪问题是否是职责范围内的任务存在分歧。对于临床医务人员来说，其通常不会意识到患者（或家属）情绪的表达，或者当他们意识到时，也无法做出适当的回应。原因之一在于临床医生通常认为解决情感需求需花费太多时间，或者认为他们的主要任务是关注生物医学问题。此外，临床医生可能没有足够的技能或训练来应对患者的情绪问题。

患者可通过明确表达（关注 concern）和暗示（cues）表达两种方式表达情绪。明确表达如

"我好担心我的疼痛"，暗示表达如"然而疼痛真的刺痛了我"。Korsvold 等通过一项临床分析得出，患者经常通过暗示、间接地表达他们的情绪，且当医生识别后，也仅仅提供医疗信息，未给予情感支持，而护士更容易发现患者的暗示表达。

医生可通过正念（mindfulness）、积极倾听（listening）和促进交流等方式识别患者的不良情绪。临床医生必须创造或允许情绪困扰成为讨论话题的机会，通过积极倾听来促进沟通（如"我知道你压力很大，从你的神态上可以看出来""我很关心你，听起来你最近忧心忡忡，这样说对吗？"）。

（二）探索（exploring）

当患者不愿意透露自己的隐私或不知如何表达、不知是否该表达时，探索患者的情绪显得尤为重要。当医务人员承认和确认患者有情绪问题时，需用同理心及开放式提问（如"你这一周过得如何""作为你的临床医生，你随时可以和我谈谈你和你家人的感受或事情的进展"）的方式引出患者关注的问题，这往往会促使患者谈论他们的情绪困扰和感受。

共情（empathy）又被译为同理心、同感等，指能设身处地或感同身受地体验他人的处境，对他人情绪具备感受力和理解力。共情是医务人员探索患者情绪困扰的重要方法，也是理解和感受他人情感及想法的过程，可表现为医务人员尊重患者，与患者成为合作伙伴，并为其提供支持（如"我无法想象这对你和你的家人来说有多难"）。医务人员有效地探索患者的情绪反应有助于更好地治疗患者的情绪。

（三）治疗

首先，识别和探索患者的情绪问题也具有一定的治疗情绪的价值。以共情的方式回应患者的情绪（如在患者悲伤时安慰其"我知道你也不想听到这些，我也希望结果能够更好""你觉得有压力吗？""你觉得……？"）；让患者及家属感受到医务人员的不离不弃（如"我们会一起解决这一切的""我会陪你走完每一个阶段，绝不会弃你而去"），并与其讨论接下来的治疗或处理方案；临床医生可以提供关于患者健康和治疗方案的清晰而详细的解释，以及患者的不确定性，并给患者增加希望。

肿瘤科医务人员对患者不良情绪的识别和处理可以显著提升患者的生活质量，改善医患关系。国内医生亦开始重视这方面的沟通策略，开展同理心、医患沟通等方面的培训，为患者提供专业的科普教育，关注患者及家属的情绪反应，加之心理社会肿瘤学这门学科的不断发展，管理患者的情绪反应将会被更多的医务人员所重视及掌握。值得一提的是，医务人员的情感耗竭对管理患者的情绪反应有着极大的负性影响，因此注重医务人员的职业倦怠水平，对医务人员本身、对患者及社会都有着重要意义。

四、安宁缓和医疗和生命末期治疗的沟通

当疾病进展或进入生命末期时，患者会感受到身体状况严重下降及死亡不久将会到来。患者或家属常常会关心的问题包括但不限于：我（患者）是不是没救了？还能活多久？最后会不会疼死？怎样能不（让患者）受罪？能不能安乐死……从疾病的现状来看确实没有更多临床抗肿瘤治疗的意义，但是面对身处生命末期的患者以及家属，如果仅仅给予一句"没有什么方法了"的回答，会将原本已经被疾病折磨得痛苦不堪的家庭推入到更加绝望的深渊；而经过培训的沟通是真正实现末期患者"舒适照护"的重要组成部分。因此安宁缓和医疗中的医患沟通不仅仅是医疗过程中的一项技术，更是给患者及其家庭提供的一种治疗方式。

在此阶段沟通的内容包括：①患者是否了解目前的真实病情以及知情的意愿；②对于病情以及预期生存的讨论；③对于生命末期的医疗干预计划；④患者及家庭所面临的实际问题，如费用、末期照顾和离世的地点、照护人员选择等；⑤患者对临终前医疗干预的选择或称为生前预嘱；⑥家庭及社会关系。尤其在临床实践中，医疗过程大部分发生在医务人员和患者家庭之间，

末期患者的照护工作中会有更多涉及家庭的问题，因此沟通的对象大多是以家庭为单位。召开家庭会议（family meeting）是这一阶段沟通过程中使用最多的技巧。医务人员扮演着主持人的角色，需要明确家庭会议的目的以及详细计划家庭会议的流程，并在家庭会议中使用提问的技巧引导会议顺利进行，让家庭沟通从沉默变得公开透明。在这个过程中，循环提问、反思性提问、策略性提问是常用到的提问方式。对家庭成员进行循环提问有助于收集在场所有人员的观点，反思性提问是提出假设引发家庭成员的思考，策略性提问指为照顾提出潜在的解决方案并在家庭中进行讨论。表 11-1 列举了召开家庭会议的流程及沟通示范。

表 11-1　召开家庭会议的流程及沟通示范

策略	示范
1. 召开家庭会议前，事先做出计划和安排	"我想邀请您参加一个家庭会议，讨论患者的照护问题"
2. 欢迎家庭成员的参与，引导家庭会议实现讨论的目标	"我发现能够把家人们聚在一起讨论关于患者的照护目标、关键问题和担忧以及照顾过程等这些问题非常有用"
3. 检查每个家庭成员对于患者的疾病以及预后的了解情况	"您能告诉我患者得的什么疾病吗？以及您对此病严重程度的了解情况吗？" "您对这种疾病有哪些担忧？"
4. 检查家庭成员是否对目前的照护目标达成共识	"您对目前状况下这个疾病的照护目标是什么？"
5. 识别家庭成员对患者目前出现的关键症状和照顾等存在的担忧	"目前是否有难以控制的症状？" "在您照护患者的过程中，需要我们提供哪些帮助？"
6. 澄清家庭成员对未来的看法	"我是否可以询问一下您自己的事情安排是否受到了影响？" "您是否指定了谁来行使您对健康问题的决策或者是否已经提前给出了您的建议？" "妈妈/爸爸一般情况下跟谁讨论疾病？"
7. 澄清家庭成员如何应对当前的状况以及如何感受和表达自己的情绪	"你们最可能会担心家里的哪一个人？" "你们家庭作为一个团队工作的效率如何？" "你们在家庭中能够公开谈论恶性肿瘤吗？""是什么阻碍了你们在家庭中自由谈论病情？" "家人彼此之间的分歧是否会带来一些问题？"
8. 识别家庭的优势，确认他们能够给予彼此承诺和支持的程度	"你们的家庭韧性或弹性是从哪里获得的？" "哪些传统观念会引导你们做出决定？" "哪些文化或规范对你们的家庭来说很重要？"
9. 审查最后商定的照护目标和未来计划，结束家庭会议	"让我们回顾一下这次家庭会议上所讨论出的照护目标以及家庭所担心的问题" "面对将来，接下来的安排是……"

注：引自 Jimmie C.Holland. Psycho-oncology. 3rd ed. Principles of Communication Skills Training in Cancer Care Across the Life Span and Illness Trajectory.

参考文献

[1] GILLIGAN T，COYLE N，FRANKEL R M，et al. Patient-clinician communication：American society of clinical oncology consensus guideline［J］. J Clin Oncol，2017，35（31）：3618-32.

［2］MOORE P M, RIVERA S, BRAVO-SOTO G A, et al. Communication skills training for healthcare professionals working with people who have cancer［J］. Cochrane Database Syst Rev, 2018, 7: CD003751.

［3］BOS-VAN DEN HOEK D W, VISSER L N C, BROWN R F, et al. Communication skills training for healthcare professionals in oncology over the past decde: a systematic review of reviews［J］. Curr Opin Support Palliat Care, 2019, 13（1）: 33-45.

［4］张新庆. 医患"共享决策"核心概念解析［J］. 医学与哲学, 2017, 38（10）: 582: 12-15.

［5］吴凯旋, 杨莹莹, 任峰. 癌症患者参与共享决策的研究进展［J］. 中西医结合护理（中英文）, 2020, 6（10）: 461-465.

［6］BOMHOF R H, FISCHER M J, VAN DUIJN B N, et al. Shared decision making in oncology: A model based on patients', health care professionals', and researchers' views［J］. Psycho-oncology, 2019, 28（1）: 139-146.

［7］BAILE W F, BUCKMAN R, LENZI R, et al. SPIKES-A six-step protocol for delivering bad news: application to the patient with cancer［J］. Oncologist, 2000, 5: 302-311.

［8］FUJIMORI M, AKECHI T, MORITA T, et al. Preferences of cancer patients regarding the disclosure of bad news. Psycho-Oncology, 2007, 16: 573-581.

［9］DEAN M, STREET R L. A 3-stage model of patient-centered communication for addressing cancer patients' emotional distress［J］. Patient education and counseling, 2014, 94（2）: 143-148.

［10］RYAN H, SCHOFIELD P, COCKBUM J, et al. How to recognize and manage psychological distress in cancer patients［J］. European journal of cancer care, 2005, 14（1）: 7-15.

［11］OKUYAMA T, ENDO C, SETO T, et al. Cancer patients' reluctance to disclose their emotional distress to their physicians: a study of Japanese patients with lung cancer［J］. Psycho-oncology, 2008, 17（5）: 460-465.

［12］ZIMMERMANN C, DEO PICCOLO L, FINSET A, et al. Cues and concerns by patients in medical consultations: a literature review［J］. Psychological bulletin, 2007, 133（3）: 438-463.

［13］KORSVOLD L, MEUBLOM A V, LIE H C, et al. Patient-provider communication about the emotional cues and concerns of adolescent and young adult patients and their family members when receiving a diagnosis of cancer［J］. Patient education and counseling, 2016, 99（10）: 1576-1583.

［14］FINSET A, HEYN L, KULAND C, et al. Patterns in clinicians' responses to patient emotion in cancer care［J］. Patient education and counseling, 2013, 93（1）: 80-85.

［15］BRAEKEN A P, LECHNER L, EEKERS D B, et al. Does routine psychosocial screening improve referral to psychosocial care providers and patient-radiotherapist communication?［J］. A cluster randomized controlled trial. Patient education and counseling, 2013, 93（2）: 289-297.

［16］GOLDBERG D P, WILLIAMS P. A User's Guide to the General Health Questionnaire［M］. London: NFER-Nelson, 1998.

［17］钟小钢, 刘艺昀, 蒲俊材, 等. 一般心理健康问卷在医务人员中的信效度评价研究［J］. 中国全科医学, 2020, 23（35）: 4530-4534.

［18］李艺敏, 李永鑫. 12 题项一般健康问卷（GHQ-12）结构的多样本分析［J］. 心理学探新, 2015, 35（04）: 355-359.

［19］POLLAK K I, ARNOLD K, Alexander SC, et al. Do patient attributes predict oncologist empathic responses and patient perceptions of empathy?［J］. Supportive care in cancer: official journal of the Multinational Association of Supportive Care in Cancer, 2010, 18（11）: 1405-1411.

［20］SHELDON, LISA, KENNEDY, et al. Provider verbal responses to patient distress cues during ambulatory oncology visits［J］. Oncology nursing forum, 2011, 38（3）: 369-375.

［21］FERRELL B R, TWADDLE M L, MELNICK A, et al. National consensus project clinical practice guidelines for quality palliative care guidelines, 4th ed［J］. J Palliat Med, 2018, 21（12）: 1684-1689.

［22］JIMMIE C H, WILLIAM S B, PHYLLIS N B, et al. Psycho-oncology［M］.3rd ed. New York: Oxford University Press, 2015.

第十二章

多学科队伍的建设

心理社会肿瘤学服务是以患者为中心的服务，可帮助患者改善身体、心理、社会及灵性等多个层面的困扰，因此高质量的心理社会肿瘤学服务需要多学科团队的合作。肿瘤科医生、护士、精神科医生、心理医生、医学社工、艺术（音乐、绘画等）治疗师、志工／志愿者等都可以成为心理社会肿瘤学队伍的一员，他们各司其职，相互合作，为肿瘤患者及其家属提供全方位的心理社会肿瘤学服务。因为文化和国情不同，各国心理社会肿瘤学队伍会有所差别，本章着重介绍肿瘤科医生、心理治疗师和精神科医生、心理社会肿瘤学专科护士以及社会工作者这几个主要成员在多学科团队中的作用，以及心理社会肿瘤学服务对这些专业人员素质的基本要求。

第一节　肿瘤科医生

肿瘤科医生是心理社会肿瘤学队伍中不可缺少的一部分，他们与癌症患者的接触时间最早，也最为密切，在癌症患者的诊断和治疗中扮演着非常重要的角色。同时，他们也是除患者本人外，最直接且最准确了解癌症患者疾病发展轨迹的人。正是因为这个原因，肿瘤科医生在工作中承担着很多压力和痛苦，职业耗竭的比例高。一方面，肿瘤科医生需要学习心理社会肿瘤学，加入到这个多学科的队伍中来，以更好地为患者服务；另一方面，肿瘤科医生也是心理社会肿瘤学服务的对象，需要接受培训或干预来避免职业倦怠。

一、肿瘤科医生的角色和使命

对于大多数的癌症患者来说，医生是他们最重要的信息来源，同时也是主要的支持来源。除了诊断、治疗疾病之外，医生一个很重要的工作内容就是与癌症患者就疾病的诊断、治疗、预后等各个方面进行面对面的沟通。有效的医患沟通能够使患者更好地理解自己的病情，从而增加心理上的控制感，降低焦虑，提高依从性，对于自己的病情有比较现实的预期，促进患者参与自己的治疗和护理，建立安全感和信任感，提高患者满意度、生活质量，改善预后。肿瘤科医生日常工作中医患沟通的主要内容见表 12-1 所列。

表 12-1　医患沟通的主要内容

内容分类	具体内容	
告知诊断	解释预后 对于可治愈的癌症讲解治疗方案 对于不可治愈的癌症讲解治疗方案 　讨论下一步的治疗 　讨论从互联网或媒体上得到的信息 　讨论药物更换	
告知坏消息	癌症不可能被治愈 癌症复发 治疗中病情进展 告知患者抗肿瘤治疗无效	
临终事宜	讲解何为缓和医疗 帮助患者和家属准备应对即将到来的死亡 临终患者的照护计划 讨论预立医嘱	

二、职业倦怠

职业倦怠是与工作压力相关的一种心理症状，主要包括 3 个维度：情感耗竭、去人格化和低个人成就感。情感耗竭（emotional exhausted，EE）是指由于感情过度消耗导致的情感和心理资源耗竭。当发生情感耗竭时，医护人员会将自己的情感与工作分离开，保持一定的距离来应对过重的工作负担，称为去人格化（depersonalization，DP），常常表现为冷言冷语，给人消极、麻木的感觉。低自我效能感和低个人成就感也是职业耗竭者自我评价的典型特点。特别是低个人成就感（personal accomplishment，PA）是引起情感耗竭和去人格化的一个比较独立的因素，其产生往往是由于缺乏必要的资源，包括必要的信息、工具和充足的时间。

职业倦怠对医护人员的影响有多个维度，首先会引起身体的不适，出现疲劳、头痛、失眠等躯体症状，其次还会出现心理方面的症状，如焦虑、抑郁等负性情绪；在工作方面会表现为工作被动，绩效降低，与同事和患者的关系都会变差，严重影响医疗服务质量；在社会方面还会影响自己的婚姻、家庭、社会关系等（表 12-2）。

表 12-2　职业倦怠的症状和体征

类型	症状和体征	
躯体方面	疲劳，心力交瘁，头痛，胃肠紊乱，体重下降，失眠，高血压，心肌梗死	
心理方面	焦虑，抑郁，厌倦，沮丧，志气低落，易激惹	
职业方面	对同事和患者冷漠，精神疲劳，愤世嫉俗，感到自己没有能力，工作被动，工作绩效降低，医患关系恶化，医疗服务质量下降	
社会方面	婚姻问题，家庭问题，社交问题	

三、对肿瘤科医生的心理社会肿瘤学干预

帮助肿瘤医务工作者提高工作满意度、发现工作的意义是应对职业耗竭的第一步。意大利研

究者对肿瘤科医生和护士所做的研究发现，有 1/3 的人对目前的工作非常满意；有 60% 的人比较满意；有 80% 的人表示，如果有二次选择工作的机会，他们依然会选择目前的工作。肿瘤医务工作者对工作的满意度主要来源于以下方面：

- 与患者和家属关系良好。
- 护理患者和与患者接触。
- 职业受到尊重，在工作中能够充分施展自己的能力。
- 周围的人都认为他 / 她能够胜任现在的工作。
- 与同事关系融洽。
- 个人理想在工作中得以实现。

既往的一些研究提出了个人幸福感（personal being）的概念，并指出个人幸福感对癌症生存者非常重要。其实肿瘤医务人员同样需要个人幸福感，如果他们本身就处于幸福枯竭的状态，那又怎么能给予他人幸福呢？Meier、Back 和 Morrison 设计了一种提高医生自我觉察的模式，包括在工作中识别自己的情绪，是否带着情绪工作。Elit 等发现，要减轻肿瘤科医生的压力，防止职业耗竭的发生，必须关注 3 个方面——幸福感、工作内容和工作环境。其中幸福感与值班的小时数、直接与患者接触的小时数和缺少假期有关。Spickard 等也指出，预防职业耗竭的最好方法就是从身体、心理等方面全面提升医生的个人幸福感和职业幸福感。提升幸福感的工作应当贯穿医学生涯的始终，从成为一个医学院的学生开始，直至退休。一项研究对肿瘤科医生的整体幸福感和个人幸福感进行了评估，有一半的人整体幸福感比较高，年龄在 50 岁以下、男性和每周工作时间 ≤ 60 h 等因素与整体幸福感高有关。

肿瘤科医生可以通过以下方式发展自己的事业并提升对个人生活和工作的满意度：①确定职业目标；②优化职业规划；③认识和应对压力源，做好工作和生活的平衡。可以试着问自己以下问题："①我生命中最重要的是什么？②我在哪里是无法被替代的？③家庭和个人生活之间的适当平衡是怎样的状态？④我为了有时间多陪伴家人，能牺牲多少事业上的成就？⑤我打算为自己的孩子留多少遗产？⑥我忽略了哪些人，哪些活动？⑦如果让我重新过一遍过去的一年，我将会怎样生活？⑧如果在接下来的 10 年中生活都会一成不变，那么我最害怕的是什么？"

改善肿瘤科医生工作环境的干预方式主要包括：医患沟通培训（communication training）和团队干预（team intervention）。关于医患沟通培训的一项著名研究是英国的 Felowfield 等所做的，被试为来自英国 34 家癌症中心的 160 名肿瘤专科医生，随机被分成 3 组：①上课 + 写反馈；②只上课；③只自己写反馈。每个被试要访谈 60 例患者，并将谈话内容录音，作为培训后 3 个月的比较基线。结果显示，参加培训的肿瘤科医生沟通技能得到提高，而且在 12 个月的随访中没有发现明显的沟通技能的消退。沟通技能的提高表现在：使用引导性的问题较少，合理应用开放性问题以及对患者的暗示做出反应。在培训后 3 个月内没有明显改善的技能包括：较少打断患者讲话，多对沟通信息进行总结。在干预后的 12~15 个月，接受培训的肿瘤科医生已经能够把关键的沟通技能整合起来应用于实践。

近年来，我国对肿瘤科医护人员职业倦怠的研究也在增加。2016 年在北京一家三甲肿瘤医院所做的调查发现，大约有 1/3 的肿瘤临床医护人员报告存在一定程度的职业倦怠，工作中感到付出与回报不平衡是导致职业倦怠的一个重要因素。国内另一项研究发现，那些接受心理社会肿瘤学相关培训、并在工作中能够给予患者更多心理社会方面的关怀的肿瘤临床医护人员发生职业倦怠的风险较低。

第二节 心理治疗师及精神科医生

心理治疗师和精神科医生虽然专业不同，所接受的培训也不同，但他们的工作范畴既有区分又有交叉，因此在心理社会肿瘤学的队伍中，他们既要分工明确，又要彼此合作，共同为癌症患者及其家属服务。

一、心理治疗师和精神科医生的分工合作

纪念斯隆凯特琳癌症中心（Memorial Sloan-Kettering Cancer Center，MSKCC）是第一个开展对精神科医生和心理治疗师进行心理社会肿瘤学临床和科研培训的实践机构，目前为止已经培养了超过300名学员。已获得精神科医生和心理治疗师从业资格的人员，若想成为心理社会肿瘤学专业人员，还需要接受为期2年的心理社会肿瘤学专科培训，接受专科培训者将分别从学术和临床实践的角度了解心理社会肿瘤学，并学会在该学科内部如何分工合作。对精神科医生的培训着重于临床实践，只涉及小部分的科研工作，而对心理治疗师的培训则侧重于科学研究，只有小部分临床技能的培训。

精神科医生和心理治疗师都属于心理社会肿瘤学这个大的团队，因此必须要分工合作，精神科医生也应当了解各种心理治疗，如个体、家庭、团体、动力学治疗、心理咨询等，并能够给患者和家属推荐他们所需要的心理干预；心理治疗师也应当能够判断患者是否需要应用精神科药物治疗，并做到正确转诊。在MSKCC精神科医生和心理治疗师都要定期参与医疗团队的例会，在例会上大家共同讨论疑难病例的处理方案以及正在进行的科研活动等。此外，参加会议的还有社会工作者、护理人员，通过共同的学习和讨论加强各学科间的交流与合作。

二、对精神科医生的心理社会肿瘤学培训

精神科医生所接受的心理社会肿瘤学培训内容包括临床治疗、沟通、症状管理和科研。以下列出了精神科医生必须掌握的心理社会肿瘤学技能，在所有技能中，识别和诊断精神症状和精神障碍是最基本的技能。

1. 对癌症患者进行精神科评估，识别常见的精神症状、精神障碍；了解癌症患者的常见精神问题，以及与癌症治疗和药物有关的精神症状；理解精神问题与癌症不同阶段（诊断、治疗、生存、复发、临终）的关系。

2. 对癌症患者常见症状进行管理（包括疲劳、疼痛、失眠、焦虑、抑郁、预期性恶心呕吐、厌食、谵妄等）。

3. 为癌症患者及家属和医务工作者提供合适的干预，包括药物干预和心理干预。

（1）药物干预：了解各种精神科药物的用药指征以及药物之间的相互作用。

（2）心理干预：根据患者的基本状况和病情选择恰当的干预方式（如动力性治疗、支持性治疗、危机干预、性治疗、居丧关怀等）。

4. 与其他领域交流心理社会肿瘤学信息（包括临床和科研方面的合作，开展心理社会肿瘤学方面的教学及科普宣传工作），开展心理社会肿瘤学的科研工作及具备科研项目管理的能力。

除此之外，精神科医生还应了解癌症部位不同、治疗方法和使用药物不同都会对患者的代谢和激素水平产生不同的影响，导致相应的精神科症状。正确处理心因性的躯体症状，特别是疲劳、疼痛、恶心呕吐也是精神科医生学习的重点。精神药理学也是精神科医生必须掌握的，特别是用药指征及药物之间的相互作用。

对非精神科的肿瘤科医务工作者及患者和家属进行教育也是精神科医生的工作内容之一。由于不了解精神症状和精神科药物的副作用，肿瘤患者、家属、肿瘤科医生、护士可能会因为患者出现某些症状而感到手足无措，甚至会灰心丧气，进而影响治疗和康复。因此，对肿瘤临床医护人员、肿瘤患者及家属进行教育，使他们了解必要的精神科知识也是精神科医生的重要工作之一。

MSKCC对精神科医生开展心理社会肿瘤学培训已经有30年了，在这期间，他们逐渐发展并

确定了精神科医生需要学习的核心课程，值得借鉴，具体如表 12-3 所列。

表 12-3　MSKCC 精神科医生需要掌握的心理社会肿瘤学核心课程

序号	课程	序号	课程
1	心理社会肿瘤学历史	20	物质滥用：阿片类药物
2	肿瘤科的精神科急症	21	躯体疾病导致的痴呆
3	精神科药物在躯体疾病中的应用	22	反移情问题
4	肿瘤患者的焦虑障碍和适应障碍	23	存在主义疗法
5	躯体疾病患者的抑郁和自杀	24	神经肿瘤学
6	躯体疾病导致的谵妄	25	女性健康
7	癌症治疗的神经精神病学不良反应	26	戒烟
8	疼痛缓解进展、突破和药物选择（advances，breakthrough and choices，ABC）	27	化疗对大脑的副作用
9	相关精神症状的控制：疲劳、恶心、疼痛	28	居丧
10	法律问题 / 责任能力判定	29	老年癌症患者的心理治疗
11	缓和医疗	30	癌症患者生存者的心理社会问题
12	伦理和躯体疾病	31	具体癌症的精神问题：前列腺癌、乳腺癌、肺癌、头颈部肿瘤
13	心身医学中的认知行为治疗	32	骨髓移植有关的精神问题
14	艾滋病病毒 / 艾滋病	33	生活质量研究
15	家庭治疗	34	生殖系统癌症：生殖和性
16	癌症焦点心理治疗	35	癌症患者和艾滋病患者的乏力
17	儿童心理社会肿瘤学	36	夫妻治疗，家庭治疗
18	支持身患癌症的父母	37	男性性健康
19	戒酒		

　　心理社会肿瘤学教员来自不同领域，可能是临床肿瘤科医生，也可能是精神科专家或心理治疗师，甚至是社会工作者或护士，但他们对多学科合作的癌症诊疗照护都有着十分丰富的临床工作经验，对肿瘤科和精神科的知识都有深入了解。接受培训的精神科医生能够从不同领域的专家那里获得更专业、更具体和实用的知识。能够正确处理癌症患者的心理社会问题，并知道如何与其他团队成员合作。

三、对心理治疗师的心理社会肿瘤学培训

（一）心理学方面的培训

　　心理学的研究内容非常广泛，近年来，心理治疗师在医疗服务系统中扮演着越来越重要的角色，他们在医疗机构中为患者提供心理社会方面的服务。健康心理学的发展是这一领域得以发展的重要推动力，并为心理社会肿瘤学提供了许多有关的培训。

　　健康心理学专业的主要培训内容包括：

- 健康和疾病的生物学、心理学和社会学基础
- 有关健康的政策、系统和组织
- 健康评估、咨询和干预

- 健康心理学的研究方法
- 健康心理学的伦理、法律和职业因素
- 多学科合作

在健康心理学培训和实习阶段经常会遇到以下问题：与疾病、受伤和残疾相关的心理问题；因心理问题导致的躯体症状；心身疾病（例如偏头痛）；躯体疾病的心理表现；心理、行为问题对就医过程的影响；风险行为和健康的生活方式；在医疗照护过程中所面临的人际关系及医患沟通的挑战。学员们会学习有关健康心理学的多种评估、治疗和咨询方法，其中认知行为疗法是学习的重点。

（二）多学科培训

尽管已经知道了心理社会肿瘤学包含哪些方面的内容，但是目前还没有统一的标准规定一个心理社会肿瘤学专业人员所要接受的全部课程和培训。美国心理社会肿瘤协会（American Psychosocial Oncology Society，APOS）推出了心理社会肿瘤学的核心课程，课程题目如表12-4所列。

表 12-4　美国心理社会肿瘤协会网络核心课程题目

序号	课程	序号	课程	
1	谵妄	10	心理社会干预	
2	抑郁和自杀	11	女性乳腺癌的在线支持小组	
3	癌症治疗药物的中枢神经系统不良反应	12	为癌症患者及癌症照护者的咨询	
4	癌症患者的痛苦管理	13	应用于癌症患者的认知行为策略	
5	心理社会肿瘤学的标准和临床实践指南	14	肿瘤科的精神科急症	
6	癌症相关乏力	15	人口学的具体问题	
7	肿瘤科物质滥用	16	癌症生存者计划	
8	焦虑和适应障碍	17	心理社会事务和项目管理	
9	心理社会筛查	18	如何建立一个心理社会肿瘤学团队（机会和挑战）	

国际心理社会肿瘤协会（International Psycho-oncology Society，IPOS）也推出了在线国际多语的心理社会肿瘤学核心课程，每门课程时长为 1 h，课程题目如表12-5所列。

表 12-5　国际心理社会肿瘤协会网络核心课程题目

序号	课程	序号	课程	
1	癌症治疗和护理中的人际沟通技能	6	癌症：一个家庭事件	
2	癌症患者的焦虑和适应障碍	7	丧失、哀伤和居丧	
3	癌症患者痛苦管理	8	心理社会肿瘤科医师的缓和医疗	
4	癌症患者的抑郁和抑郁障碍	9	心理社会肿瘤学的伦理意义	
5	癌症患者的心理评估	10	心理社会干预：为癌症患者提供支持的证据和方法	

目前这些课程的幻灯片和讲解内容被分别翻译成法语、德语、意大利语、匈牙利语、西班牙语、立陶宛语、葡萄牙语、俄语、日语和中文。截至目前，IPOS 网站上的多语言核心课程还在不断更新，不断完善这一学科的知识体系。

IPOS 的心理社会肿瘤学专家团队在 2011 年出版了 "*Handbook of Psychotherapy in Cancer Care*"（癌症患者心理治疗手册），对应用于癌症患者的一系列心理干预模式进行了综述，涵盖个人、团体和家庭治疗，以及癌症不同阶段——发病早期、进展期、缓和医疗期及居丧期出现的不同问题，对各种治疗模式的适用人群、使用方法和临床效果及临床经验进行了详细阐述。北京大学肿瘤医院唐丽丽及其团队已经将该手册翻译成中文并于 2016 年由北京大学医学出版社出版。

第三节　心理社会肿瘤学专科护士

不论肿瘤科护士的工作环境或工作模式如何，评估癌症患者和家属存在的心理社会问题并进行转诊，为患者及家属实施干预都是护士工作的重要内容之一。但肿瘤科护士往往从事一线护理工作，很少接受癌症患者心理、社会、灵性等方面的正规培训，这导致护士实施心理评估、转诊及干预较为困难。研究证据表明，经过心理社会肿瘤学专业培训的护士对慢性病患者提供干预的效果与医生等同。

一、心理社会肿瘤学专科护士的定义

专科护士（clinical nurse specialist，CNS）是在护理专业化进程中形成和发展起来的高级临床护理类别，目前的分类包括重症监护专科护士、手术室专科护士、急诊护士、肿瘤专科护士等。

心理社会肿瘤学专科护士（clinical nurse specialist of Psycho-oncology）是指在掌握肿瘤护理学相关知识的基础上，通过规范系统培训，对癌症患者的生理、心理、社会、灵性等问题进行专业管理的高级临床护理工作者。

二、心理社会肿瘤学专科护士的作用和意义

（一）筛查（screening）不良情绪（bad emotion）

心理社会肿瘤学专科护士积极主动与肿瘤患者保持沟通，通过质性访谈和使用成熟的筛查工具，有效筛查患者的焦虑、抑郁、心理痛苦及自杀风险等心理情绪问题，并能及时转诊存在严重情绪障碍的患者到精神心理科。

（二）促进身心健康（physical and mental health）

心理社会肿瘤学专科护士在掌握专业的肿瘤相关知识的前提下，充分发挥专业能力，更好、更全面地为患者服务，例如提供心理治疗和患者教育等，促进患者身心健康。国外研究证实，由高级精神科护士指导的为期 6 个月的干预措施可以解决妇科癌症生存者的心理问题，满足她们的自我管理需求。随访发现，干预组患者的心理状态和生活质量得到了更好的改善。护士对前列腺癌患者实施正念干预可改善患者和家属的生活质量。Faeze Torabi 等学者于 2018 年完成了一项研究，由护士为 32 名青少年癌症患者提供 6 次（每次 45 min）面对面的个体心理治疗，治疗后被试的压力应对能力均有所提升。这提示由护士提供的心理护理项目对青少年癌症患者的应对能力有积极的影响，有利于青少年整体应对水平的提高。

（三）协调多学科合作（multidisciplinary collaboration）

心理社会肿瘤学专科护士在多学科协作中起着至关重要的作用。作为肿瘤科医生和精神科医生之间的桥梁，心理社会肿瘤学专科护士需要对肿瘤患者的躯体及心理症状进行综合评估记录，为癌症患者多学科治疗方案提供依据。

（四）践行缓和医疗（palliative care）

心理社会肿瘤学专科护士在缓和医疗中起到主力军的作用。护理团队作为规模最大的、最规范的卫生专业团队，将配合完成缓和医疗中一系列临床工作，承担照顾者、评估者、记录者、教育者、倾听者、沟通者等角色和任务。

（五）改善护患关系（nurse-patient relationship）

心理社会肿瘤学专科护士通过护患沟通专业培训，与肿瘤患者建立良好的护患关系，了解患者病情的动态发展和心理变化，并为肿瘤患者和社会人群提供专业的护理服务和健康教育，促进患者疾病康复、加强患者自我心理状态认知，提高患者满意度。

（六）节约医疗成本（medical costs）

心理社会肿瘤学专科护士可通过改善患者的情绪等心理问题，减轻因癌症及相关治疗产生的身心症状，减少患者就医次数，节约医疗成本。

（七）疏导同行压力

心理社会肿瘤学专科护士协助精神科医生及心理治疗师对职业倦怠、共情疲劳的医务人员进行有效的心理疏导，减轻工作压力，提高工作满意度。

三、心理社会肿瘤学专科护士的必备素质

（一）具有丰富的癌症及其治疗相关知识储备

掌握癌症及其治疗相关的理论知识是对心理社会肿瘤学专科护士最基本的要求，充足的癌症及治疗相关知识储备是快速建立护患信任、提供专业护理服务和健康教育的基础。肿瘤患者心理痛苦的根源是疾病本身，和（或）疾病及相关治疗带来的躯体、心理、家庭、社会和灵性问题，心理社会肿瘤学专科护士要对其进行全面了解之后，才能正确评估、记录患者的躯体症状负担及心理痛苦，进而进行转诊或干预。

（二）掌握沟通技巧（communication skills）

有研究显示，医护工作者和癌症患者之间的有效沟通能够改善患者的心理社会适应、治疗决策制订、治疗依从性和治疗满意度。心理社会肿瘤学专科护士需要向癌症患者及家属有技巧地告知坏消息、指导其与医务工作者合作、共同制订医疗决策等。除了提供一般的医疗信息之外，面对部分患者还需要使用个体化的沟通策略。常用的沟通模型包括 SPIKES 模型和 SHARE 模型等。

（三）掌握专业的心理干预技能

专业的心理干预技能是心理社会肿瘤学专科护士实施有效的、具有针对性的心理干预的必备武器。

共情是心理社会肿瘤学专科护士应具有的基本素质之一。只有设身处地、感同身受地倾听、理解患者的想法和行为，与之共情，才能真正体会患者的情绪和情感，尊重患者的行为，有针对性地帮助患者解决问题。

（四）具有一定的心理韧性（mental toughness）及心理复原力（mental resilience）

心理韧性及心理复原力是心理社会肿瘤学专科护士较重要的能力体现。心理社会肿瘤学专科护士相较于其他科护士而言，可能面临患者更多的负面情绪，而且这些负面情绪如死亡焦虑、恐惧癌症复发的改善对护理人员具有一定的挑战性，难免会对护理人员自身的心理状态及职业价值感产生影响。中高度的心理韧性可以帮助护理人员更好地应对工作压力及负面情绪，降低抑郁及职业倦怠的发生。较强的复原力可改善心理社会肿瘤学护士的自我效能感和调节思想情绪的能力。

四、心理社会肿瘤学专科护士的教育培训

培养和发展心理社会肿瘤学专科护士的核心能力、沟通能力、专业能力等综合素质，有利于促进国家心理专科护理事业的发展和医疗服务水平的提高，更重要的是有助于改善患者的心理状态，提高其生活质量。有研究显示，肿瘤心理相关培训可以促进护士对癌症患者心理社会问题的理解，也可以改善护士的工作态度，提高对工作压力的适应性和管理癌症患者心理问题的信心。

1. 进行恶性肿瘤相关知识培训 使心理社会肿瘤学专科护士熟练掌握恶性肿瘤的病种、分期、肿瘤相关治疗及带来的不良反应、肿瘤各阶段的临床表现及预后。

2. **人文医学（humanities medicine）培训**　心理社会肿瘤学专科护士工作内容包括如何告知坏消息、如何进行良好的护患沟通、与患者及家属共同制订护理决策等。接受人文医学相关培训，对护士掌握沟通技能可起到关键作用。

3. **制订心理学知识培训计划**　对具有心理社会肿瘤学专科护士潜力的护士开展定期的心理学知识专业培训，培训内容可包括对癌症患者正常的情绪反应、焦虑、抑郁、心理社会需求、自杀意念等问题的评估及管理，掌握不同的心理干预方法，如认知行为疗法、正念减压法等，通过角色扮演、小组活动、培训后考核、意见与建议等方式反馈培训效果。

4. **开展心理社会肿瘤学专科护士心理疏导的相关培训**　为降低职业倦怠及二次创伤的发生率，避免共情疲劳，使心理社会肿瘤学专科护士保持良好的工作状态和心理状态，可开展心理社会肿瘤学专科护士心理疏导相关培训，如心理韧性及心理复原力训练、避免共情疲劳的训练等。除此之外，还可以做到以下几点：①促进团队内的合作和联系；②提供教育和培训，培养有助于控制压力强度的行为；③协助处理情绪，指导护士从经验中学习。

美国护士协会（American Nurses Association，ANA）下属的美国护士认证中心（American Nurses Certification Center，ANCC）为从事精神病——心理健康护理的护士提供认证，专门为儿童或成人提供肿瘤护理的护士可获得肿瘤护理认证公司的认证。目前我国心理社会肿瘤学专科护士的认证机构及体系并不完善，而建立和发展心理社会肿瘤学专科护士势在必行，期待我国专科护士认证监管机构及心理社会肿瘤学护理专家共同完成制定心理社会肿瘤学专科护士认证体系，为癌症患者心理护理提供更高质量的服务，同时更造福于医务工作者。

参考文献

［1］CHIEN C H, CHUANG C K, LIU K L, et al. Prostate cancer-specific anxiety and the resulting health-related quality of life in couples［J］. J Adv Nurs, 2019, 75（1）: 63-74.

［2］COSTER S, WATKINS M, NORMAN I J. What is the impact of professional nursing on patients' outcomes globally? An overview of research evidence［J］. Int J Nurs Stud, 2018, 78: 76-83.

［3］FOSTER K, ROCHE M, DELGADO C, et al. Resilience and mental health nursing: An integrative review of international literature［J］. Int J Ment Health Nurs, 2019, 28（1）: 71-85.

［4］GILLMAN L, ADAMS J, KOVAC R, et al. Strategies to promote coping and resilience in oncology and palliative care nurses caring for adult patients with malignancy: a comprehensive systematic review［J］. JBI Database System Rev Implement Rep, 2015, 13（5）: 131-204.

［5］KAPLAN M. SPIKES: a framework for breaking bad news to patients with cancer［J］. Clin J Oncol Nurs, 2010, 14（4）: 514-6.

［6］KÖHLER T S, KONDAPALLI L A, SHAH A, et al. Results from the survey for preservation of adolescent reproduction（SPARE）study: gender disparity in delivery of fertility preservation message to adolescents with cancer［J］. J Assist Reprod Genet, 2011, 28（3）: 269-77.

［7］KUBOTA Y, OKUYAMA T, UCHIDA M, et al. Effectiveness of a psycho-oncology training program for oncology nurses: a randomized controlled trial［J］. Psychooncology, 2016, 25（6）: 712-8.

［8］POUY S, ATTARI P F, NOURMOHAMMADI H, et al. Investigating the effect of mindfulness-based training on psychological status and quality of life in patients with breast cancer［J］. Asian Pac J Cancer Prev, 2018, 19（7）: 1993-1998.

［9］ROBINSON J, GOTT M, GARDINER C, et al. Specialist palliative care nursing and the philosophy of palliative care: a critical discussion［J］. Int J Palliat Nurs, 2017, 23（7）: 352-358.

［10］TORABI F, RASSOULI M, NOURIAN M, et al. The effect of spiritual care on adolescents coping with cancer［J］. Holist Nurs Pract, 2018, 32（3）: 149-159.

［11］VON BLANCKENBURG P，LEPPIN N. Psychological interventions in palliative care［J］. Curr Opin Psychiatry，2018，31（5）：389-395.

［12］TANG W R，CHEN K Y，HSU S H，et al. Effectiveness of Japanese SHARE model in improving Taiwanese healthcare personnel's preference for cancer truth telling［J］. Psychooncology，2014，23（3）：259-65.

第四节 社会工作者

在国外，社会工作者是心理社会肿瘤学队伍中最庞大的一个分支，他们配合临床肿瘤科医生、心理治疗师和精神科医生在为癌症患者的服务方面做了大量工作。他们在需要帮助的患者和医疗服务系统之间架起了一座桥梁，他们的努力使得整体的医疗服务更加高效、便捷和人性化。

一、角色和重要性

肿瘤社会工作者是医疗社会工作者中的一种。癌症相关的心理社会问题既复杂又多样，因此心理社会肿瘤学的发展也需要社会学家和经验丰富的、专业的社会工作者的加盟。在国外，肿瘤社会工作者是心理社会肿瘤学队伍中最活跃的一分子，他们的工作范围十分广泛，无论是肿瘤中心、社区医院，还是以社区为基础的代理机构、流动门诊、安宁疗护医院，或是居家护理和个人服务都离不开肿瘤社会工作者。肿瘤社会工作者对患者和患者家庭的帮助并不局限于疾病的层面，凡是对患者参与治疗造成影响的问题（例如往返医院的交通困难、孩子无人照顾等）都在他们的工作范围内。肿瘤社会工作者还是肿瘤患者和医疗工作者之间的重要沟通桥梁，帮助患者和医生就治疗目标、疾病管理以及所关注的心理社会问题进行沟通。肿瘤社会工作者可以在很多方面帮助患者，例如应对疾病、治疗方式的选择、改变生活方式、从治疗期向生存期过渡等，帮助癌症患者和家属提高有效应对和解决问题的技能。因此，社会工作者在心理社会肿瘤学队伍中的角色十分重要。

二、肿瘤方面的社会工作内容

在美国社会工作者协会（National Association of Social Worker，NASW）制定的缓和医疗和安宁疗护诊疗规范中指出：社会工作者在以下方面有着独特、深入的知识储备和经验储备：①伦理、文化、经济多样性；②家庭和社会支持系统；③各种症状的管理；④居丧；⑤创伤和危机干预；⑥跨学科合作；⑦整个生命过程的干预；⑧系统干预以应对医疗服务中的某些短板、缺口和不足。除此之外，社会工作者还承担着积极理解和促进心理社会肿瘤学团队内部的相互沟通、协作，包括收集信息、提出癌症患者和家属所关注的问题、从专业角度分析解决问题、找出可能会遇到的障碍和伦理困境、促进多学科之间的沟通、共同完成解决方案，等等。肿瘤社会工作者还肩负着培训和指导其他社会工作者、志愿者从事该领域的研究，协助心理社会肿瘤学队伍中的其他成员等任务。

三、对社会工作者的培训和教育

一个本科的学士需要同时完成公共课程和社会工作专业课程的培训，社会工作专业课程主要包括社会工作者的价值和伦理、如何与各种不同的人一起工作、社会福利政策和人体进化发展学等。要获得社会工作者的学士学位，大约需要4年的时间，且毕业之前需要参加实习。

如果一个社会工作者想要继续接受教育，并希望自己在某一领域更加专业，例如想成为一个肿瘤社会工作者，那就需要攻读更高的学位。在国外，大多数的肿瘤社会工作者都具有硕士及以上学位，并获得了国家执业执照。只有获得了学士学位才有资格攻读硕士，一个社会工作者的硕士（MSW）学位大约需要2年才能完成培训，要成为社会工作者，在获得学位之前还要完成更高级别的实习。

社会工作者博士和社会工作者理学博士是社会工作领域的两个最高级别的学位，前者是科学学位，后者是专业学位。同样的，只有获得了社会工作者硕士学位的人才有资格攻读以上两种博士学位。这些博士将来大多会从事科研工作和管理工作，负责项目策划或是担任高级临床社会工作指导。

（一）肿瘤社会工作者需要遵循的基本信念

想要给予癌症患者及其家属更多的支持和帮助，就必须了解生命的各个阶段、癌症及其治疗、与疾病有关的心理社会问题、文化和精神影响因素、疼痛和其他症状控制、财政资金、社区资源以及心理社会肿瘤学领域的新进展。一个合格的肿瘤社会工作者必须遵从以下几个基本信念：

1. 癌症患者和家属是治疗和护理的核心。

2. 心理社会因素对疾病应对、坚持治疗和生存期可能有着重要影响。

3. 癌症患者及其家属有许多特殊的、个体化的需求，需要有针对性地、有据可依地、符合其文化背景地干预。

4. 社会工作能够使癌症患者及家属获益，能够为其排除障碍，提供有用的资源，使他们获得标准的医疗服务。

（二）肿瘤社会工作者的核心能力和任务

肿瘤社会工作者除了要学习心理、社会、财政等方面的知识，肿瘤学领域的知识也必不可少，例如骨髓移植、化疗、缓和医疗、放疗、儿科肿瘤学、老年肿瘤学，等等。

美国国立综合癌症网络（NCCN）在痛苦指南中提出，当服务对象是一个有心理社会问题的癌症患者时，社会工作服务的主要内容应包括：①痛苦的筛查和评估；②提供个人、家庭和团体咨询；③疼痛和其他症状的管理；④照护撤回计划及过渡期照护计划；⑤提供必要的信息和转诊渠道；⑥维护患者的权利，正确引导患者；⑦个案管理和临床指导；⑧对医务人员的干预和支持；⑨对志愿者进行培训和指导。

参考文献

［1］JIMMIE C H. Psycho-oncology［J］. 2nd ed. New York：Oxford University Press，2010.

［2］ARMITAGE J，PICCART M，KAYE S B. Textbook of medical oncology［M］. 4th ed.New York：Taylor & Francis，2009.

［3］VACHON M L S，MÜELLER M. Burnout and Symptoms of Stress.// Breitbart W，Chochinov HM. Handbook of psychiatry in palliative medcine［M］. New York：Oxford University Press，2009.

［4］BRESSI C，MANENTI S，PORCELLANA M，et al. Haemato-oncology and burnout：an Italian survey［J］. British Journal of Cancer，2008，98（6）：1046.

［5］MEIER D E，BACK A L，MORRISON R S . The inner life of physicians and care of the seriously ill［J］. JAMA The Journal of the American Medical Association，2002，286（23）：3007-3014.

［6］ELIT L，TRIM K，MANDBAINS I H，et al. Job satisfaction，stress，and burnout among Canadian gynecologic oncologists［J］. Gynecologic Oncology，2004，94（1）：134-139.

［7］SPICKARD A J，GABBE S G，CHRISTENSEN J F. Mid-career burnout in generalist and specialist physicians［J］. Jama the Journal of the American Medical Association，2002，12（12）：1447.

［8］SHANAFELT T D，NOVOTNY P，JOHNSON M E，et al. The well-being and personal wellness promotion strategies of medical oncologists in the North Central Cancer Treatment Group［J］. Oncology，2005，68（1）：23-32.

［9］FALLOWFIELD L，JENKINS V，FAREWELL V，et al. Efficacy of a Cancer Research UK communication skills training model for oncologists：a randomized controlled trial［J］. Lancet，2002，359（9307）：650-656.

［10］JENKINS V. Enduring impact of communication skills training：results of a 12-month follow-up ［J］. British Journal of Cancer，2003，89（8）：1445-1449.

［11］HERSHCOVIS M S，TURNER N，BARLING J，et al. Predicting workplace aggression：A meta-analysis ［J］. Journal of Applied Psychology，2007，92（1）：228-38.

［12］TANG L，PANG Y，HE Y，et al. Burnout among early career oncology professionals and the risk factors ［J］. Psycho-oncology，2018，27：2436-2441.

［13］HE Y，PANG Y，ZHANG Y N，et al. Dual role as a protective factor for burnout-related depersonalization in oncologists［J］. Psycho-Oncology，2017，27：2436-2441.

［14］MATARAZZO J D . A postdoctoral residency program in clinical psychology ［J］，1965，20：432-439.

第十三章

心理社会肿瘤学相关伦理、文化和法律问题

第一节　伦理问题

一、概述

医疗的服务主体是人，医疗的实施者也是人，因此，除了应用先进的科学技术提高对疾病的诊疗外，还需要考虑医疗过程中人与人之间的关系和原则。这便是"道德"和"伦理（ethic）"在医学中存在的意义。"道德"更多指向医务人员个人行为和品格，"伦理"则更多偏向于针对医疗中客观问题的处理。这两者根植于我国的传统文化中，在医学发展的历史长河中扮演着重要的角色。科学发展的背景下，更多新兴技术在医疗程序中出现，比如机器人手术操作、基因检测技术等在带来技术革新积极作用的同时，也引发了更多的伦理问题，同时人的自我意识逐渐增强，更加主动地参与到医疗过程中，也对医疗提出了更多的需求。

目前，恶性肿瘤仍然是一个不可治愈性的疾病，从疾病确诊到生命结束，患者和家属走入医疗程序的频率要高于其他群体，甚至在患者离世后还需要针对家属进行照护，那么"伦理"问题也会伴随医疗关系而存在。因此，当前的肿瘤临床医疗对"伦理"提出了更高的挑战和要求。对于心理社会肿瘤学来说，当然也不例外。"*Malignant: Medical Ethicists Confront Cancer*"一书描述了7位生物伦理学家在面对恶性肿瘤过程中体验到的个人和家庭危机。过度医疗检测、传递坏消息的艺术性缺失、个人医疗决策能力下降、心理压力和韧性的作用、对死亡的灵性影响等话题是当前肿瘤临床医学伦理学需要思考的问题。

二、心理社会肿瘤学临床工作中的伦理问题

与肿瘤临床工作所探讨的伦理问题不同，心理社会肿瘤学中涉及的伦理问题更多的是精神病学与心理学中的伦理。没有哪一个学科能够像精神病学与心理学这样从学科出现就伴随着伦理问题。这些伦理问题围绕着心理评估和精神疾病诊断、心理治疗的全过程。心理评估以及精神疾病诊断过程中存在主观性，如评估过程是否完全体现被评估者的自由意志，辅助评估人员任何程度的介入都可能导致结果受到影响。但对于部分躯体活动受限或认知水平由于疾病或化疗出现下降的癌症患者，在评估过程中必须有人员辅助才能完成，那就不可避免地造成他人的主观影响掺

杂在评估过程中。另外，与肿瘤临床的化验及影像学、病理学检测结果不同，问卷评估结果也存在一定的主观性质，要求测评报告人员能够排除任何人为目的而完全给出客观结果。目前越来越多的量表实现了计算机化的过程，由机器自动生成的结果会提高评估的准确性。精神科的诊断目前仍然依靠精神科医生的访谈，其中的主观成分更加突出，如可能会出现医生因主观愿望而自行放宽或收紧诊断的边界，而并未考虑到患者的真正需求。此外，对于精神疾病或症状的病耻感仍然存在，且在我国的临床工作中更加凸显，得到一个精神疾病的诊断甚至仅仅是一个精神症状也可能会为患者带来"被贴标签"的影响，部分患者在确诊恶性肿瘤后非常排斥再被贴上精神疾病患者的标签，哪怕仅仅是焦虑或抑郁状态的诊断。因此在这个过程中，更应该遵循伦理的基本原则，让患者更多地参与其中，以减少精神科医生因自身主观因素而对患者带来的伤害。心理治疗过程不是单纯和浅显的对话，而是对患者隐私故事最密集的探索。心理治疗的不良反应已受到关注，包括不道德行为（如对患者的歧视、任意将患者隐私故事散布到公开场合）、治疗不当（未使用有高质量循证医学证据的治疗方法）、正确治疗的副作用（使用有证据支持的治疗方法，但导致患者症状加剧或出现了未预期的负面作用）。治疗师也可能会因为担心报告不良反应受到谴责而隐瞒真实情况。因此，临床照护的实践工作以医学知识为基础，同时也需要符合医学伦理的标准，以防止医疗技术的不正确使用给患者和社会造成危害。

三、特殊人群的医疗决策相关伦理问题

在恶性肿瘤诊疗的程序中，越来越倾向于让患者更多地参与到医疗决策中。现代肿瘤学观念也主张患者具有决定他们医疗照护的法律和伦理权利。但在某些情况下，患者可能不具备完全由自己做出决策的能力，有些患者则完全无法做出任何决策。在我国的国情下，肿瘤诊疗的医疗决策对家属的依赖性相对较大。一方面，源于家属出于保护患者的心理，对患者诊断或疾病细节进行隐瞒，从而导致由一名或多名家属而不是患者本人进行医疗决策；另一方面，患者因为缺少医学知识，加上患病后的心理负担加重，因而倾向于直接听从医疗人员的建议和由家属代替其完成医疗决策。对于一些特殊群体来说，参与自主医疗决策存在更大困难，比如老人、儿童、终末期患者、同时伴有严重精神疾病的患者等。老年和儿童患者相对于非患病的成年家属来说医学知识缺乏，本身在家庭事务决策中并不占有主导地位，加上部分老年患者及所有的儿童患者无经济能力，因此医疗决策（medical decision）基本依靠非患病的成年家属完成。终末期患者由于躯体活动、精神心理甚至认知功能严重受损，医疗决策能力明显降低。最终医疗决策的选择是否公平、合理以及是否会让患者得到最大获益可能存在不确定性。主导决策的家属其品德标准、疾病认知、个人价值观、与患者的关系、家庭经济状况等都会成为医疗决策的影响因素。同时家属也承担了更多的医疗决策负担，甚至让他们陷入决策困境，因为每一个决策也是对自己上述问题的极大考验。道德痛苦（moral distress）是做出医疗决策的家属所面临的一种心理负担，当一个人知道如何做是正确的，但由于受到限制而无法这样做时，就会产生道德痛苦。

在传统忠孝文化的影响下，健康子女也可能会为老年患病父母选择更加激进的治疗方法，这在终末期患者的照护和治疗决策中尤其凸显，在没有尊重患者意愿的情况下，无法挽救有质量生命的有创抢救和生命维持手段不仅不会让患者获益，同时还会带来更多医疗资源的浪费。DuMontier 等提出，为最大限度减少老年癌症患者治疗的不足和过度治疗，建议辅助医疗决策过程中参考以下决策框架：通过老年评估，确定因年龄导致的治疗决策能力下降；在评估结果的基础上，考虑老年患者治疗的总体获益风险；最大程度结合患者的价值观和个人偏好。对于决策能力的评估建议同样适用于其他无法完全自主决策的患者群体。有研究显示，癌症患者同时存在严重精神疾病并不会在决策能力下降时起到累积协同的效应，但该研究者也提出了自身研究的局限性，最终的结论仍需得到更多研究的证实。

四、医学伦理学的基本原则

Beauchamp 和 Childress 所著的《生命医学伦理原则》一书中提出了尊重、不伤害、有利、公正四大基本原则，也是目前临床医学伦理审议或解决医学伦理问题的基本依据。①尊重原则：尊重患者在不伤害他人的前提下按照自己的意愿对自己的治疗做出选择。需要注意，在临床实际情况中，大多数情况下家属对患者隐瞒病情并代替患者讨论疾病决策，因此无法完全尊重患者的意愿，当患者的行为能力下降或缺乏时，尊重原则要考虑到医生、患者、家属三方的关系，最大可能保证决策体现患者本人意愿。②不伤害原则：医务人员的医疗行为应避免造成对患者的伤害，包括生理、心理、经济、社会声誉等的伤害。③有利原则：确保医疗行为对患者有利且不增加伤害风险。④公正原则，即医务人员要平等对待每一位患者，医疗过程中对所有患者一视同仁。但很多时候，这四个基本原则之间也会出现冲突。例如，一位晚期癌症患者和他（她）的家属要求继续化疗，尽管医生认为此时化疗对患者已无效，再进行化疗不会对患者有益，而且还可能有害，在这种情境下，尊重、不伤害、有利这些原则有可能会相互冲突。

第二节　文化问题

文化是生活在一定区域的人们思想、信念及生活与行为方式的总称，涵盖了语言、思想、沟通方式、信仰、风俗、种族、民族、宗教、传统和价值观等，文化对人的心理与行为有着重要的影响。恶性肿瘤作为一种威胁生命的重要生活事件，人们对它的认知和应对方式也受到文化的强烈影响。中国有着几千年的悠久历史和文化积累，中国古代哲学思想、语言文字、古诗画卷、民间艺术和风俗、中医学等构成了中国文化的基本内容，影响着中国人的生命观、价值观，也影响着中国心理社会肿瘤学的实践与发展。

一、中国传统文化与恶性肿瘤

（一）传统思想带来的病耻感

迷信使中国百姓自古以来相信患病是"上天注定"的，是自己前世或今生"作孽"犯罪的报应，是对自己的惩罚。华裔妇女认为乳腺癌是神秘的、道德败坏的、耻辱的，她们认为引起癌症的主要原因除生活方式、压力、环境、基因外，还有命运的安排。这些想法会给患者带来严重的病耻感，让患者感到愤怒和委屈，难以接受罹患恶性肿瘤的事实。

（二）中国文化中的家庭观与医疗决策

中国文化注重家庭观念，家庭是中国人自我概念（self-concept）的一部分。相比西方一些国家，我国的患者家属在患者整个患病和就医的过程中，特别是在医患沟通和医疗决策的过程中起着非常重要的作用。在中国传统文化中，百善孝为先，孝文化占据着中心位置。当年老的父母罹患恶性肿瘤时，成年子女常常成为医疗决策的代理人，如果患者存在多个成年子女，如何在医疗决策的过程中达成共识，成为中国肿瘤临床医患沟通面临的一大挑战。

（三）宿命论与轮回思想对疾病应对的影响

中国文化中的宿命论、轮回思想等对癌症患者的疾病认知既有积极影响，也有消极影响。积极体现在患者可能会尽快"顺应天命"，进入角色，接受治疗；消极则体现在患者会认为这是命运的安排，无法改变，故产生悲观、绝望的想法。

（四）中医文化对肿瘤康复的影响

中医传统"治未病""天人合一"等文化普遍为中国患者所接受。中医药对于疾病的诊疗多从症状着手，强调"辨证"与"辨病"论治的结合，并且中医经典《黄帝内经》就曾提出了"七情致病""形神合一"的理论思想，在中医诊治的过程中也体现了对患者心理社会层面的关注。

我国恶性肿瘤生存者在康复过程中存在着较高的利用中医药的意愿，因此，中医药在我国肿瘤康复体系中发挥着重要的作用。

（五）中国文化对生命末期照护的影响

在我国文化中，死亡是一个禁忌的话题，因此在医患沟通中，很少能够公开地与患者特别是临终的患者讨论死亡和临终事宜，这给患者的终末期照护带来了极大的挑战，也导致很多患者对于死亡的准备不充分而加重死亡预期性焦虑。

二、如何在中国文化背景下发展心理社会肿瘤学

（一）发展适合中国患者文化特点的评估工具和干预方法

1. 对国际通用量表的翻译和修订　心理社会肿瘤学临床实践和研究都离不开对患者心理状态和心理特征的准确评估，因此发展适合中国患者文化特点且具有良好信度、效度的评估工具对于发展心理社会肿瘤学至关重要。对国际广泛使用的标准化量表进行翻译和修订，既能满足国内临床服务和研究的需求，也能够在一定程度上使得本国的研究数据与国外研究数据之间呈现可比性，有利于跨文化比较研究的发展。

2. 对西方的心理干预模型进行文化调试　目前很多有高质量循证医学证据的、标准化的心理干预模型（如意义中心疗法、CALM 治疗等）都是在西方文化背景下发展出来的。这样的心理干预模型是否对中国患者依然有效还有待进一步研究验证。对于这些干预的手册进行翻译和文化调试，对于有资质的心理治疗师进行具体干预方法的培训，并在此基础上开展本土化的、设计严谨的临床研究验证干预的效果，是这些心理干预方法能够在中国肿瘤临床推广和应用的前提。

3. 发展本土化的评估工具和心理干预模型　要发展本土化评估工具和心理干预模型，首先要探索中国患者心理特征，发现影响我国患者对恶性肿瘤的认知和应对的文化相关因素。另外，中国是一个多民族的国家，不同地域和不同民族呈现各自的文化特色，关注少数民族或偏远地区人群的特殊心理社会问题也是心理社会肿瘤学的研究方向之一。

（二）探索中西结合的心理社会肿瘤学发展道路

中医药在癌症患者的症状管理中能够发挥重要作用，可以作为很多西药的替代或补充。除此之外，一些中医心理疗法如中医情志疗法、音乐五行疗法、修身养性疗法、中医行为疗法、情境疗法、激情疗法、导引吐纳法等也需要更多研究来证实这些干预方法在我国癌症患者中的接受程度、效果和适用人群。如何将祖国医学中有价值的元素融入我国患者的心理社会照护，探索中西结合的心理社会肿瘤学发展道路是符合我国文化特色的发展方向。

第三节　法律问题

法律与心理学的研究发端于 20 世纪初期，在 20 世纪末至 21 世纪初的大约 10 年间，一些西方学者开始重新密切关注心理学与法律、情感与法律之间的相互影响，并着重研究其他心理学与社会科学在分析和解决法律问题中的应用。本节主要关注心理社会肿瘤学实践过程中涉及的法律问题。

一、癌症患者的知情同意权

癌症患者的知情同意权仍是人们争论的焦点，在发达国家，对恶性肿瘤诊断的告知是受法律保护的，有明确的法律条文规定如何告知患者本人疾病和病情。我国法律也明文规定了患者的知情同意权，《执业医师法》第二十六条规定，"医师应当如实向患者或者其家属介绍病情，但应注意避免对患者产生不利后果。医师进行实验性临床医疗，应当经医院批准并征得患者本人或者其家属同意。"《医疗事故处理条例》第十一条也规定，"在医疗活动中，医疗机构及其医务人员应

当将患者的病情、医疗措施、医疗风险等如实告知患者，及时解答其咨询；但是，应当避免对患者产生不利后果。"由于以上法律并没有规定一定要告知患者本人，而是告知患者或家属，因此，在我国，大多数情况下是先告知患者家属癌症患者的病情，再由家属决定是否告知患者本人，而多数的家属都倾向于对患者隐瞒病情。

二、安宁疗护中的法律问题

安宁疗护肯定生命，但同时也认可死亡的自然进程。我国近年来为促进安宁疗护的实践发展出台了相关政策。可是由于法律制度的不完善，安宁疗护在临床服务中依然有很多问题难以得到妥善的解决，如安宁疗护的适用对象应如何界定、实施安宁疗护需要满足哪些法律条件，等等，而目前相关规范文件内容均未能具体详尽地解决这些问题，相关致力于发展安宁疗护的医疗机构、部门的管理权限和职责不明确，因此我国有必要尽快构建安宁疗护的法律制度来解决这些问题，以促进安宁疗护服务在我国更好、更快的发展。

（一）尊严死

尊严死是指尊重临终患者的个人意愿而放弃过度医疗，利用缓和医疗、安宁疗法等措施使患者自然地、有尊严地死去。对患者而言，临终前过度的医疗除了延长短暂的存世时间外，并不能带来更多的意义，反而使患者遭受折磨；对患者家属而言，看着至亲安详地离世比目睹其忍受无意义的续命痛苦更加人道。患者及其家属早已身心俱疲，尊严死给他们彼此创造了一个平静道别的机会。但现阶段，我国关于尊严死的相关立法仍欠缺，很多人员因此呼吁，为更好地促进我国临终关怀的发展，进一步提高我国民众的生命质量，尊严死应合法化。尊严死所倡导的"正视死亡"在缓和医疗矛盾中将起着至关重要的作用。因而尊严死的合法化，将会逐步使民众形成正确的死亡观，从而缓和医疗矛盾、减少医疗纠纷。

（二）生前预嘱

生前预嘱（living will）是指患者在健康或意识清楚时签署的、旨在说明在不可治愈的临床末期是否接受或接受哪种医疗护理的指示文件。目前我国法律并没有生前明确规定的医疗预嘱，但是《民法典》加强了公民个人自主权的保护，其中关于意定监护的规定会促进医疗预嘱的发展。《民法典》第三十三条规定，"具有完全民事行为能力的成年人，可以与其近亲属、其他愿意担任监护人的个人或者组织事先协商，以书面形式确定自己的监护人，在自己丧失或者部分丧失民事行为能力时，由该监护人履行监护职责"，这条规定扩大了意定监护的适用范围。按照法律的规定，意定监护的监护人依法履行其监护职责，应当最大程度地尊重被监护人的真实意愿，保障并协助被监护人实施与其智力、精神健康状况相适应的民事法律行为。如果被监护人有一定能力、尚可以独立处理一定事务，对于此类事务应由被监护人处理，监护人不得干涉。意定监护制度的设立体现了我国尊重个人自由意志和自主权利的立法趋势，也为医疗预嘱提供了民法依据。

参考文献

［1］TRACHSEL M，GAAB J，Biller-Andorno N，et al. The Oxford handbook of psychotherapy ethics［M］. New York：Oxford University Press，2021.

［2］CLARK D M，KAH P L，ENRIQUE S P C，et al. Decision making in older adults with cancer［J］. Journal of Clinical Oncology，2021，39（19）：2164-2174.

［3］DANIEL C M，LOUIS V，YESNE A. Decisional capacity determination and serious mental illness in oncology：implications for equitable and beneficent care［J］. Psychooncology，2021，30（12）：2052-2059.

［4］TOM L B，JAMES F C. 生命医学伦理［M］. 5 版. 李伦 译. 北京：北京大学医学出版社，2014.

［5］TONG X. Fatalism and the processing of fear appeals among Chinese：an exploratory study in the context of lung cancer prevention［J］. Ann Arbor：ProQuest Dissertations & Theses，2017.

［6］WILLEMSEN A M，PAAL P，ZHANG S，et al. Chinese medical teachers'cultural attitudes influence palliative care education：a qualitative study［J］. BMC Palliative Care，2021，20（1）：1-12.

［7］仇园园，宋炜，刘金林，等. 中医"治未病"思想对肿瘤患者康复的指导作用探析［J］. 中华肿瘤防治杂志，2018（S1）：2.

［8］LIU L，MA L，CHEN Z，et al. Dignity at the end of life in traditional Chinese culture：perspectives of advanced cancer patients and family members［J］. European Journal of Oncology Nursing，2021（4）：102017.

［9］夏梦雅. 关于我国尊严死合法化的几点思考［J］. 医学与法学，2019，11：17-20.

［10］王岳. 医事法［M］. 北京：人民卫生出版社，2019.

中英文专业词汇索引